허영만
허허동의보감

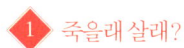 죽을래 살래?

■ 일러두기

1. 가능한 한 《동의보감》 원전의 구성과 체계를 따르고자 노력했으나 독자의 편의를 고려해 재구성하였습니다.
2. 전문 의학지식과 의견이 다를 수 있는 처방은 다루지 않았습니다.
3. 한의원에서 취급하는 약재는 식약청의 엄격한 심의를 거쳐 한의원으로 유통됩니다. 시중에서 구입하는 약재나 직접 채취한 약재의 과용은 부작용을 일으킬 수 있으니 전문가와 상의하시기를 권합니다.

허영만

허허 동의보감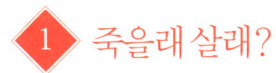

박석준 · 오수석 · 황인태 감수

1 죽을래 살래?

시공

| 작가의 말 |

건강에는 욕심을 부려라

　평생 만화가이고 싶은 것이 내 꿈이다.
　그런데 직업병으로 어깨가 자주 아프다. 병원을 갔는데 뚜렷한 병명이 없단다. 운동 자주 하면 좋아질 것이라고 한다. 내가 얼마나 운동을 많이 하는지 아는 사람은 다 안다. 그런데 운동을 더하라니…….
　친구들과 술자리에서 이런 푸념을 했더니 한 친구가 대뜸 '침 한번 맞아 봐' 한다.
　'요즘처럼 의학이 발전한 마당에 대학병원에서도 못 고치는 병을 침으로 고치겠는가?' 하고 귓등으로 흘렸다. 그런데 계속 아프다. 어깨가 아프니 일하기도 싫고 마음도 울적해진다.
　"그래, 밑져야 본전이니 침 한번 맞아보자" 하고 한의원에 갔다. 발등에 침 몇 방 맞고 잠깐 눈 좀 붙이고 났더니 '어~' 훨씬 낫다. 팔을 올리고 그림 그리던 자세로 인해 근육이 뭉쳐 있는 것도 원인이지만 그보다는 스트레스로 기(氣)가 통하지 않아 생긴 병이란다.
　"허참, 기가 막힌다."
　몇 년 전 《식객》을 그리다 한의사를 만났다. "동의보감을 보면 섭생이 건강을 좌우한다"는 그의 말을 듣고 《동의보감》을 가슴에 품고 지냈다. 그러던 참에 출판하는 친구가 찾아와 《동의보감》을 그려보자고 제안했다.

"양천 허씨인 허준 선생님의 작품을 양천 허씨인 허영만 선생님께서 그려주시면 안성맞춤입니다."

내가 허준 형님(?)을 존경하고 있다는 것을 이 친구가 어떻게 눈치챘을까?

3명의 출중한 한의사를 스승으로 모시고 공부를 시작했다. 그러면서 깨달았다. 《동의보감》은 단순한 의학서적이 아니다. 너무나 익숙해서 우리가 알아채지 못하고 있지만 《동의보감》은 우리 삶에 깊숙이 자리 잡고 있다. 한마디로 '건강을 지키는 지혜서이자 안 아프고 오래 사는 비결'을 적어 놓은 실용적인 책이다. 허준 선생은 말한다. 돈과 명예를 내려놓더라도 건강에는 욕심을 부리라고. 2년여를 공부하다 보니 조금씩 건강이 보인다.

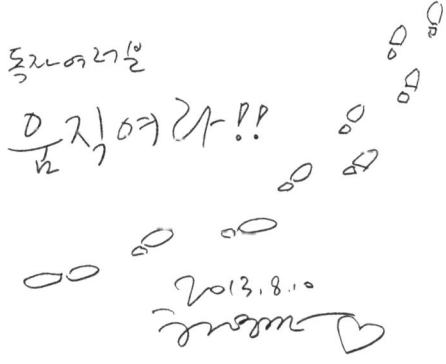

《허허 동의보감》, '허허'의 3가지 의미

첫째, 양천 허씨 20대손 허준과 31대손 허영만 두 분의 작품임을 표함.
둘째, 호방하게 웃는 의성어로 긍정의 에너지를 나타냄.
셋째, '허허로움'은 도가에서 신선의 경지에 이른 것을 뜻함.

| 차례 |

작가의 말   건강에는 욕심을 부려라   4

 동의보감 그것이 궁금하다

탄생 과정   12
편찬 목적   20
일본에서 탐낸 동의보감   22
유네스코 세계기록유산   24

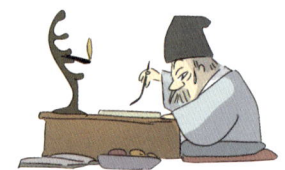

1화 • 같은 병이라도 처방은 가지가지   28
2화 • 여자는 항구, 남자는 배   30
3화 • 남녀를 구별하라   32
4화 • 경계를 지켜라   34
5화 • 내 몸에 맞는 물의 양   36
6화 • 달콤한 살인자   38
7화 • 약은 소화 가능한 만큼만   40
8화 • 약의 조제 기준   42
9화 • 신형장부도의 비밀   46
10화 • 우리 몸은 국가   50
11화 • 정기신의 창고, 단전   52
12화 • 혼 심기   54
13화 • 정액은 보배 중의 보배   56
14화 • 밤일에는 밤이 최고   58

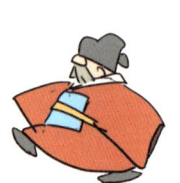
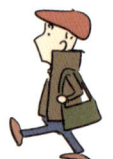

15화 • 기의 흥망성쇠　60
16화 • 자식을 가질 수 없는 나이는?　62
17화 • 장수의 조건　64
18화 • 옛날 100세 vs 요즘 50세　66
19화 • 천명을 누리려면　68
20화 • 누가 더 오래 살까?　70
21화 • 장수와 단명의 차이　72
22화 • 오래 사는 사람의 호흡법　74
23화 • 선택은 2가지, 죽느냐 사느냐　76
24화 • 소 잃고 외양간 고치면 늦다　78
25화 • 계절 따라 사는 법　82
26화 • 4계절 건강한 몸 만들기　84
27화 • 여름 최고의 보양식 삼계탕　88
28화 • 열이 나면 보리 주머니　90
29화 • 기후가 유행병을 좌우한다　92
30화 • 월요병과 춘곤증　94
31화 • 감기에 왜 걸려　96
32화 • 예방 또 예방　98
33화 • 산삼, 인삼, 홍삼의 차이　100

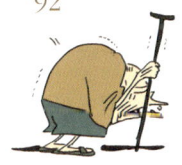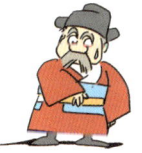

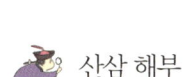 산삼 해부

산삼은 죽지 않는다　102
산삼의 놀라운 효과　104

산삼 감정법　　106

자연삼 vs 재배삼　　110

별난 산삼, 별난 사기 수법　　112

'심봤다'의 숨은 뜻　　114

좋은 직업　　116

8월 삼과 9월 삼, 뭐가 좋을까?　　118

산삼을 취급하면서 단명한 사람　　120

산삼잎은 5엽　　122

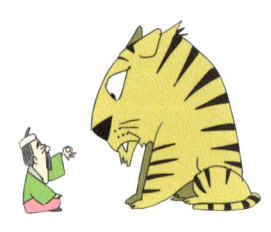

34화 • 자궁에 좋은 해삼　　124

35화 • 염도 0.9%의 비밀　　126

36화 • 자연산 비아그라, 낙지　　128

37화 • 모든 병의 근원은 마음　　132

38화 • 도인과 의원의 차이　　134

39화 • 사람의 진기는 1근　　136

40화 • 소박하라　　138

41화 • 진정한 수명　　142

42화 • 숟가락과 술잔을 내려놓아라　　144

43화 • 삭발해주세요　　146

44화 • 권장 교접 횟수　　148

45화 • 매일은 무리야　　150

46화 • 맛있는 음식은 가난한 사람이 먹는다　　152

47화 • 건강할 때 보약을 챙겨라　　154

48화 • 발뒤꿈치로 숨 쉬기　　156

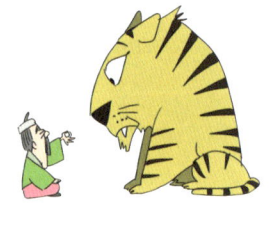

49화 • 침 뱉지 마라　　158
50화 • 히말라야에서는　　160
51화 • 다섯 가지 맛　　162
52화 • 홀아비는 오래 살겠네?　　164
53화 • 재물 욕심　　166
54화 • 새벽에는 참아라　　168
55화 • 감기는 고마운 병　　170
56화 • 양생법의 총칙　　174
57화 • 오장 양생법　　175
58화 • 오관과 얼굴 양생법　　186
59화 • 어깨와 허리 양생법　　190
60화 • 허영만의 양생법 도전기　　192
61화 • 쉬운 듯 어려운 마음 양생법　　196
62화 • 생활 습관 양생법　　200
63화 • 오래 살게 하는 베개　　206
64화 • 젖은 노인에게 좋다　　210
65화 • 영민이, 이불을 덮어리　　212
66화 • 오래 살게 하는 약　　216
67화 • 오래 살게 하는 단방　　226

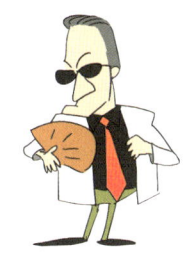

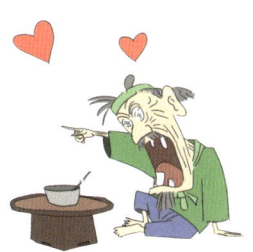

취재일지 ①　약초 산행　약초의 약성은 생존의 결과물　　240
취재일지 ②　산삼 채취　입산 첫날 심봤다!　　248
편집 후기　우리의 수요일 밤은 불탄다　　254

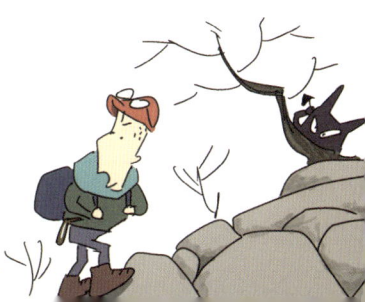

"치미병(治未病), 불치이병(不治已病)"

죽은 사람은 살릴 수 없고 망한 나라는 다시 세울 수 없다.
병들기 전에 치료해야지 이미 병들고 나서 치료해서는 안 된다.

동의보감

《동의보감》은 그저 그간의 의학서적을 정리한 책이 아니다.
나아가 《동의보감》은 단순한 의학서적도 아니다.
《동의보감》은 내 몸을 다시 돌아보게 하고
내가 먹는 것, 내가 입는 것, 내가 움직이는 것은 물론
내 마음까지 돌아보게 하는 책이다.
400년이 지났지만 《동의보감》은 오늘 우리의
모든 것을 돌아보게 하는 진정한 거울이다.

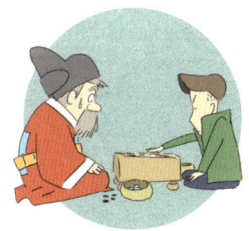

 ## 동의보감 그것이 궁금하다 • 탄생 과정

동의보감은
허준이 만들었다.

東醫寶鑑

허준이 언제 태어났는지에 대한
정확한 기록은 없다.

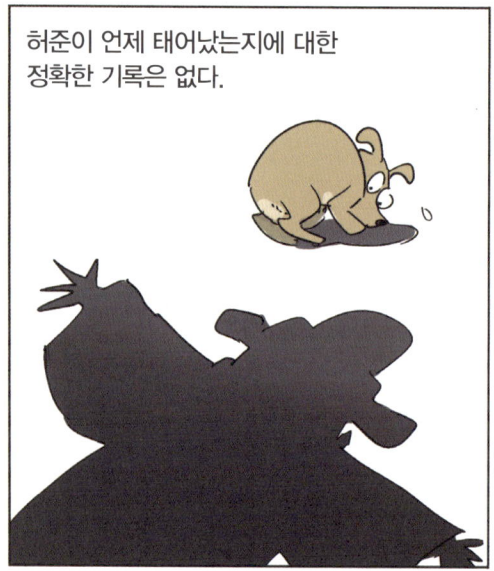

《미암일기》 1568년 기록에
처음으로 허준이 등장한다.
딱 한 줄.

허준이 왔다.

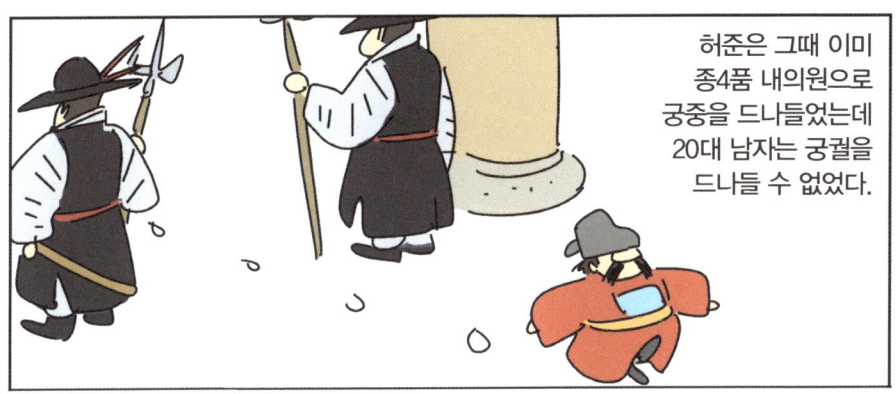

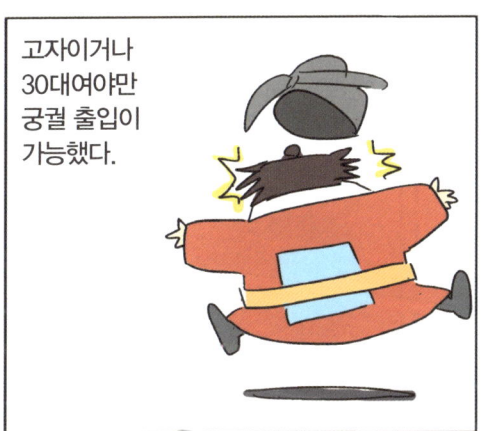

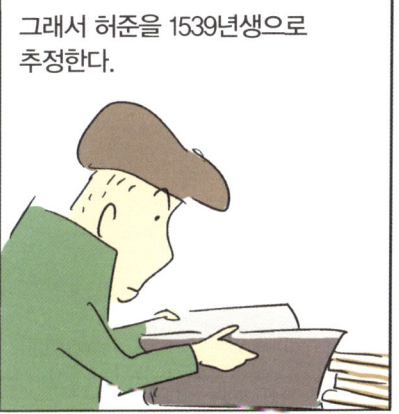

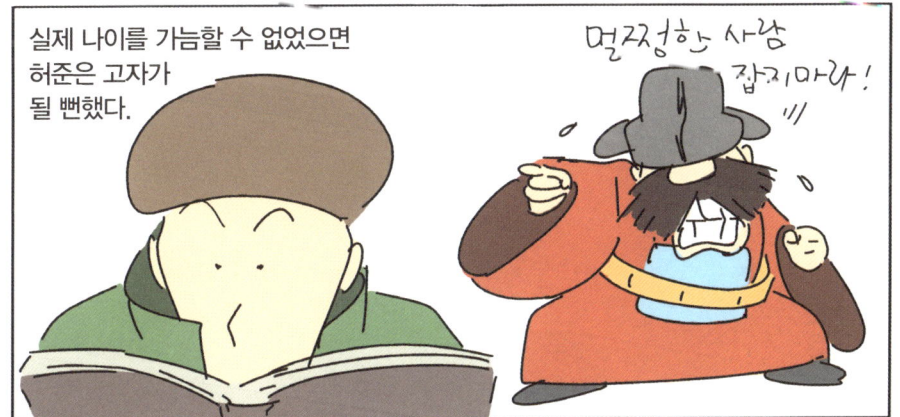

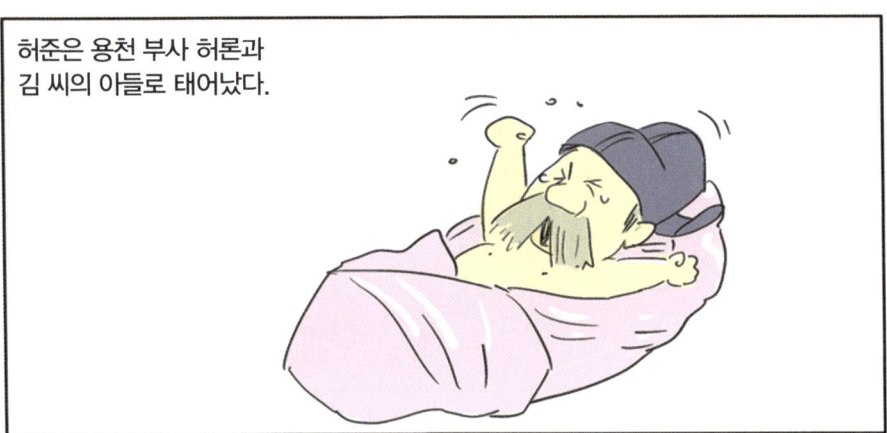
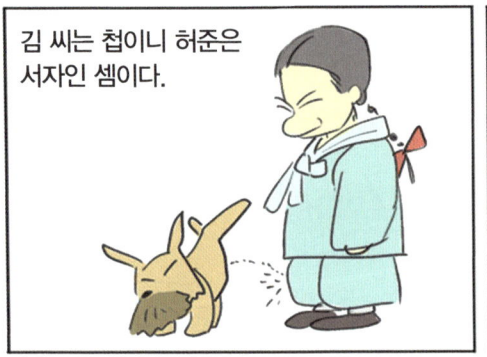
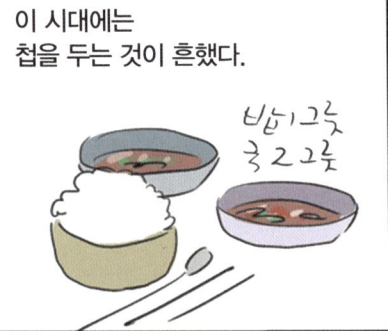
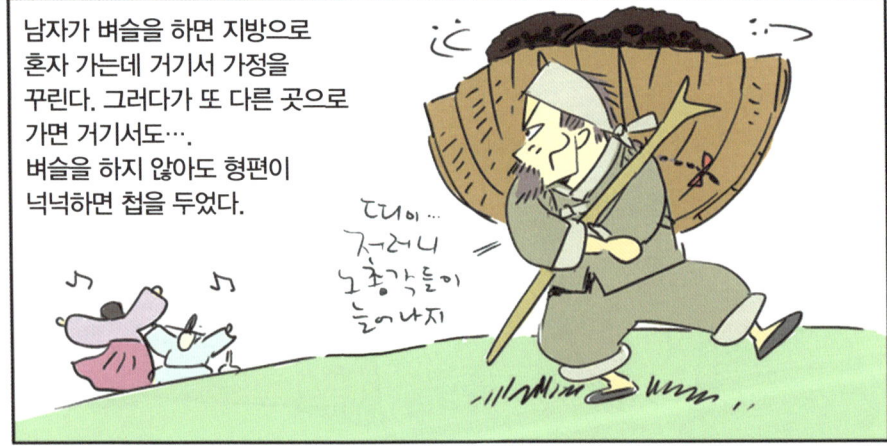

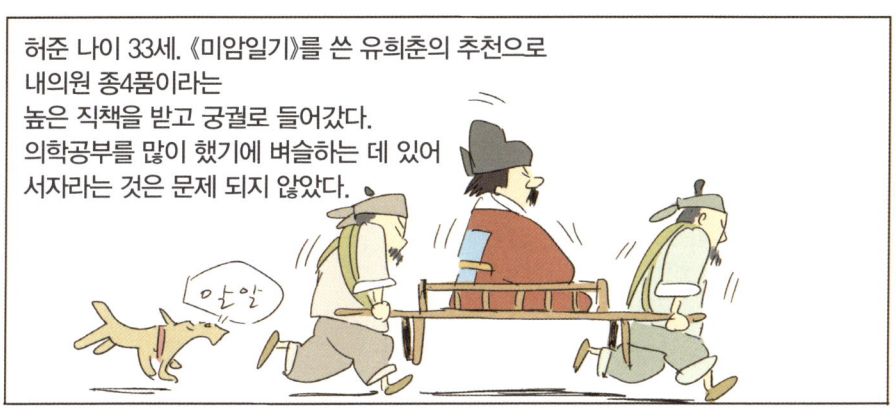

허준 나이 33세. 《미암일기》를 쓴 유희춘의 추천으로
내의원 종4품이라는
높은 직책을 받고 궁궐로 들어갔다.
의학공부를 많이 했기에 벼슬하는 데 있어
서자라는 것은 문제 되지 않았다.

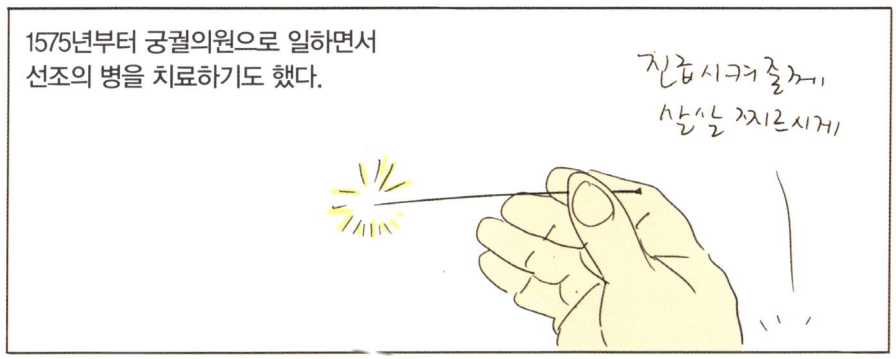

1575년부터 궁궐의원으로 일하면서
선조의 병을 치료하기도 했다.

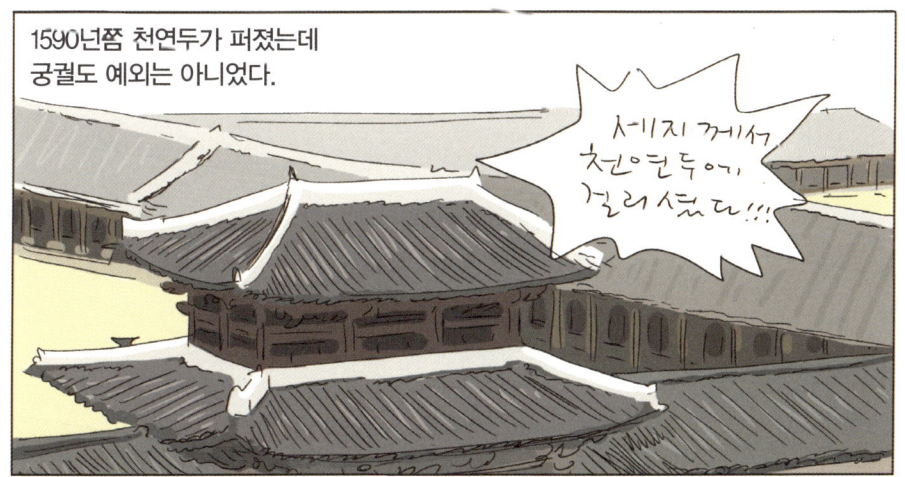

1590년쯤 천연두가 퍼졌는데
궁궐도 예외는 아니었다.

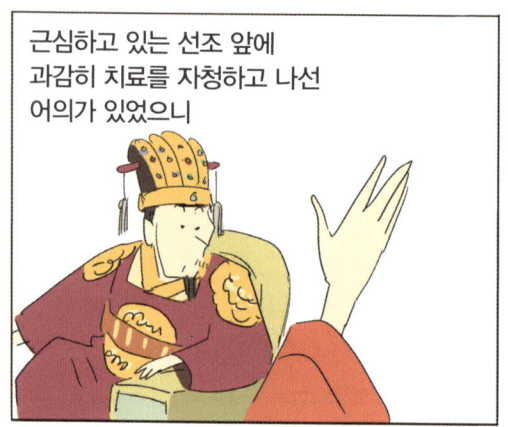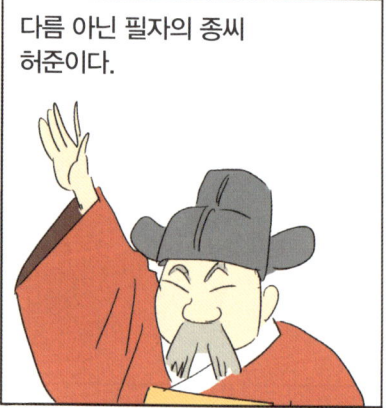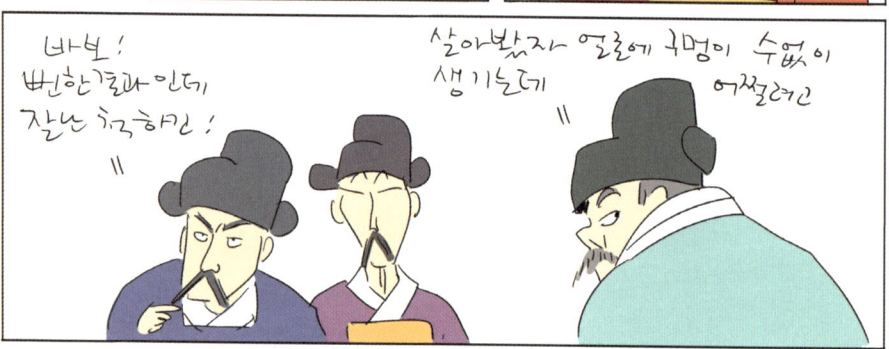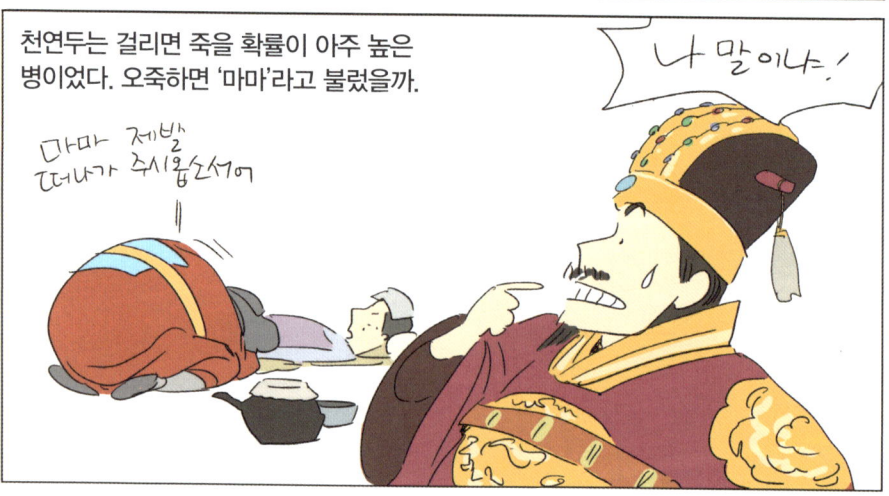

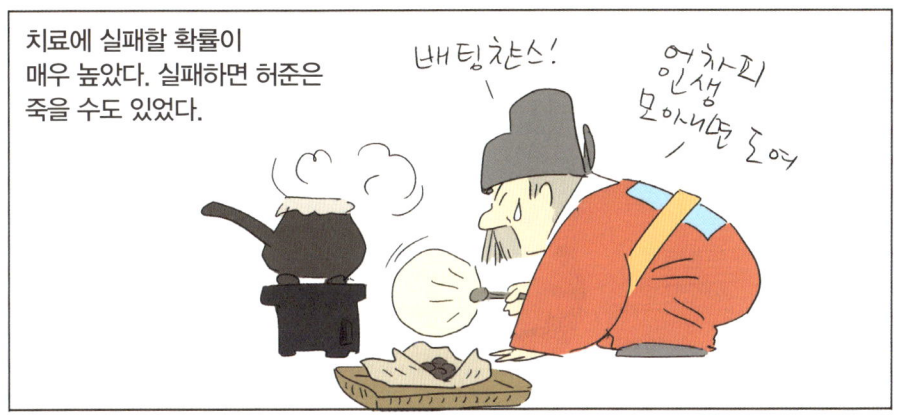

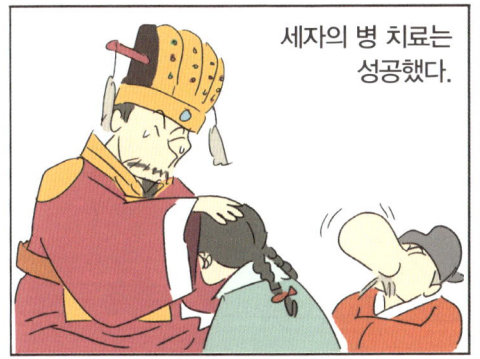

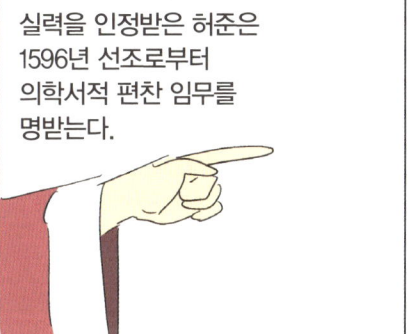

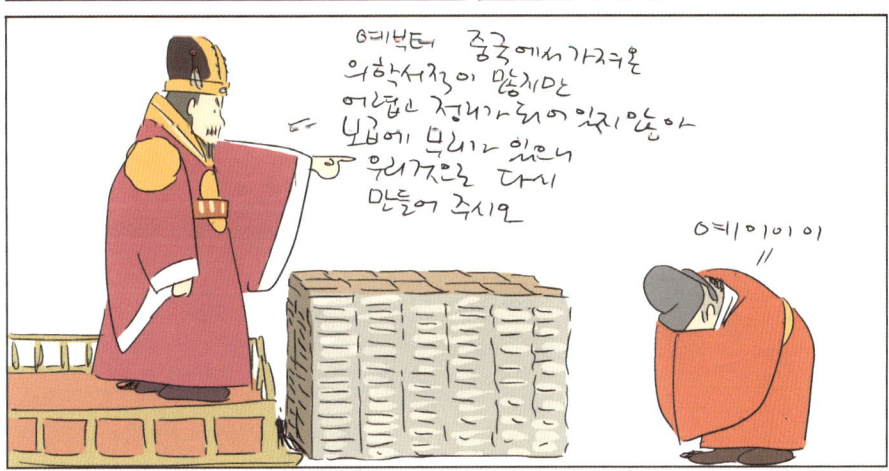

의원 여럿과 함께 의학서적 편찬을 시작했으나
곧 정유재란이 일어나 의원들이 뿔뿔이 흩어지면서 작업이 중단되었다.
그러자 선조는 500권의 의서를 내주면서 허준에게 단독 작업을 명한다.

1608년에 선조가 죽고 허준은 파벌싸움 틈에 끼어
의주로 귀양 갔고 1610년 귀양지에서
의학서적을 총 25권으로 마무리했다.
총 14년의 세월이었다.
3년 뒤인 1613년 동의보감은
목활자로 인쇄, 발간되었다.

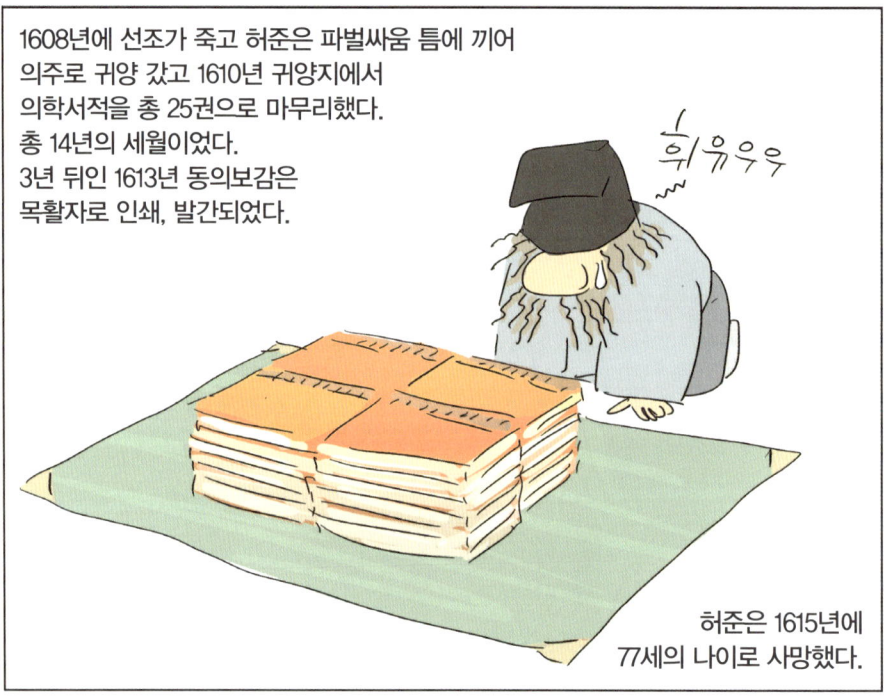

허준은 1615년에
77세의 나이로 사망했다.

이미 중국에서 오래전부터 자리 잡은 남쪽에 남의(南醫),
북쪽에 북의(北醫)와 당당히 견주기 위해
동쪽에 있는 우리나라 의학을 동의(東醫)라 칭했다.
그리고 '보배롭고 귀중한 거울'이란 의미의 보감(寶鑑)을 붙여
이 책을 동의보감(東醫寶鑑)이라 이름 지었다.
400년 전의 일이다.

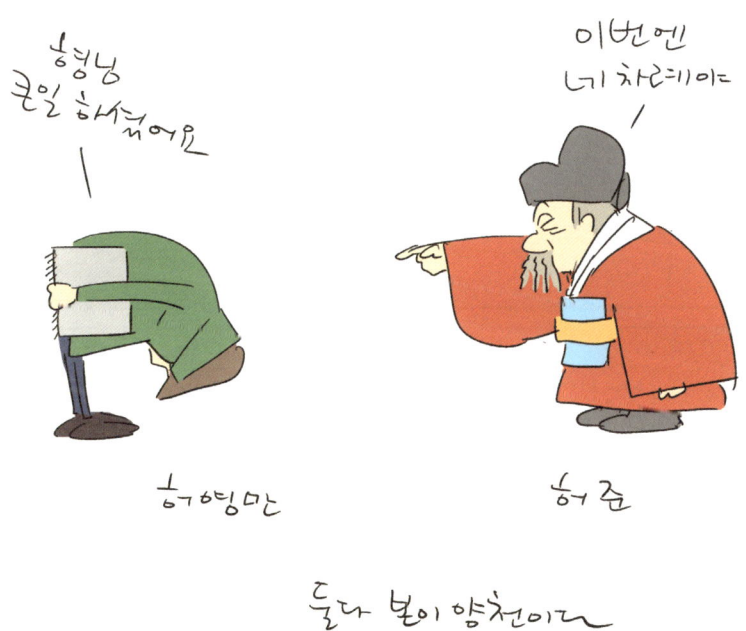

참고: 신동원 《조선사람 허준》, 한겨레신문사

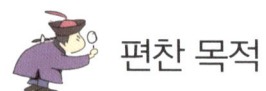

편찬 목적

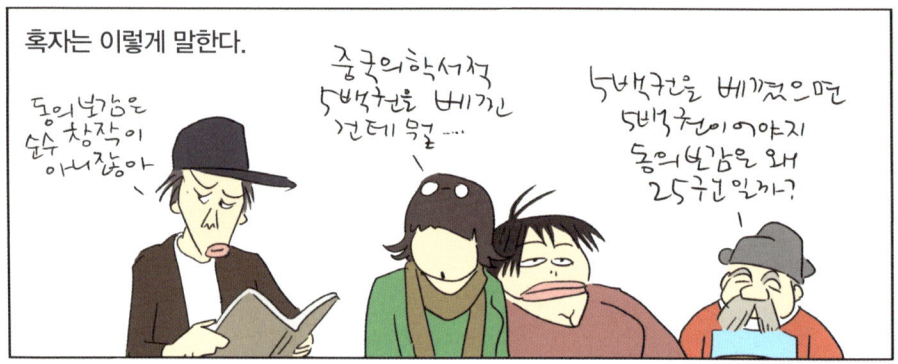

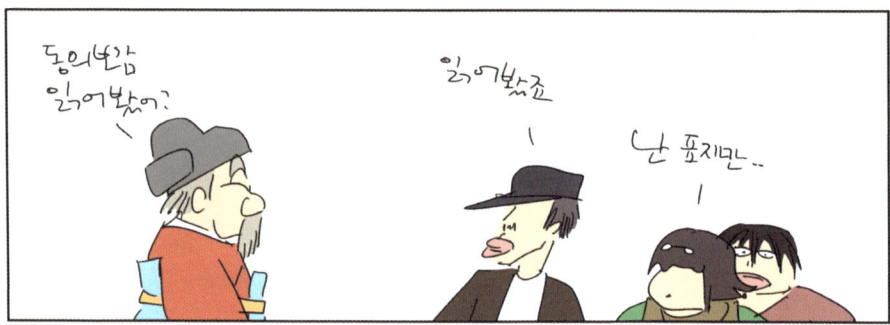

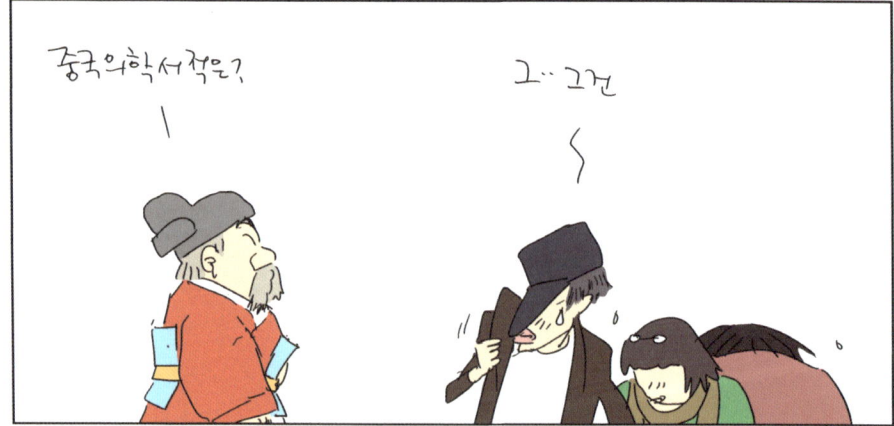

허준은 《동의보감》을 집필하면서 많은
중국 의학서적을 참조했다.
그러나 그대로 옮긴 것이 아니라
우리 실정에 맞게 재구성했다.
특히 중국 약재 이름과 우리 약재 이름을
함께 기재해 누구나 쉽게 약재를 찾아볼 수 있게 잘 편집했다.
병들기 전에 몸과 마음을 다스려야 한다는
예방 의학을 강조했다.
궁극적으로 동의보감은 의사가 필요 없는
세상을 만들기 위한 책이다.

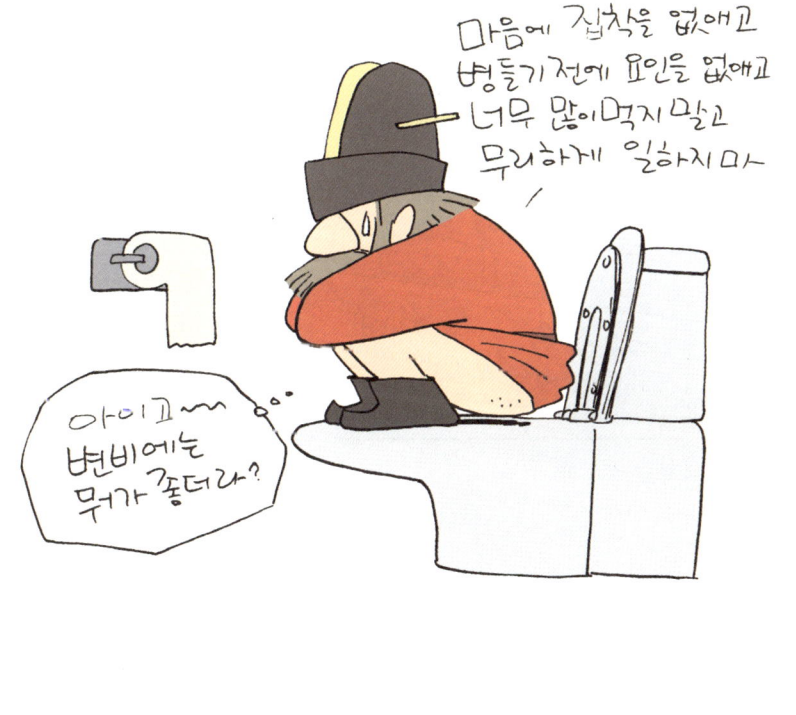

목 마른 뒤 우물 파고
전쟁 난 뒤 무기 만들면 너무 늦다.

일본에서 탐낸 동의보감

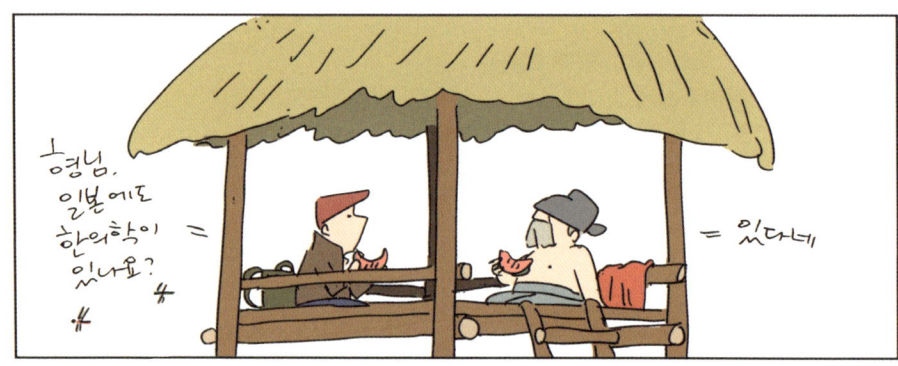

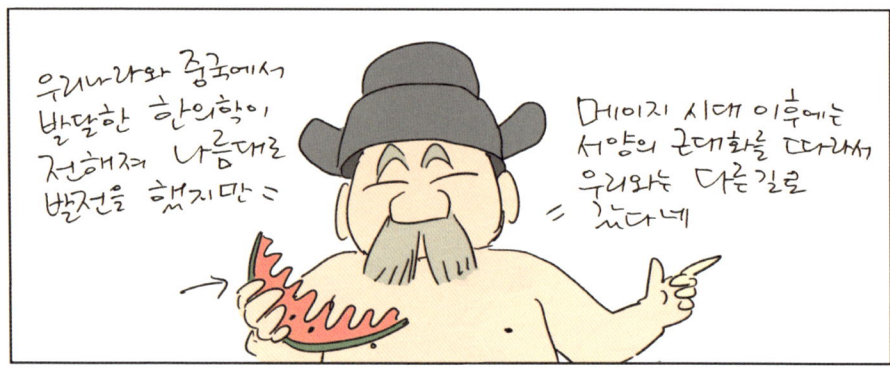

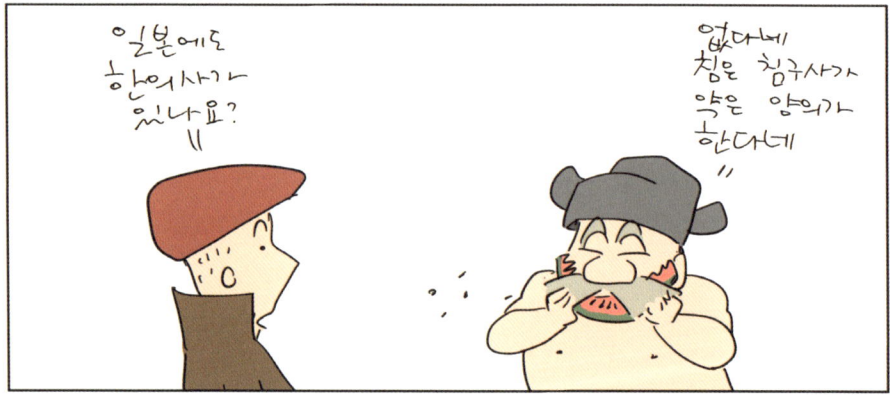

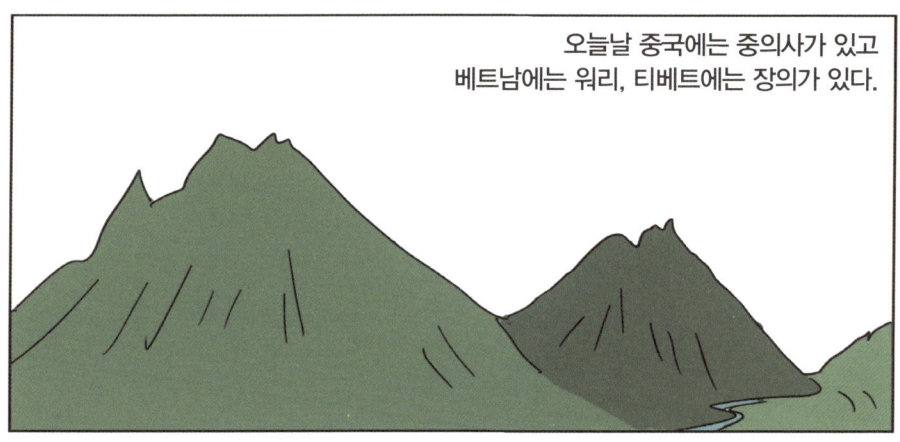

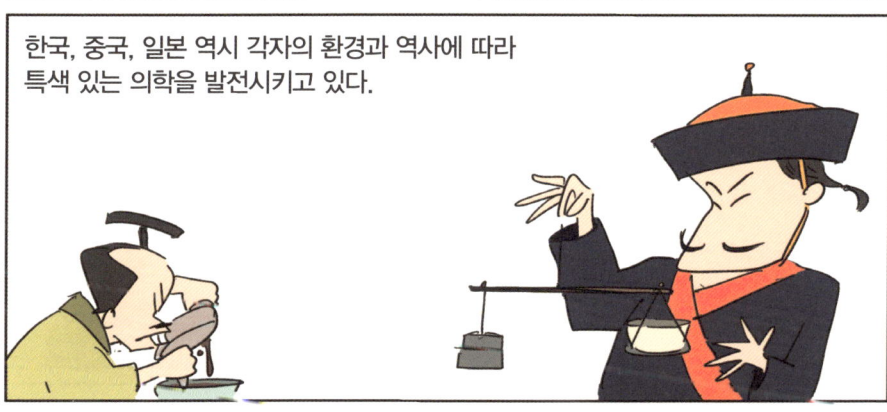

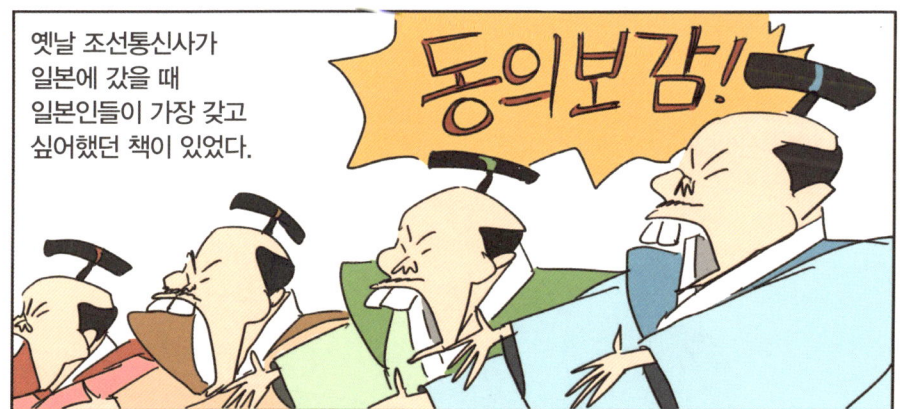

유네스코 세계기록유산

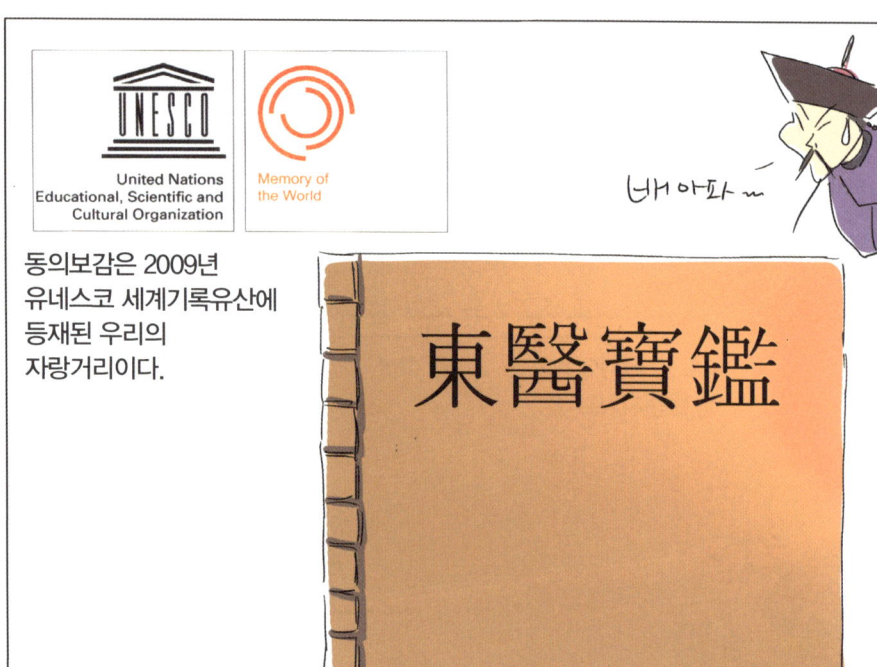

동의보감은 2009년 유네스코 세계기록유산에 등재된 우리의 자랑거리이다.

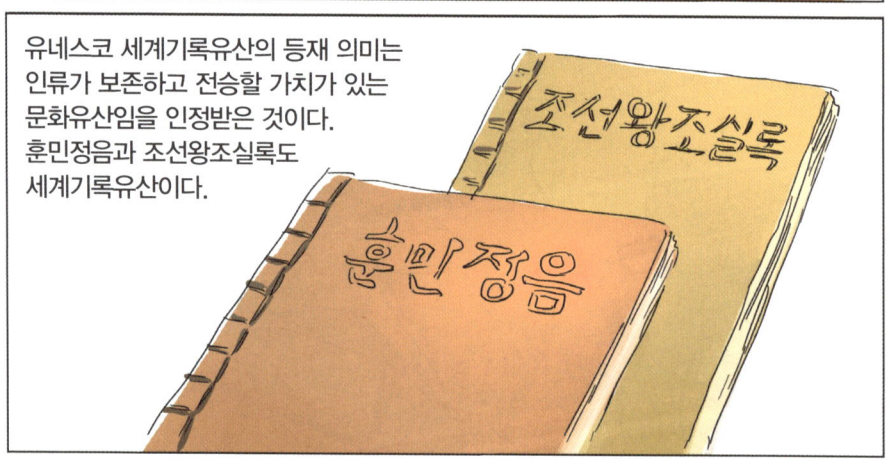

유네스코 세계기록유산의 등재 의미는 인류가 보존하고 전승할 가치가 있는 문화유산임을 인정받은 것이다. 훈민정음과 조선왕조실록도 세계기록유산이다.

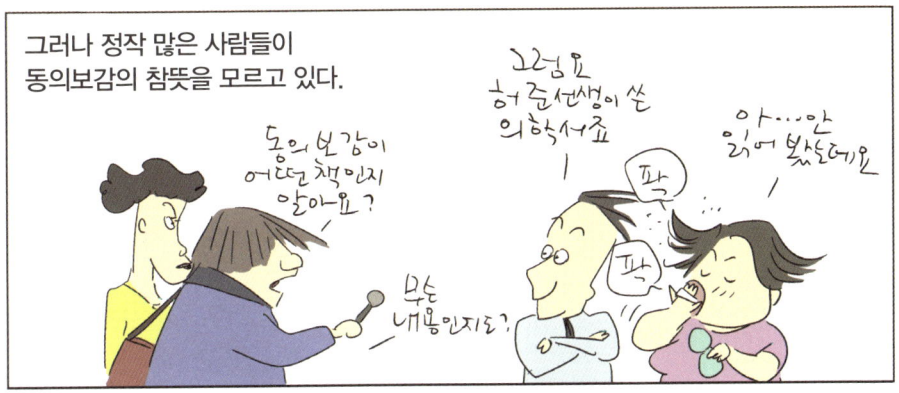
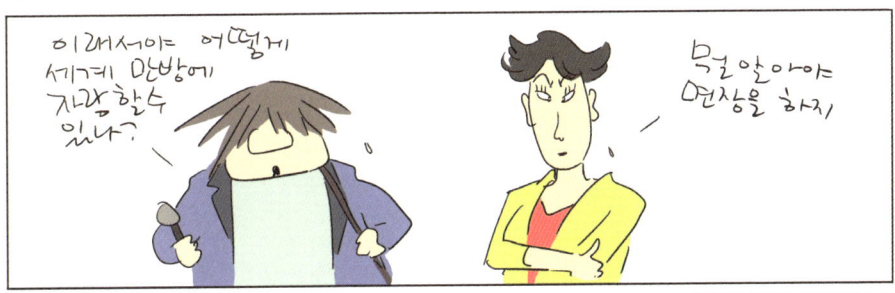
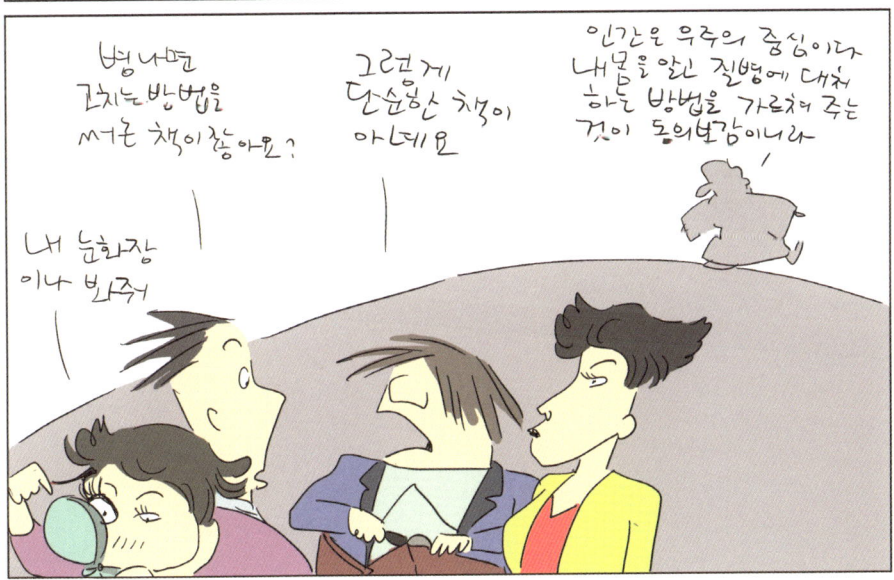

"하늘의 형체는 건(乾)에서 나오니 태역(太易), 태초(太初), 태시(太始), 태소(太素)가 있다. 태역은 기가 아직 드러나지 않은 것이요, 태초는 기의 시작이며 태시는 형의 시작이다. 태소는 질의 시작이다. (중략) 인생은 태역으로부터 생기고 병은 태소로부터 생긴다."

– 〈내경편(內景篇)〉, 형체와 기의 시초(形氣之始) 중에서

신형

무릇 사람의 형체는 긴 것이 짧은 것만 못하고
큰 것이 작은 것만 못하며 살찐 것이 여윈 것만 못하다.

사람의 피부색은 흰 것이 검은 것만 못하며
색이 엷은 것은 진한 것만 못하다.

살찐 사람은 습기가 많고 여윈 사람은 화(火)가 많다.

피부가 너무 흰 것은 폐의 기가 허한 것이며
검은 것은 신장의 기가 넉넉한 것이다.

이렇게 형체와 색이 다르고 오장육부도 다르니,
비록 겉으로 보이는 증상이 같을지라도
사람에 따라 치료법은 확연히 다르게 된다.

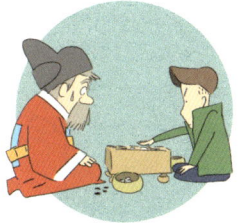

1화 같은 병이라도 처방은 가지가지

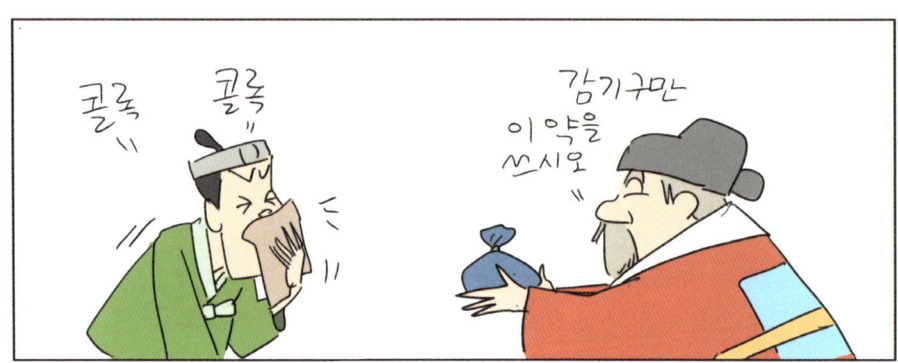

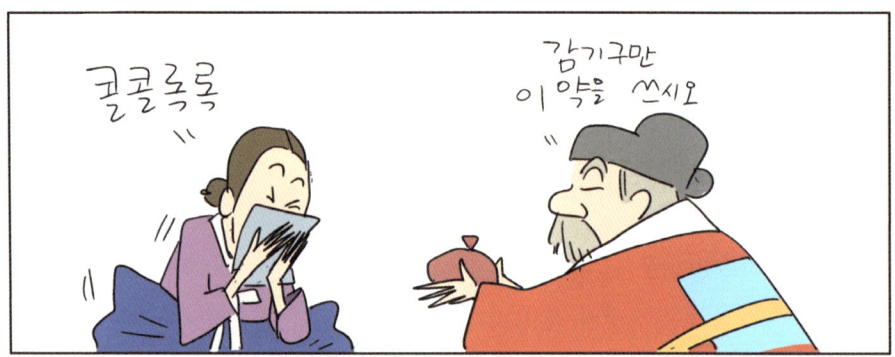

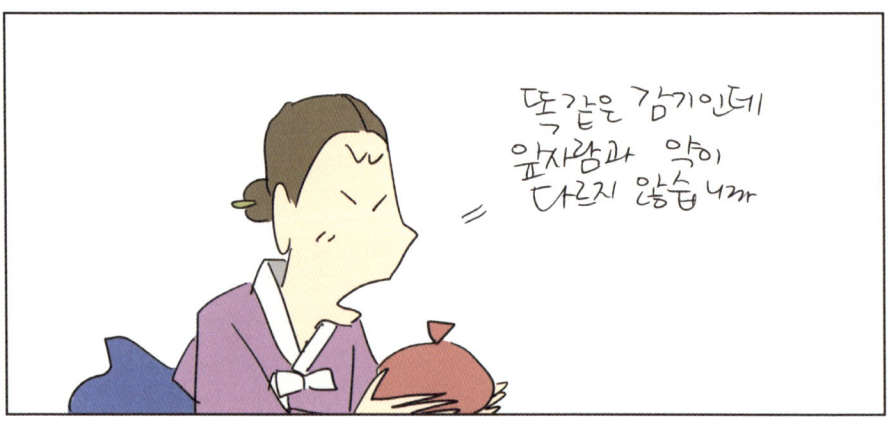

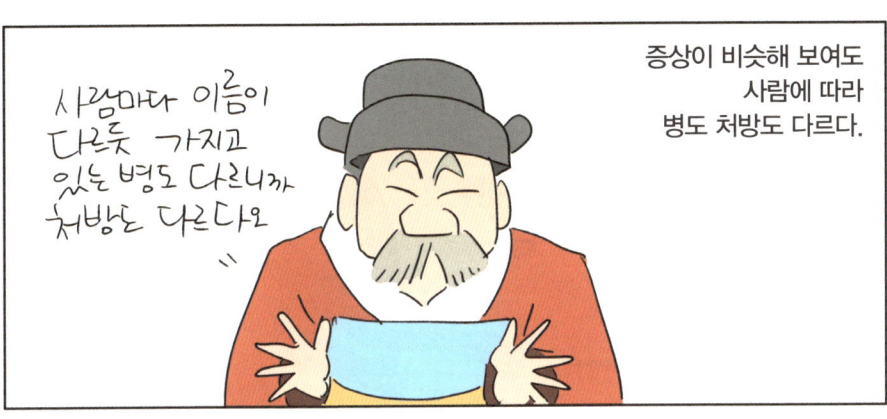

증상이 비슷해 보여도 사람에 따라 병도 처방도 다르다.

"사람마다 이름이 다르듯 가지고 있는 병도 다르니까 처방도 다른다오"

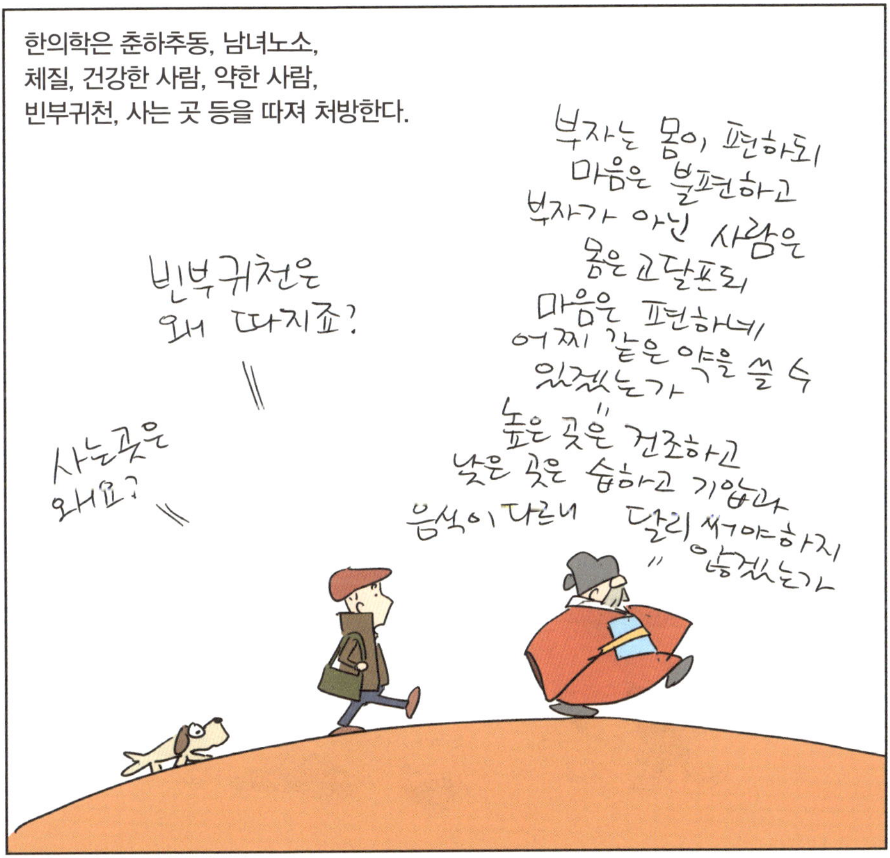

한의학은 춘하추동, 남녀노소, 체질, 건강한 사람, 약한 사람, 빈부귀천, 사는 곳 등을 따져 처방한다.

"부자는 몸이 편하되 마음은 불편하고 부자가 아닌 사람은 몸은 고달프되 마음은 편하니 어찌 같은 약을 쓸 수 있겠는가
높은 곳은 건조하고 낮은 곳은 습하고 기압과 음식이 다르니 달리 써야하지 않겠는가"

"빈부귀천은 왜 따지죠?"

"사는곳은 왜요?"

2화 여자는 항구, 남자는 배

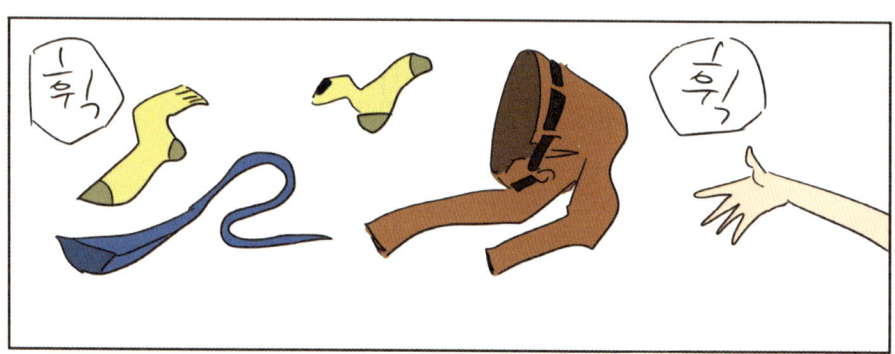

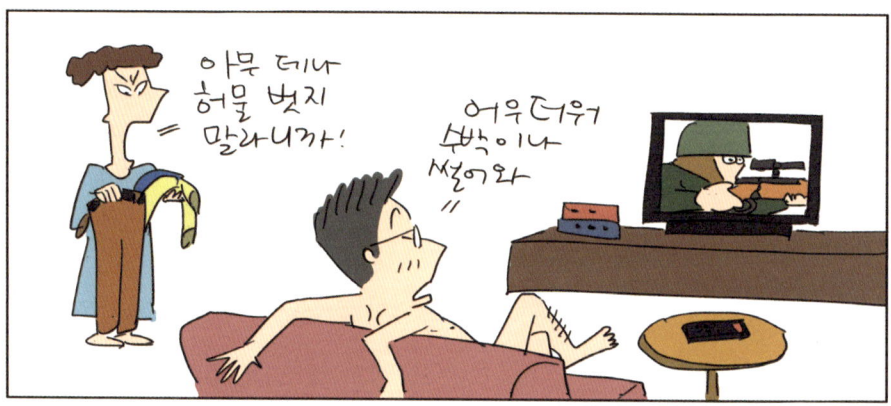

기본적 속성이 남자는 어지르고
여자는 정리한다.

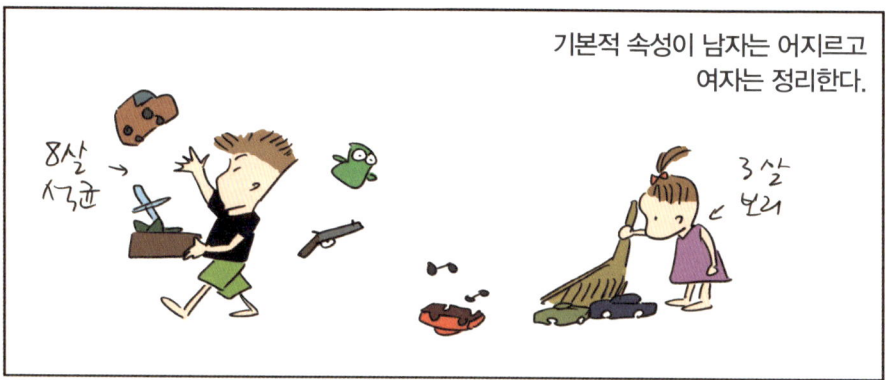

남자는 기(氣)를 발산하는 성향이,
여자는 기(氣)를 모으는 성향이 강하다.

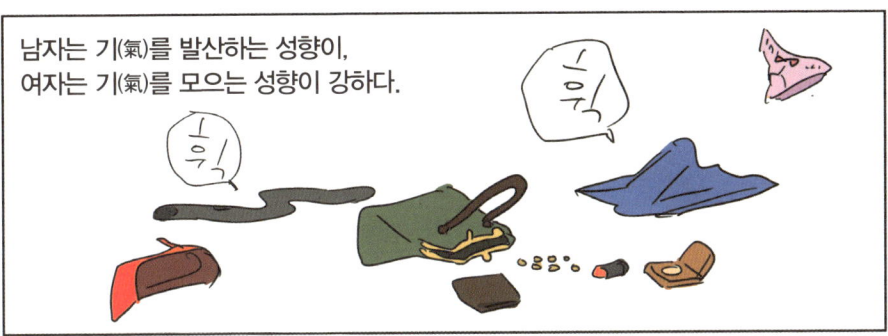

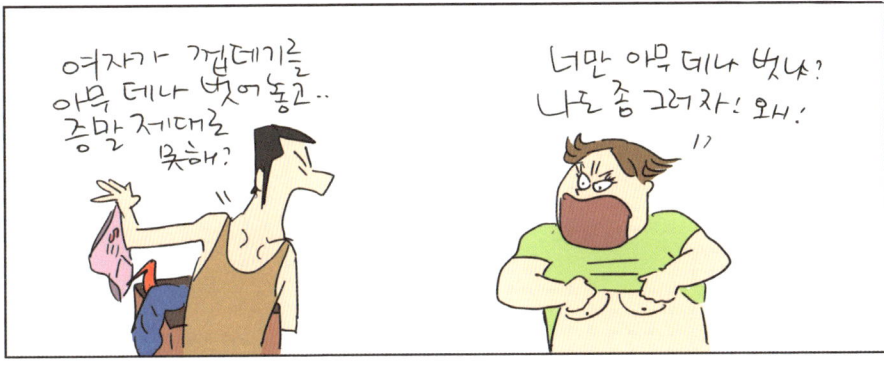

한쪽은 어지르고
한쪽은 정리하는
남녀가 만나야 잘 산다.

둘 다 어지르거나
둘 다 정리만 하면
집이 조용하지 못하다.

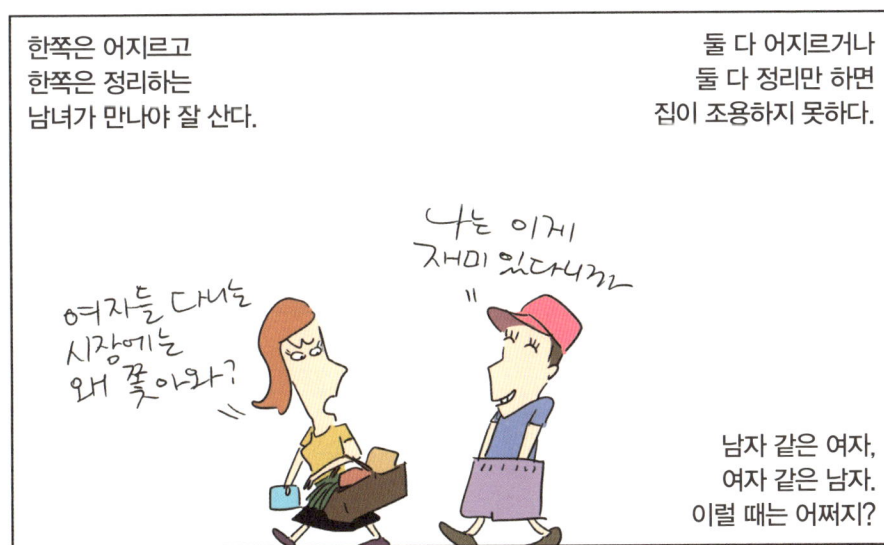

남자 같은 여자,
여자 같은 남자.
이럴 때는 어쩌지?

3화 남녀를 구별하라

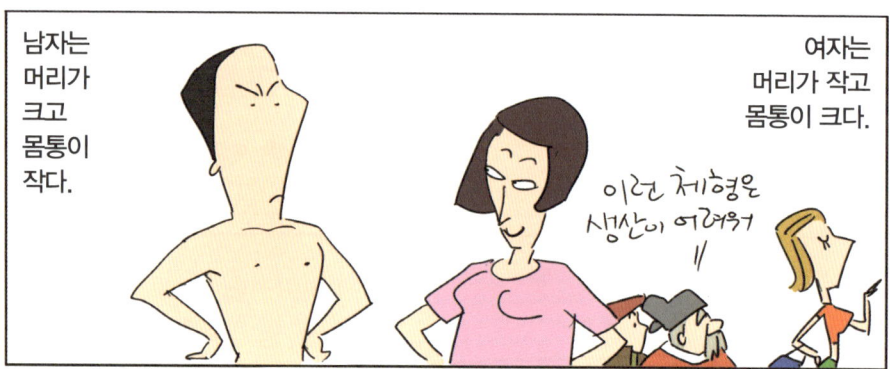

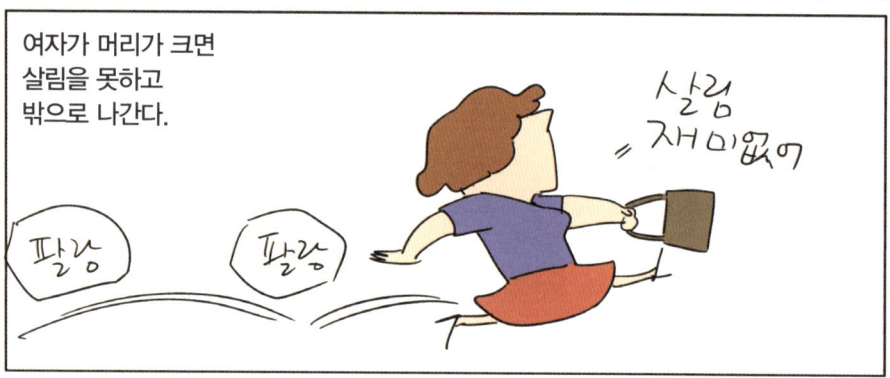

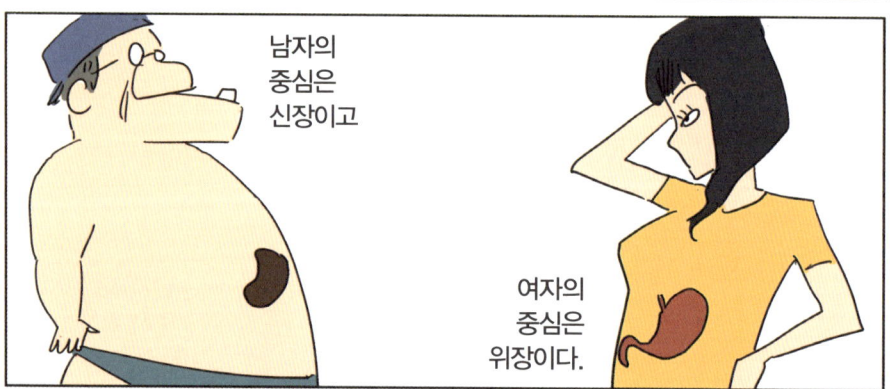

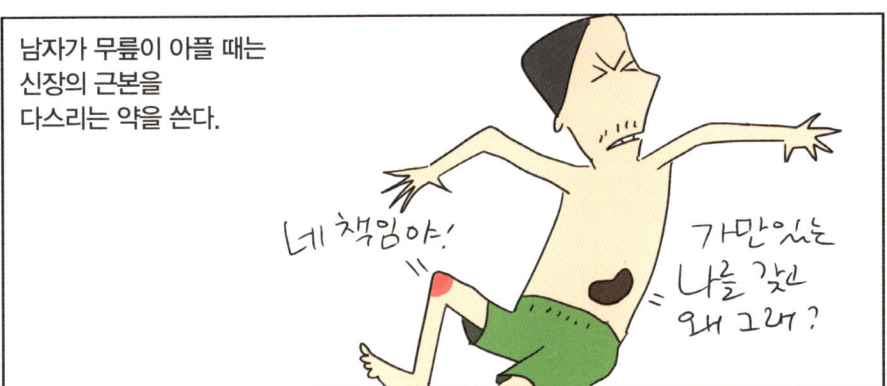

남자가 무릎이 아플 때는
신장의 근본을
다스리는 약을 쓴다.

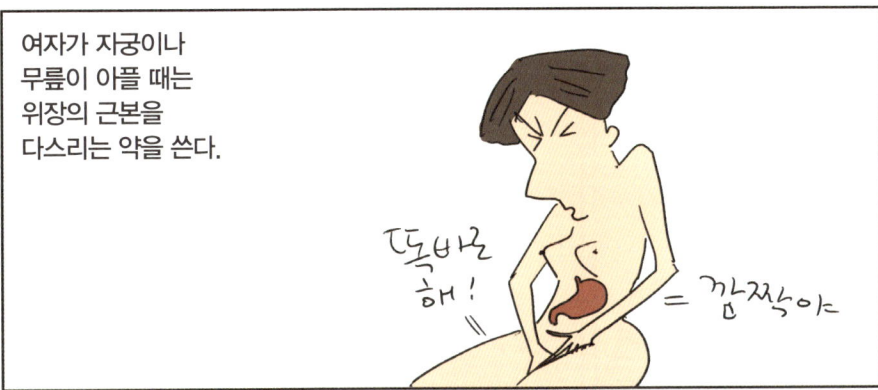

여자가 자궁이나
무릎이 아플 때는
위장의 근본을
다스리는 약을 쓴다.

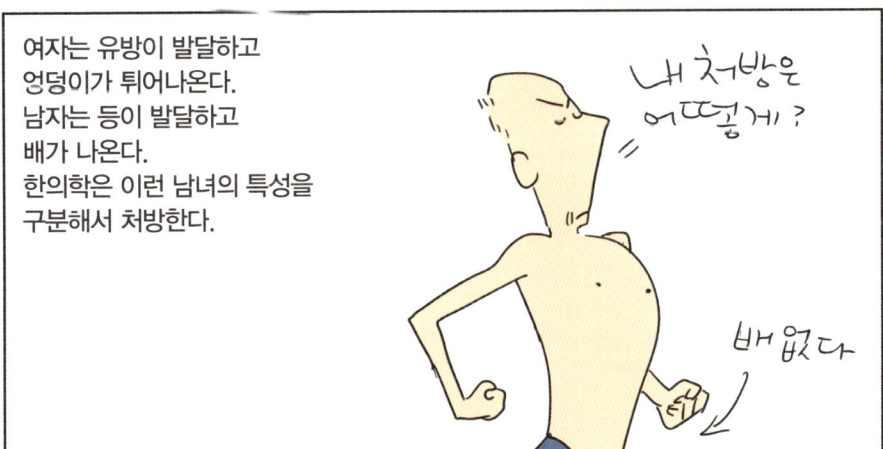

여자는 유방이 발달하고
엉덩이가 튀어나온다.
남자는 등이 발달하고
배가 나온다.
한의학은 이런 남녀의 특성을
구분해서 처방한다.

4화 경계를 지켜라

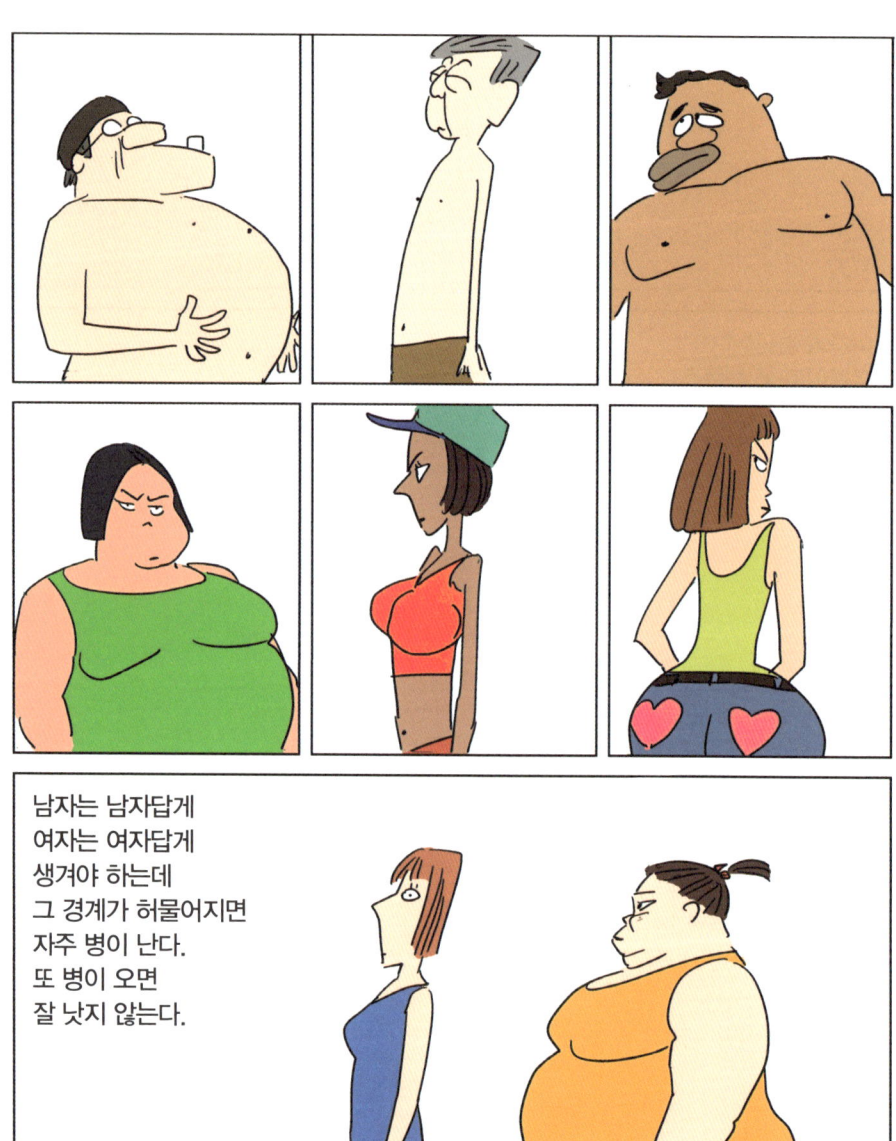

남자는 남자답게
여자는 여자답게
생겨야 하는데
그 경계가 허물어지면
자주 병이 난다.
또 병이 오면
잘 낫지 않는다.

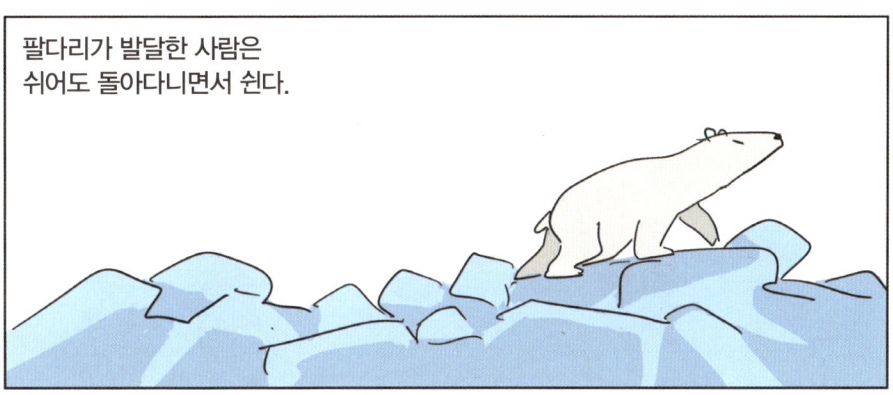

팔다리가 발달한 사람은
쉬어도 돌아다니면서 쉰다.

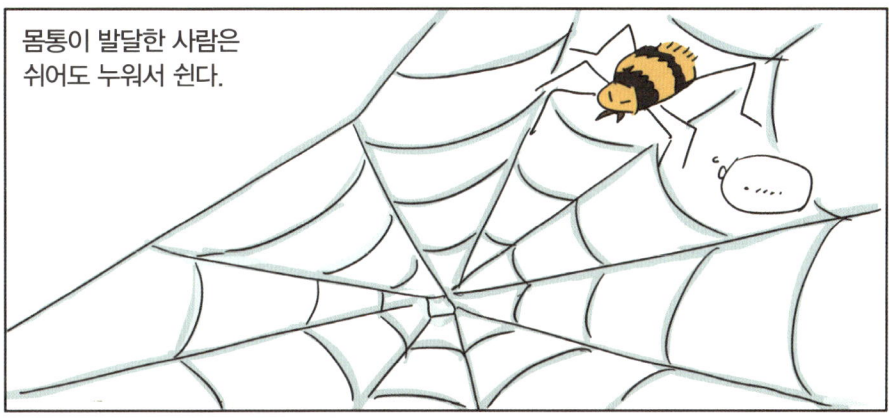

몸통이 발달한 사람은
쉬어도 누워서 쉰다.

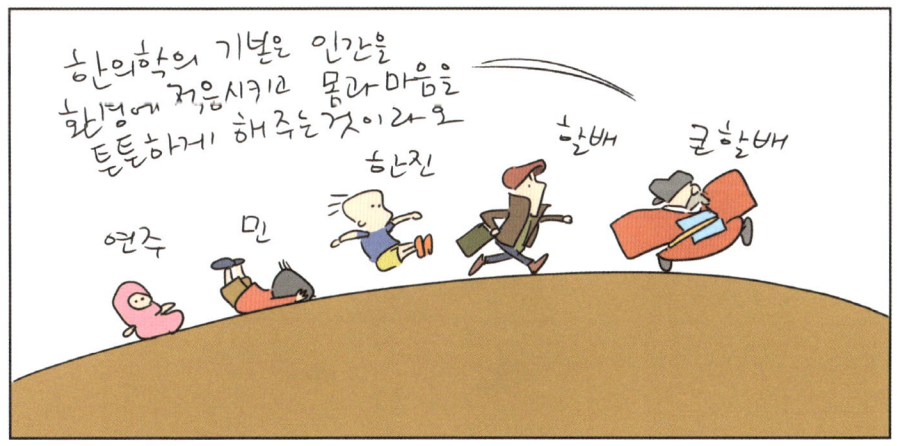

5화 내 몸에 맞는 물의 양

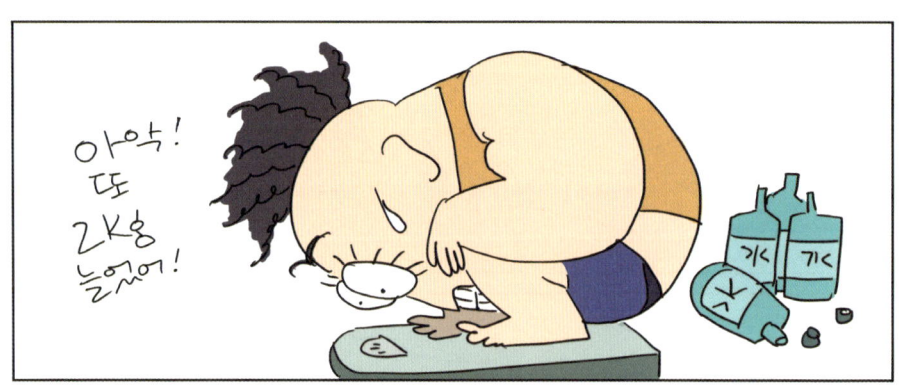

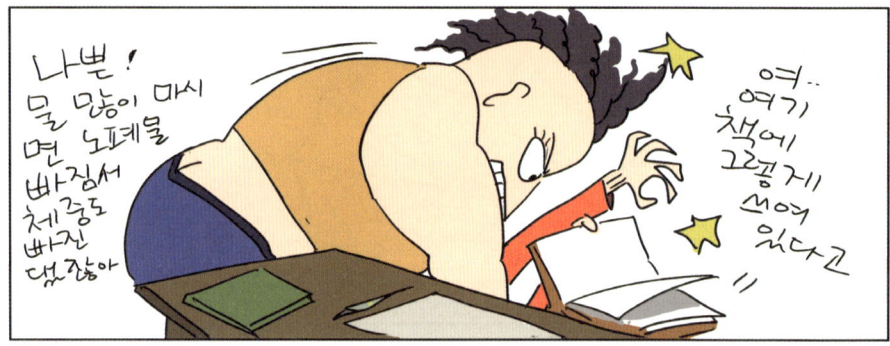

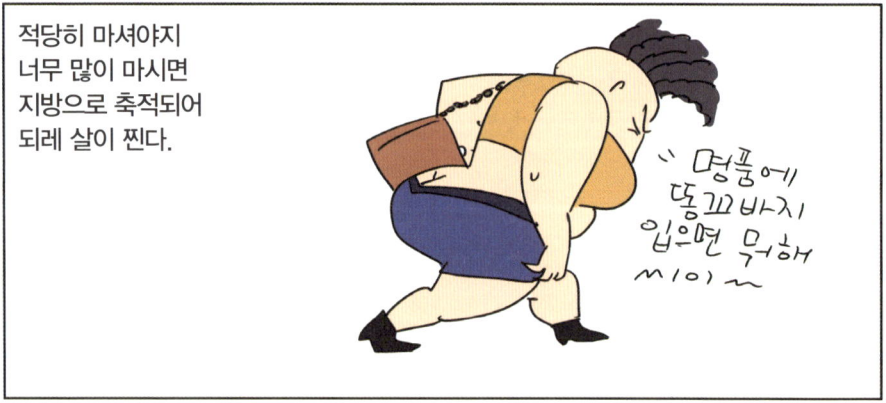

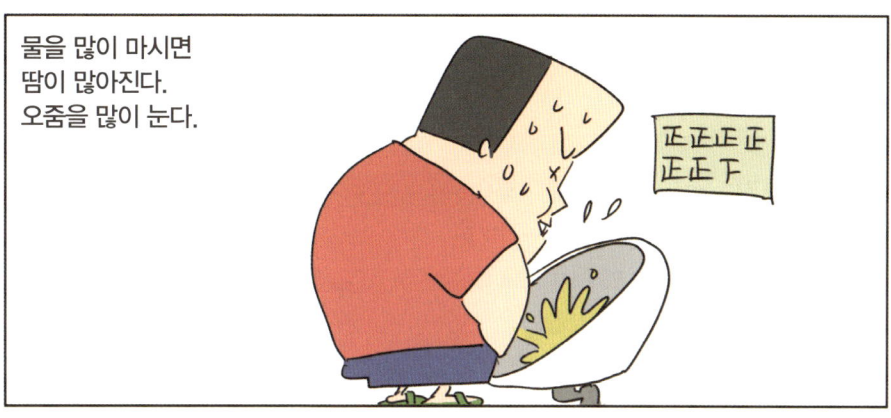

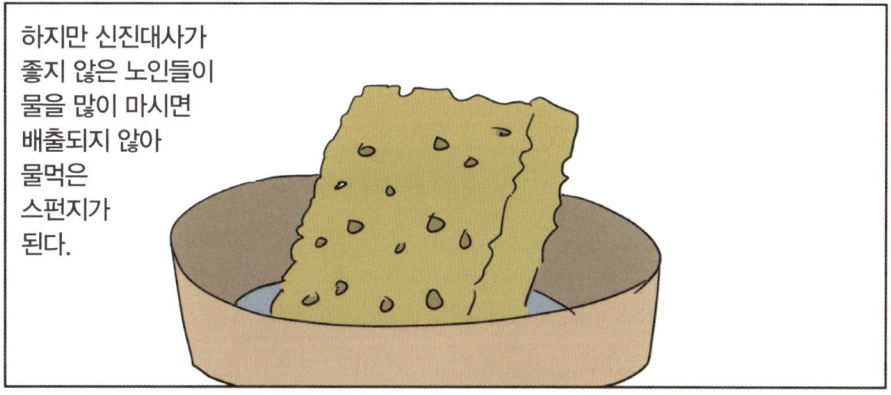

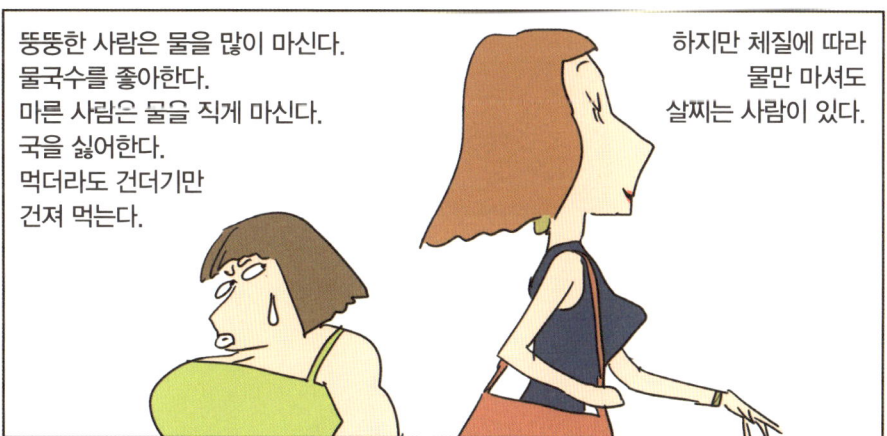

6화 달콤한 살인자

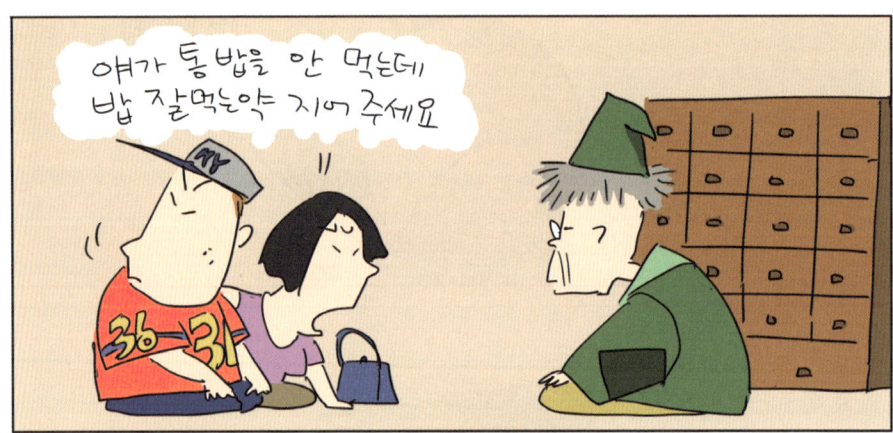

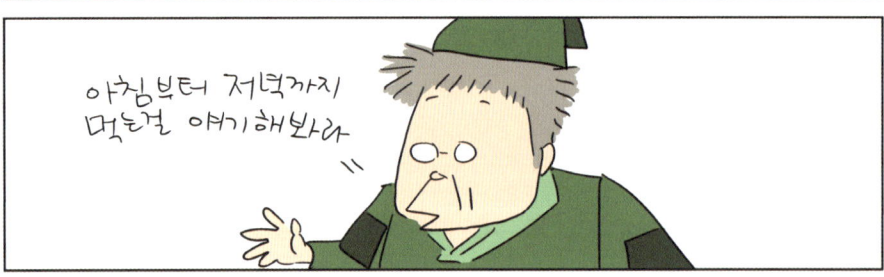

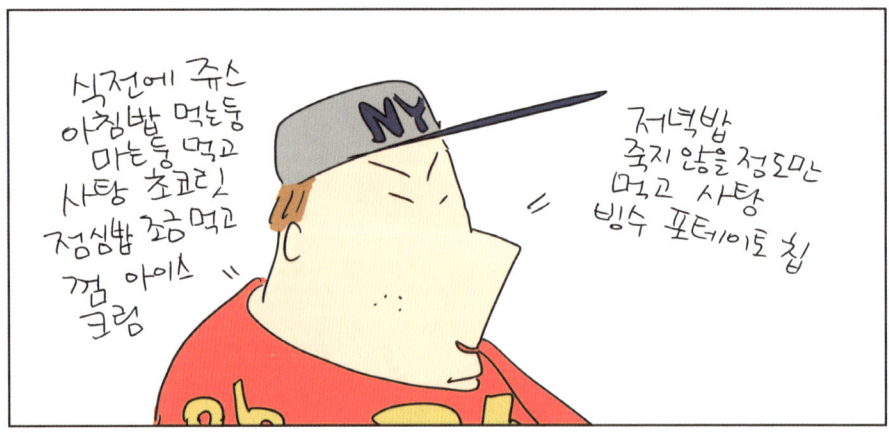

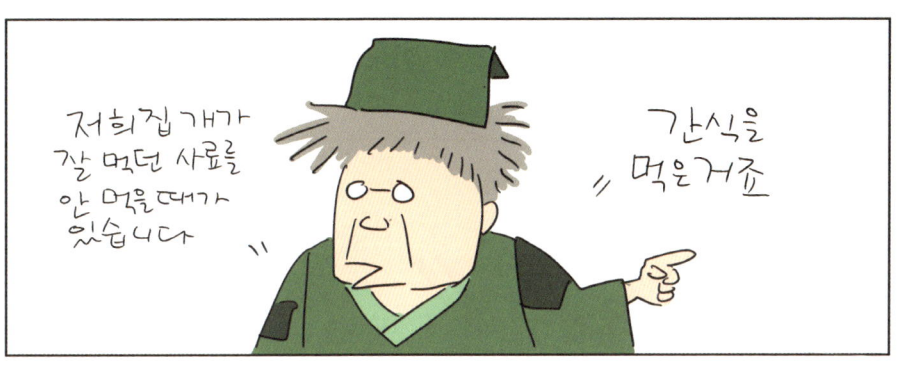
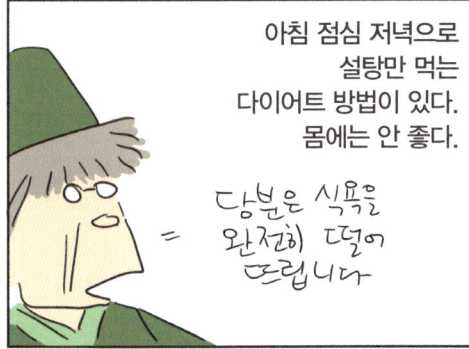
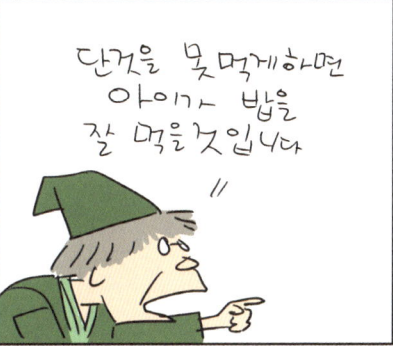
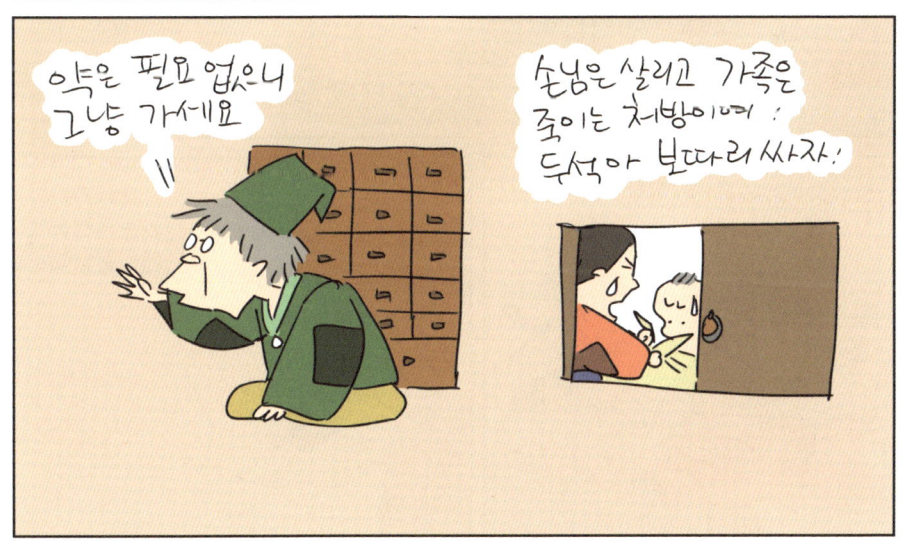

7화 약은 소화 가능한 만큼만

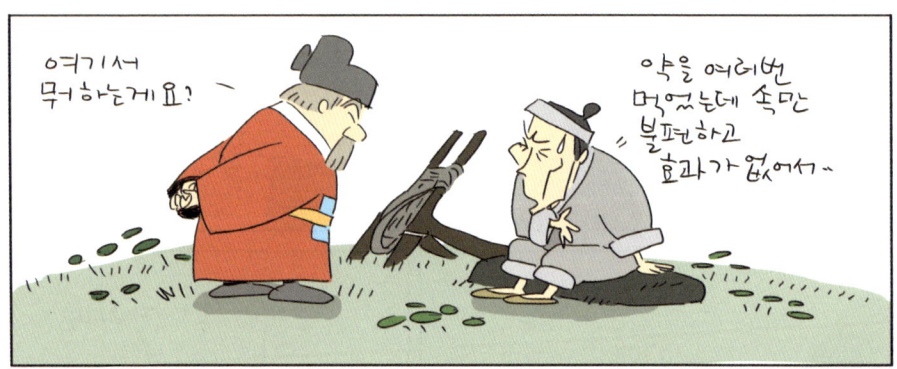
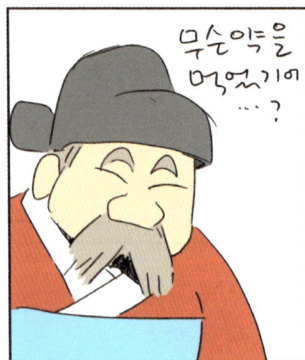
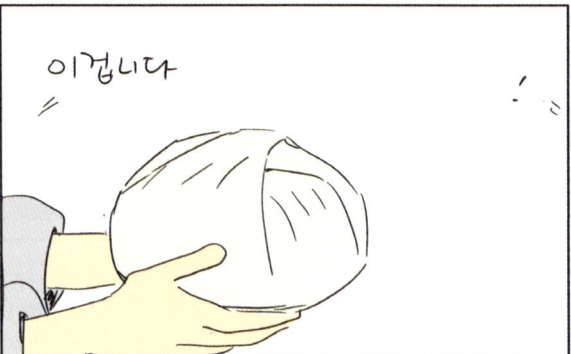
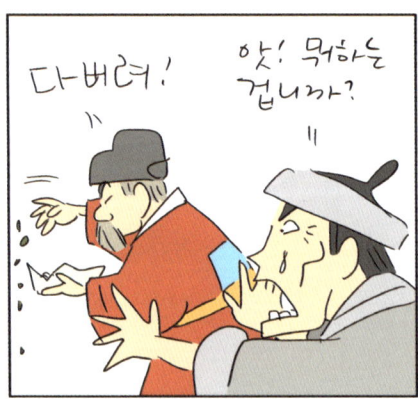
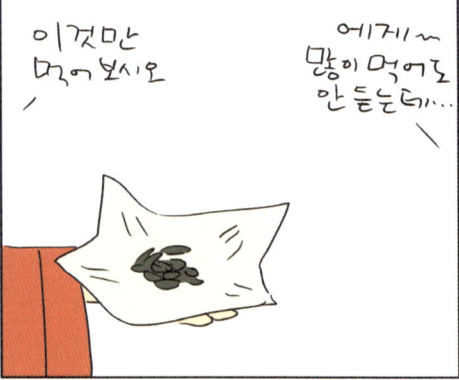

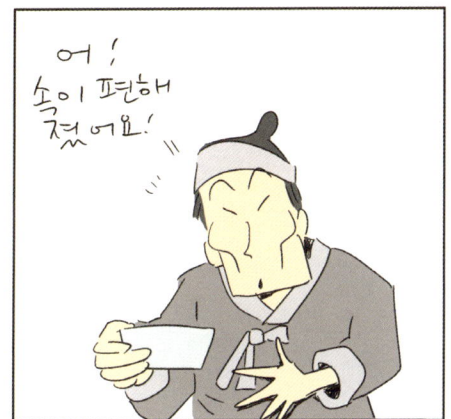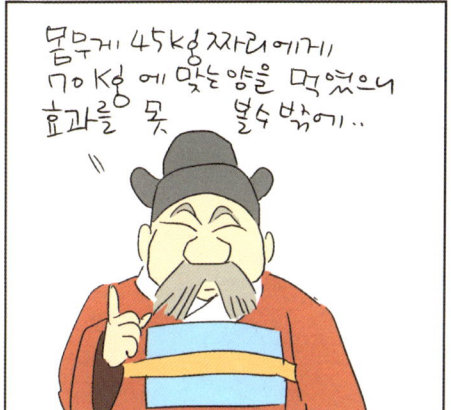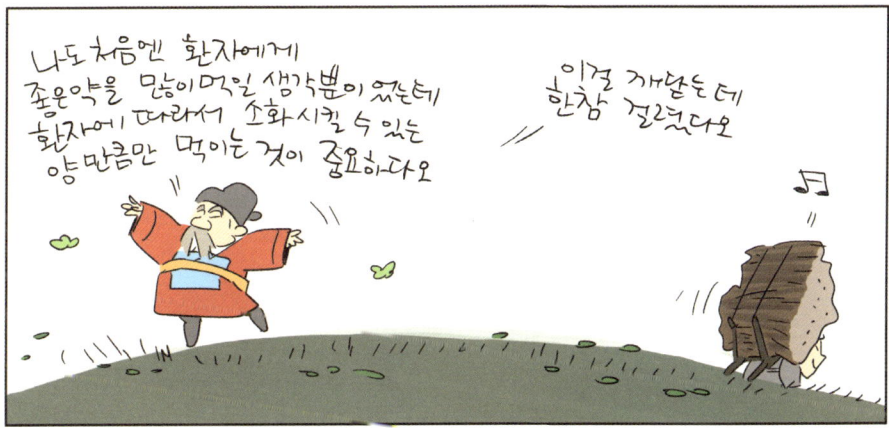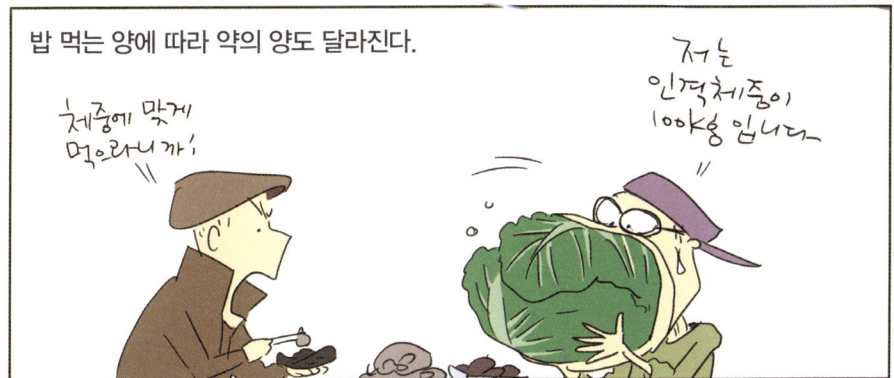

8화 약의 조제 기준

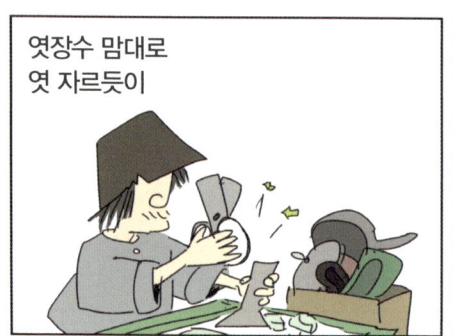

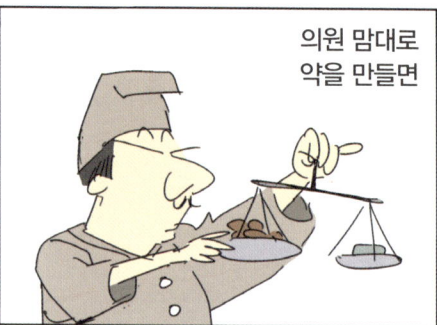

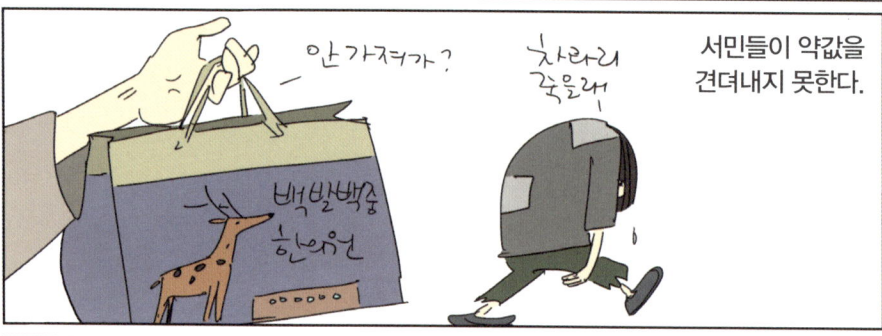

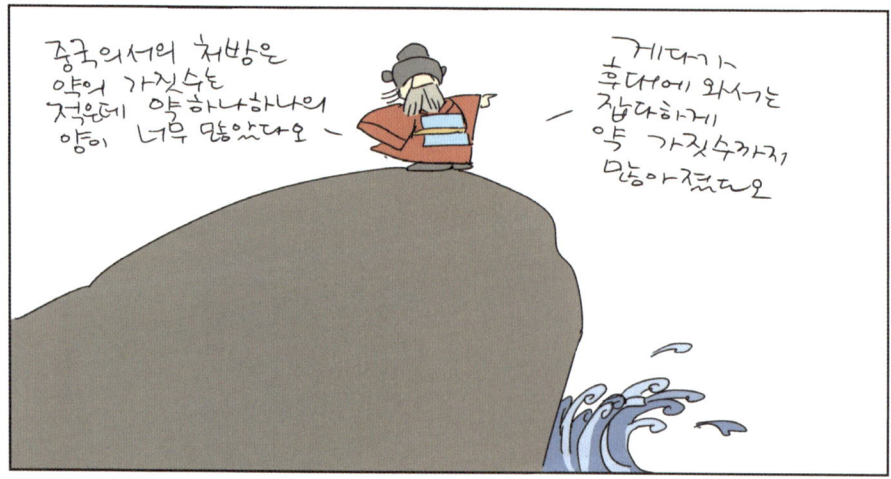

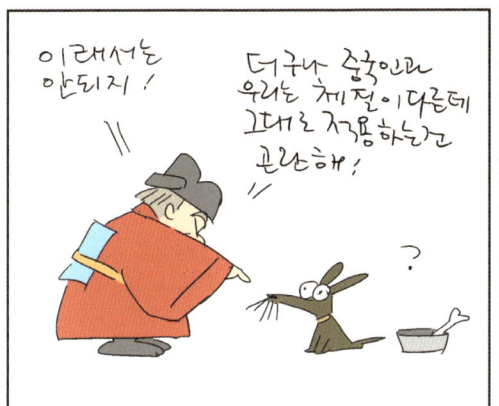

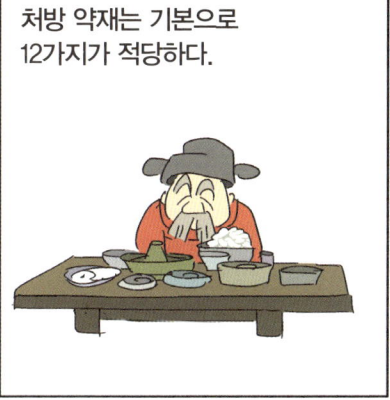

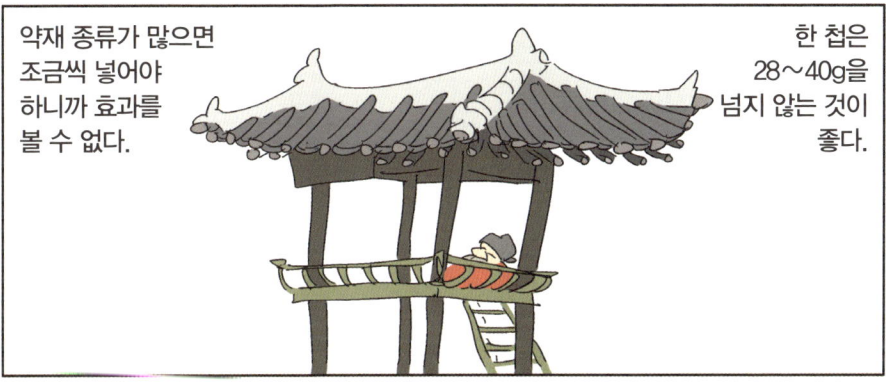

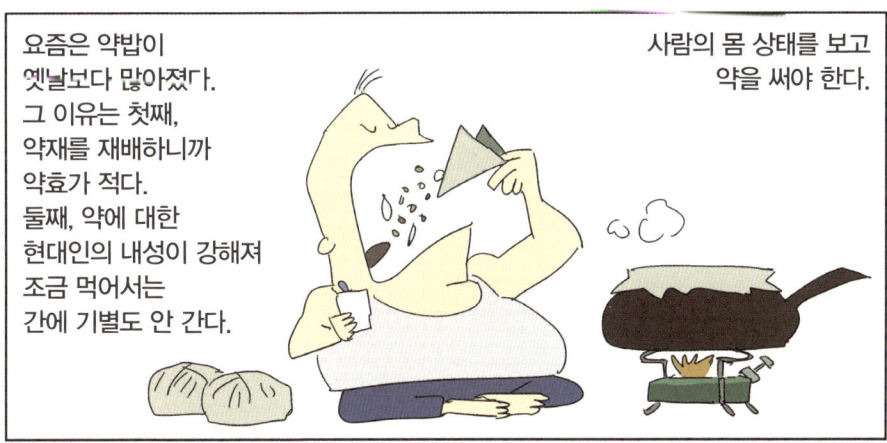

"신명(神明)은 태어나고 변화하는 근본이 되고,
정기(精氣)는 만물의 본체이니 그 형체를 온전하게 하면 살고
그 정기를 기르면 생명이 오랫동안 보존된다."

–〈내경편(內景篇)〉, 보양정기신(保養精氣神) 중에서

정(精) 기(氣) 신(神)

《동의보감》에서 말하는 몸은 죽은 몸이 아니다.
살아 움직이는 몸이다.
기가 흐르는 몸이다.
그러므로 《동의보감》에서 말하는 몸은
근대 서양의학에서 말하는 몸과 다르다.
《동의보감》의 몸은 정, 기, 신으로 이루어졌다.
정, 기, 신도 넓게 보면 결국 하나의 기다.

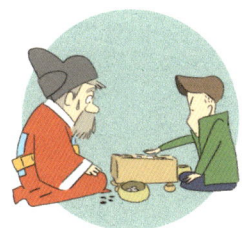

9화 신형장부도의 비밀

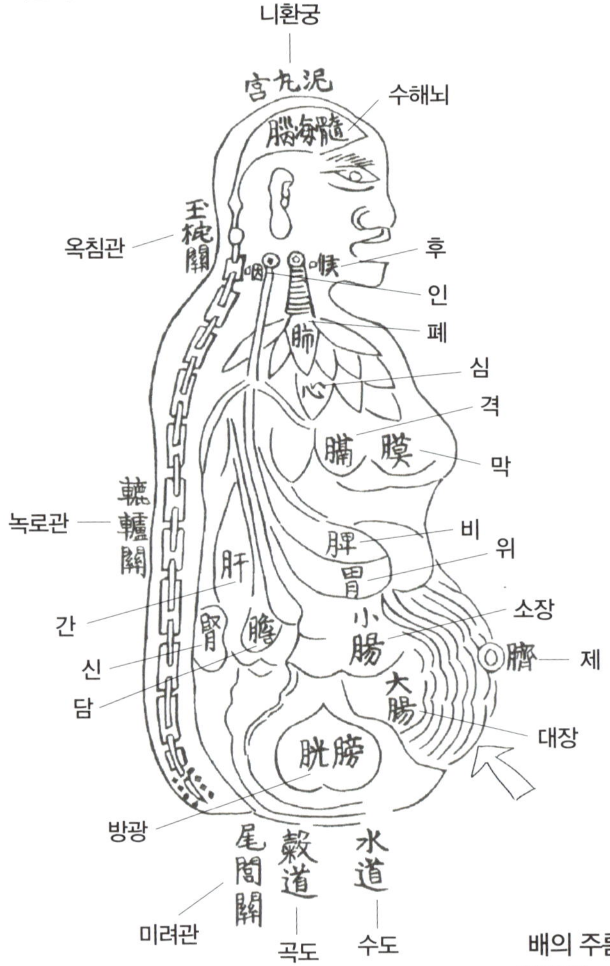

신형장부도 身形臟腑圖

'신형'은 밖에서 보아 알 수 있는 몸의 구조를 그린 것이다. 이는 정(精)기(氣)신(神)이라는 기능이 작동하는 구조다. 해부학적인 관점에서 보면 아무것도 보이지 않는다. 신형장부도는 오른쪽에서 왼쪽으로 비스듬하게 내려가면서 보아야 한다. 그래야 척추의 구조물이 제대로 드러난다.

'신형'에서 '신(身)'은 임신한 여자가 몸을 일으키는 모습이고 '형(形)'은 형틀처럼 고정된 몸의 겉모양, 몸의 집(몸집)이다. 즉 살아 움직이는 몸이다.

뇌는 '정(精)'에서 만들어진 뇌수와 척수가 모이는 곳이다. '수(髓)'가 뇌에 가득차야 몸이 가볍고 든든해져서 오래 살 수 있다. '수'가 부족하면 머리가 어지럽고 귀에서 소리가 나며 다리가 시큰시큰하고 힘이 없으며 눈이 잘 보이지 않고 피로해하면서 누우려고만 한다.

뇌에 모인 수는 등 쪽으로 척추를 따라 내려간다. 마치 도르래처럼 몸의 위와 아래를 연결하며 돌고 있다. 이는 기수련에서 대주천이나 소주천을 돌릴 때 사용되는 길이기도 하다. 정에서 만들어진 수가 이 길을 따라 돌아 온몸에 퍼진다. 이를 바탕으로 기(氣)가 생기며 여기에서 신(神)이 나온다.

몸 안에는 횡격막을 중심으로 오장육부가 있다. 이는 실제의 장기 모습이 아니라 각 장기의 기능과 역할을 상징적으로 보여주는 것이다. 출렁이는 배는 수련을 하며 움직이는 모습을 상징한 것이다. 배꼽도 실제보다 크게 그렸다. 우리 몸에서 차지하는 역할이 크기 때문이다. 배꼽은 단전이 있는 곳이어서 수련에서는 물론 뜸을 떠서 병을 예방하거나 치료하는 중요한 자리다.

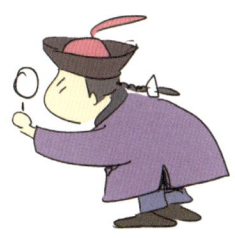

중국 의학서적들은 병의 원인과 증상에 따라 목차를 잡았으나 동의보감은 우주와 사람을 우선 살피고 그다음에 병을 다뤘다.

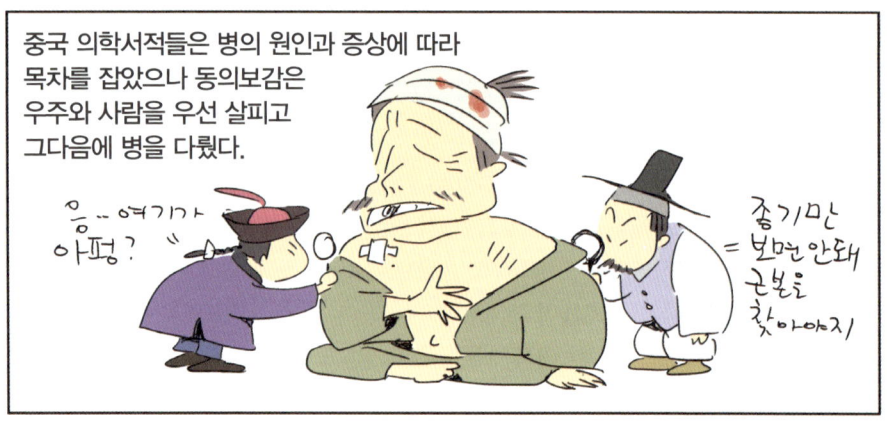

동의보감 구성은 사람의 속과 밖, 병, 탕, 침 다섯 편으로 나뉜다.

內景篇　　外形篇　　雜病篇
　湯液篇　　鍼灸篇

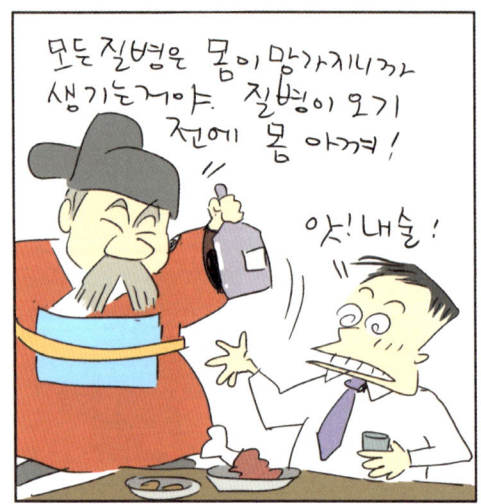

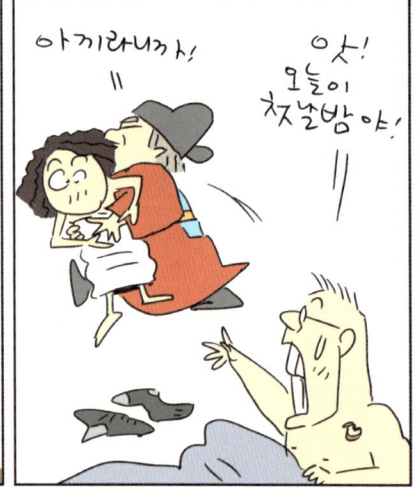

《동의보감》의 구성

《동의보감》은 정, 기, 신이라는 세 기둥 위에 세워진 집이다.

제1권에서는 정기신이 흐르는 몸 안의 풍경(내경, 內景)을 살펴본다.
제2권에서는 몸 밖의 모습(외형, 外形)을 살핀다.
이를 바탕으로 제3권에서는 다양하게 변화하는 병(잡병, 雜病)을 살핀다.
제4권에서는 병을 진단하는 법과 치료에 쓰는 약(탕액, 湯液)을 다루었다.
마지막 제5권에서는 침 치료에 관한 내용(침구, 鍼灸)이 들어 있다.
이로써 몸의 안과 밖, 온갖 질병, 치료에 쓰이는 약과 침을 모두 다루었다.
참으로 정연한 체계가 아닐 수 없다.

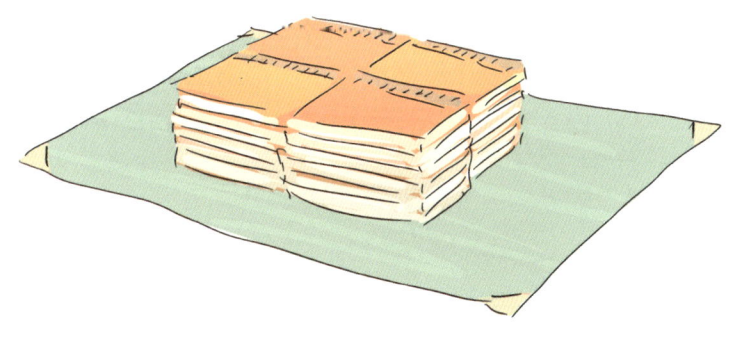

10화 우리 몸은 국가

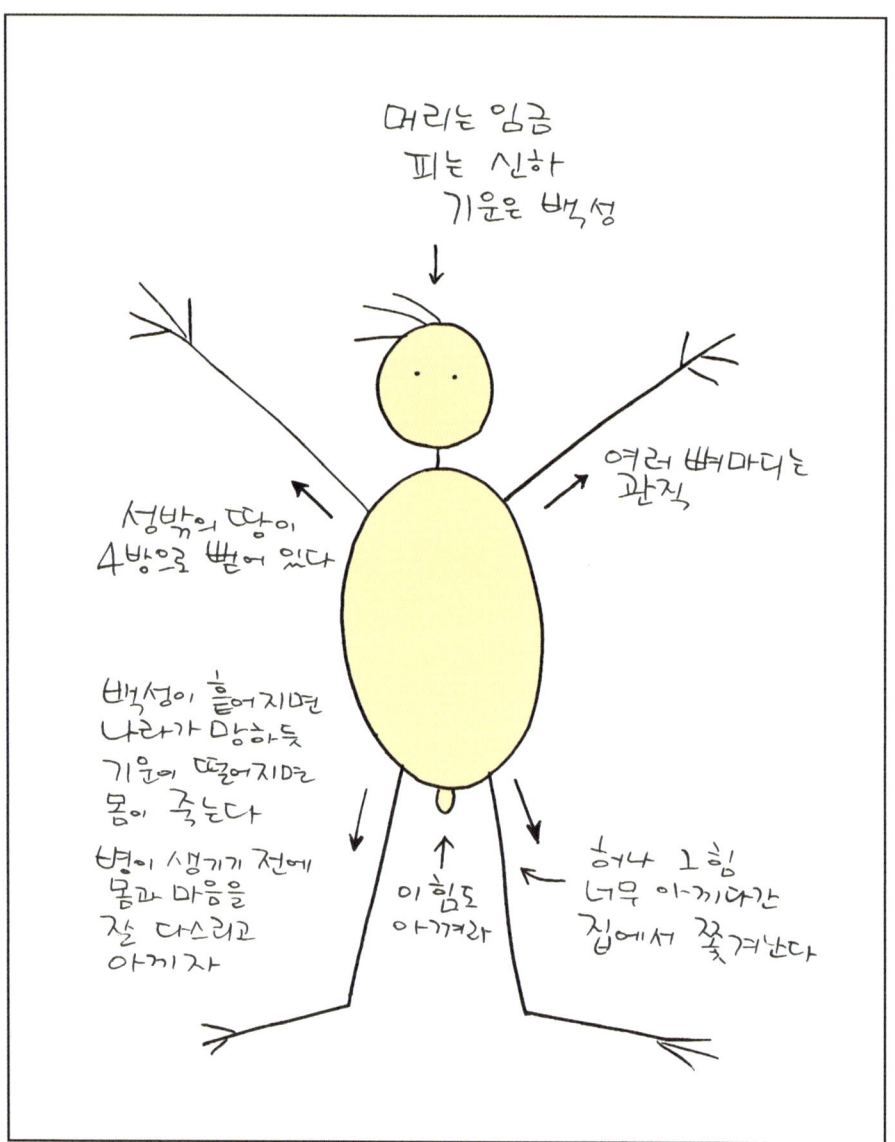

정精 기氣 신神

정기신을 제대로 알면 건강의 원리를 터득한다.

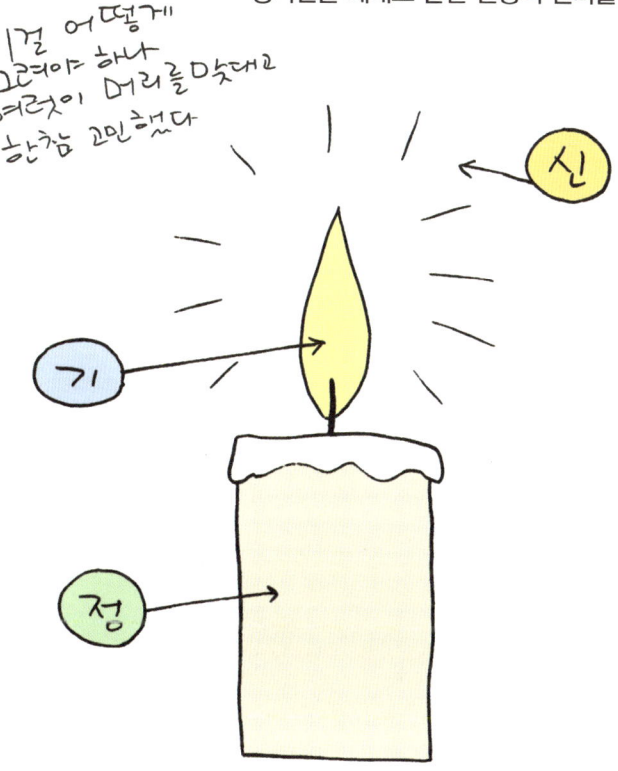

이걸 어떻게
그려야 하나
여럿이 머리를 맞대고
한참 고민했다

정은 초, 기는 촛불, 신은 밝음이다.
신을 지나치게 쓰면 정신이 어두워지고
정을 지나치게 쓰면 몸이 마르고
기를 지나치게 쓰면 기운이 없어진다.
사람이 살아가는 것은 신 때문이고
정을 유지하는 것은 기 때문이다.
기가 쇠약하면 오래 못 산다.

11화 정기신의 창고, 단전

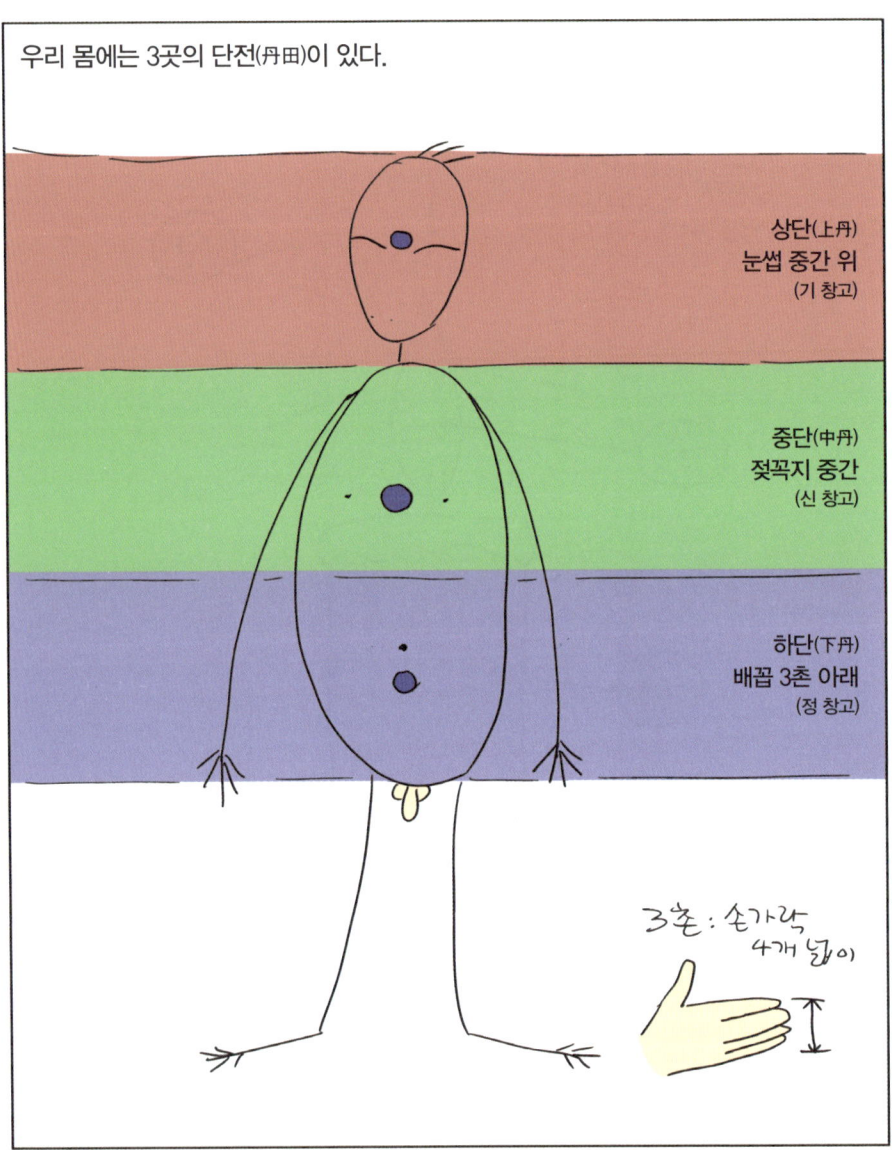

등에는 3관(關)이 있다

3관은 정과 기가 오르내리는 곳이다.
3관이 잘 통하면 마치 은하수가
흐르는 것과 같다.
몸의 기와 혈이 위아래로
오르내리는 것은 강물이 흘러
바다에 이를 때까지
마르지 않는 것과 같다.
3관은 소통이다.
통하면 살고
막히면 죽는 것은
자연의 이치다.

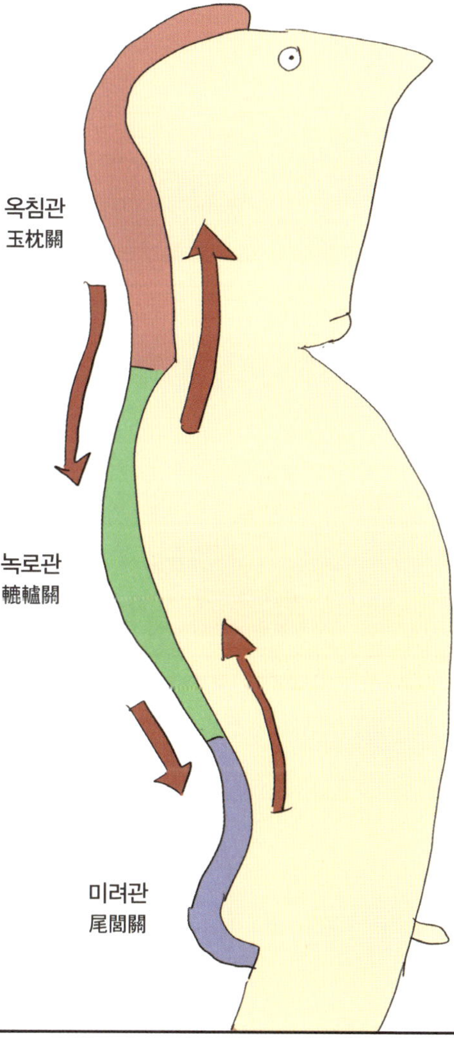

옥침관
玉枕關

녹로관
轆轤關

미려관
尾閭關

혼 심기

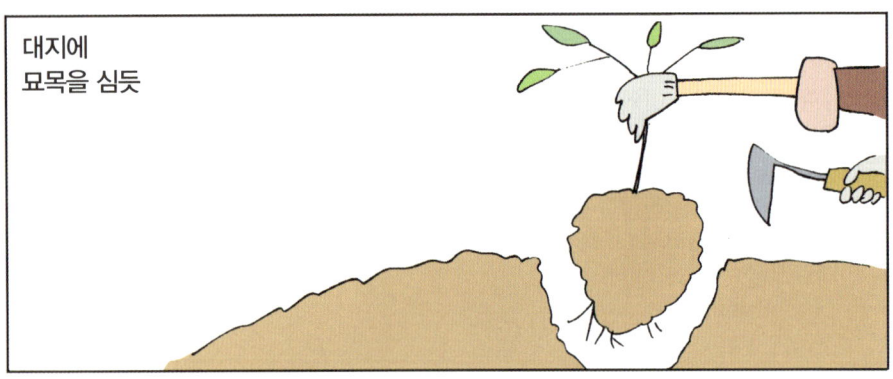

대지에
묘목을 심듯

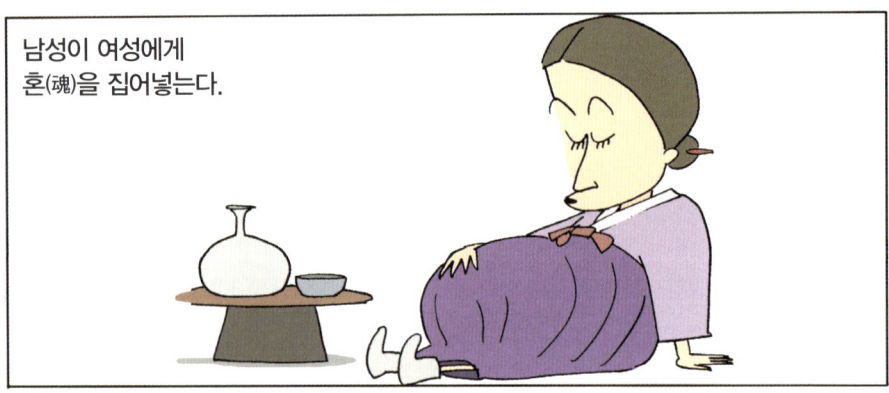

남성이 여성에게
혼(魂)을 집어넣는다.

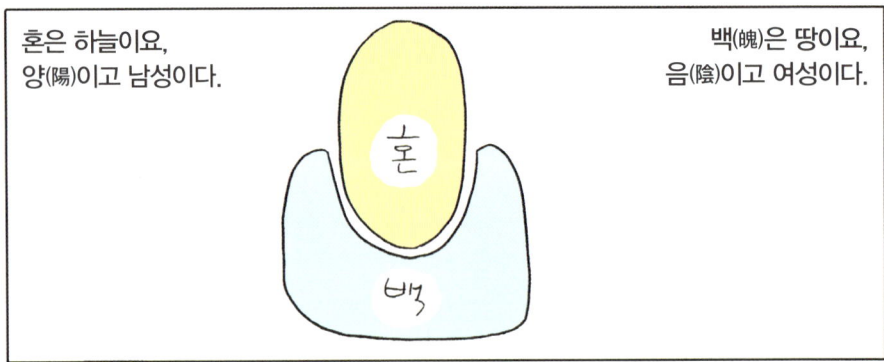

혼은 하늘이요,
양(陽)이고 남성이다.

백(魄)은 땅이요,
음(陰)이고 여성이다.

사람이 죽으면
혼은 하늘로 올라가고
백은 뼈와 함께 땅으로
돌아가 자손들에게
음덕을 베푼다.

혼을 심는다는 것은
성스런 작업이다.

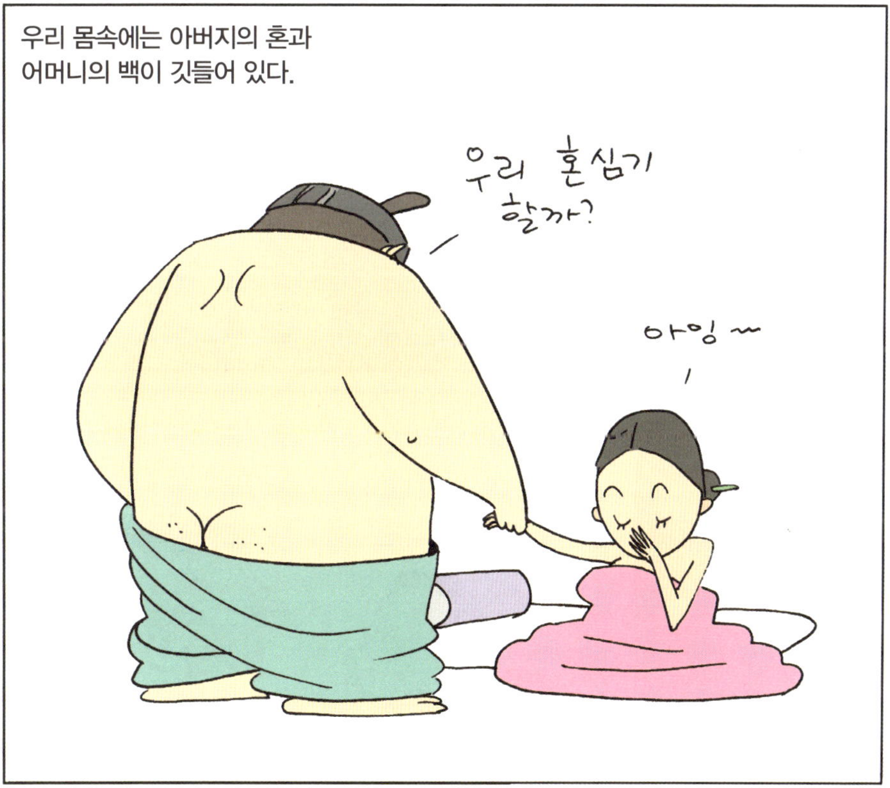

우리 몸속에는 아버지의 혼과
어머니의 백이 깃들어 있다.

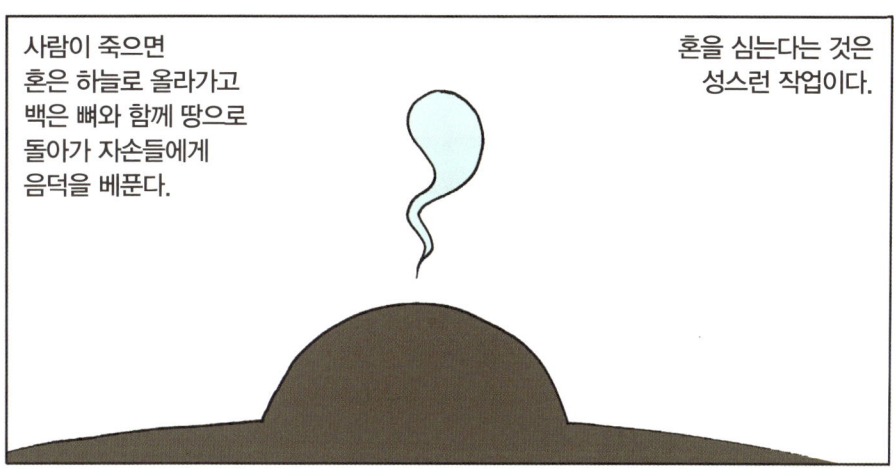

정액은 보배 중의 보배

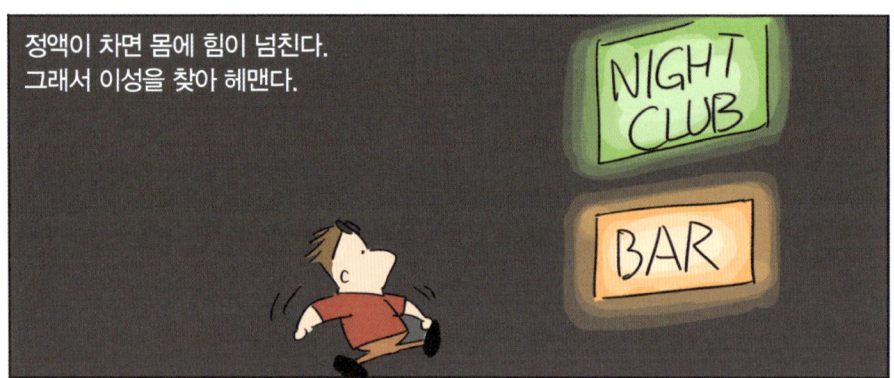

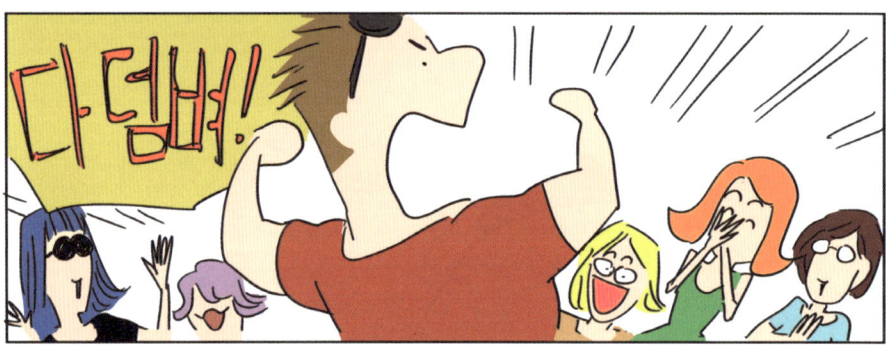

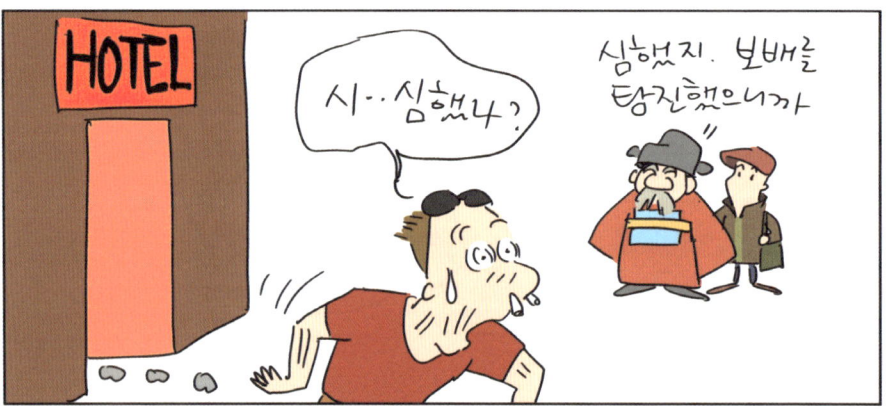

정액은 보배다.
잘 지키면 나이를 천천히 먹는다.

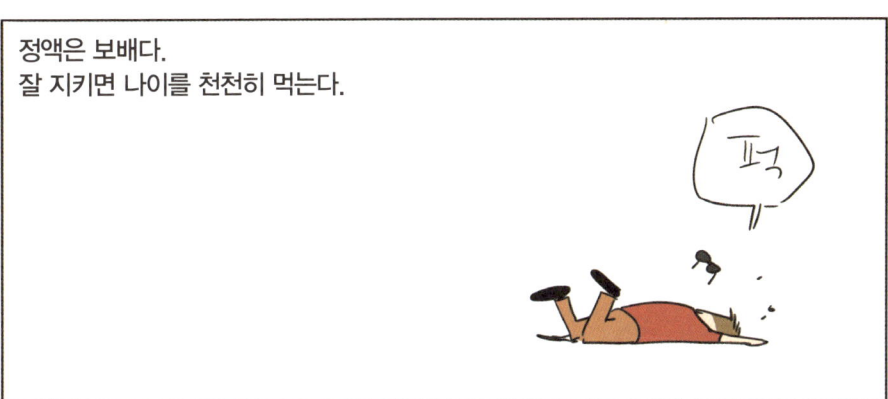

여성에게 이것을 주면 사람을 낳고
자신에게 남기면 자신을 살린다.

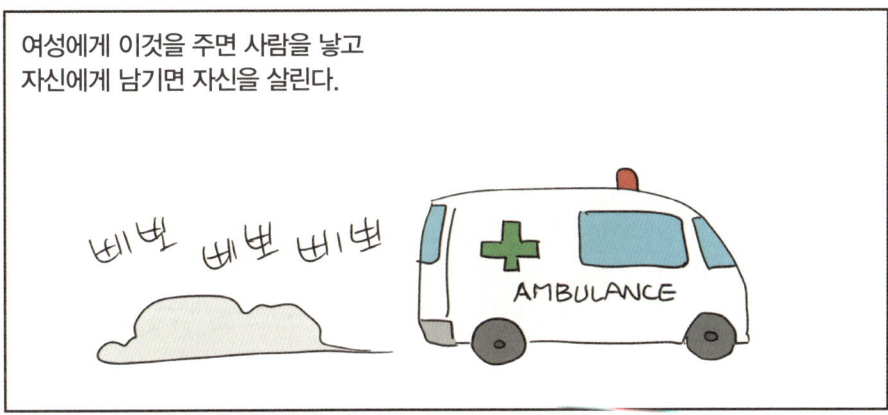

자식을 만드는 데 써도 아까운데
어떻게 헛되이 버릴 수 있으리오.

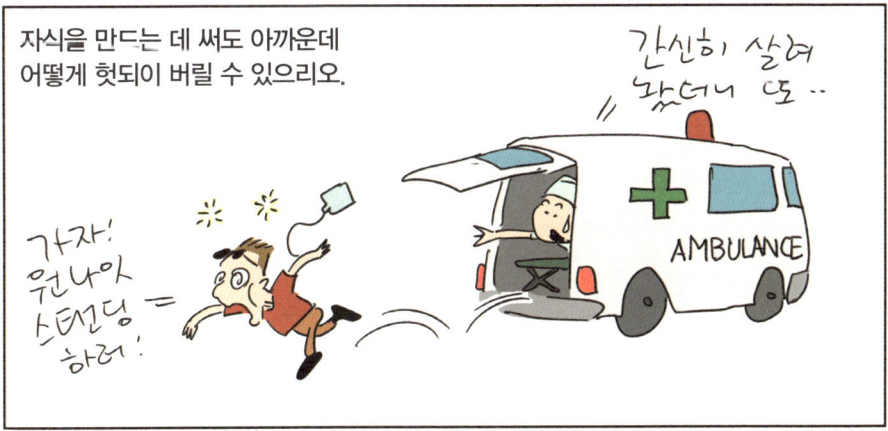

14화 밤일에는 밤이 최고

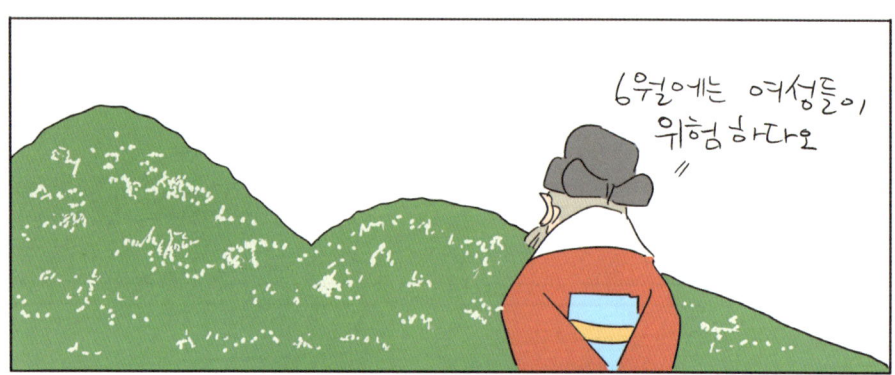

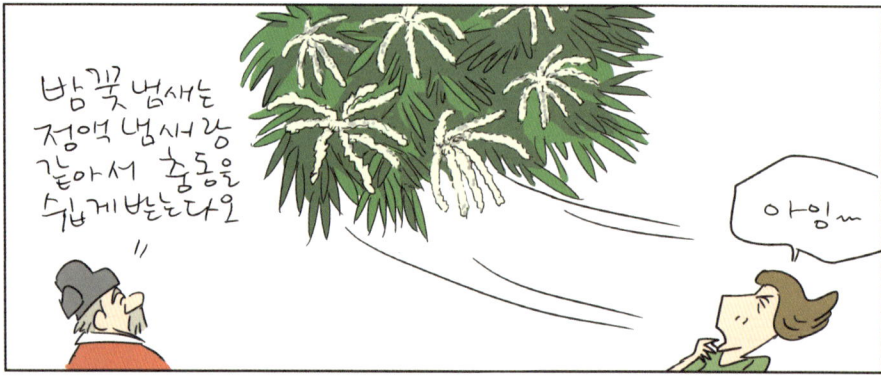

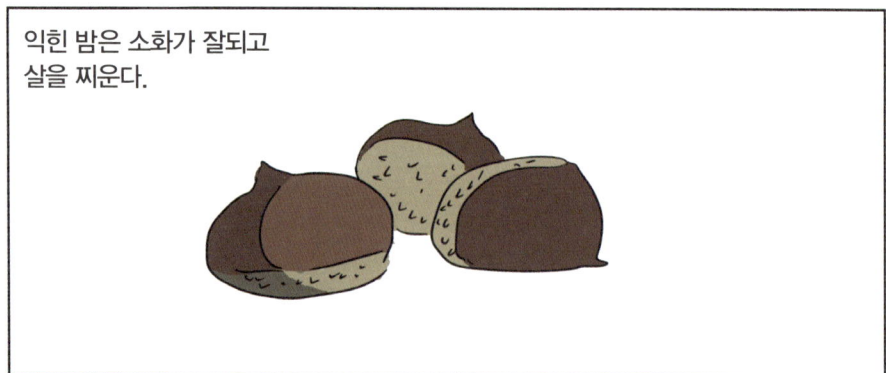

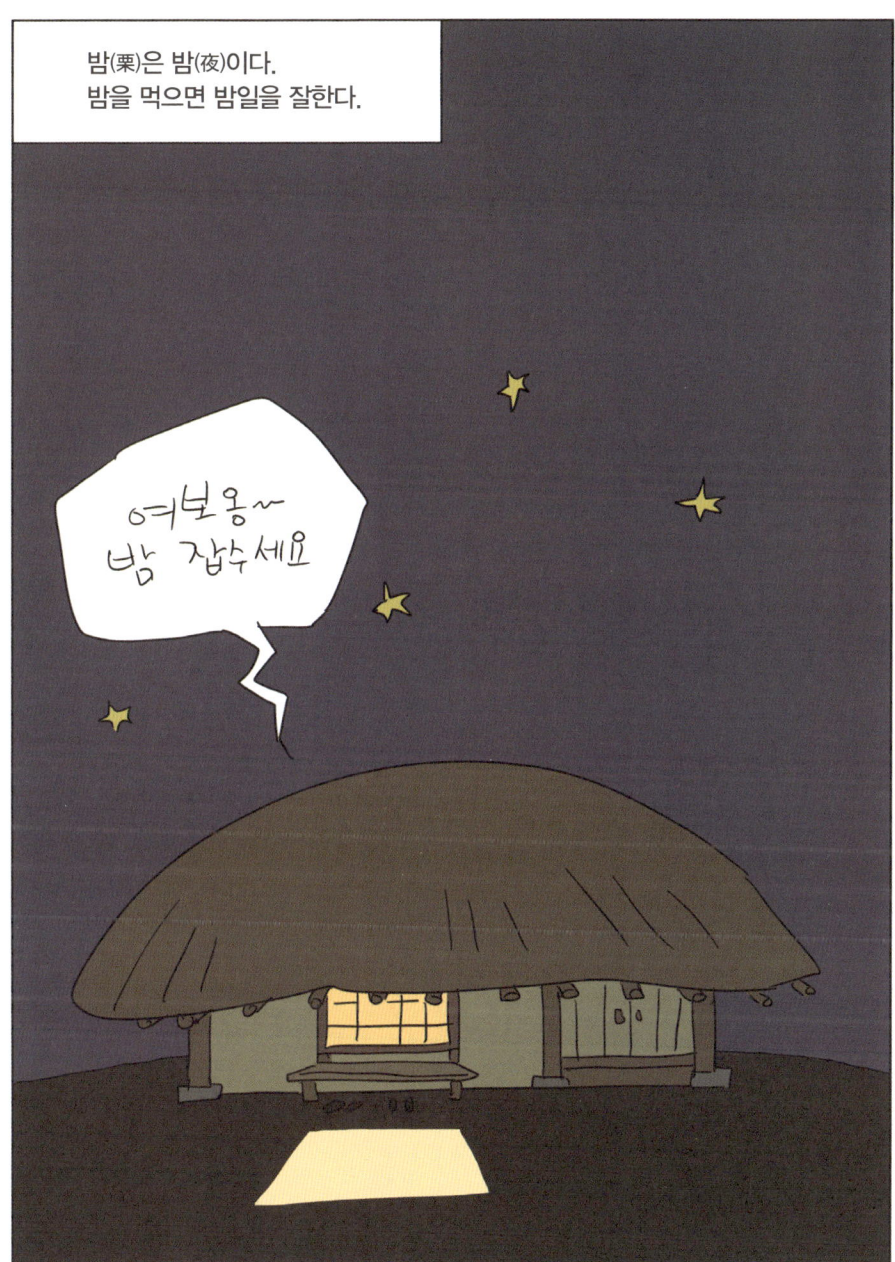

15화 기의 흥망성쇠

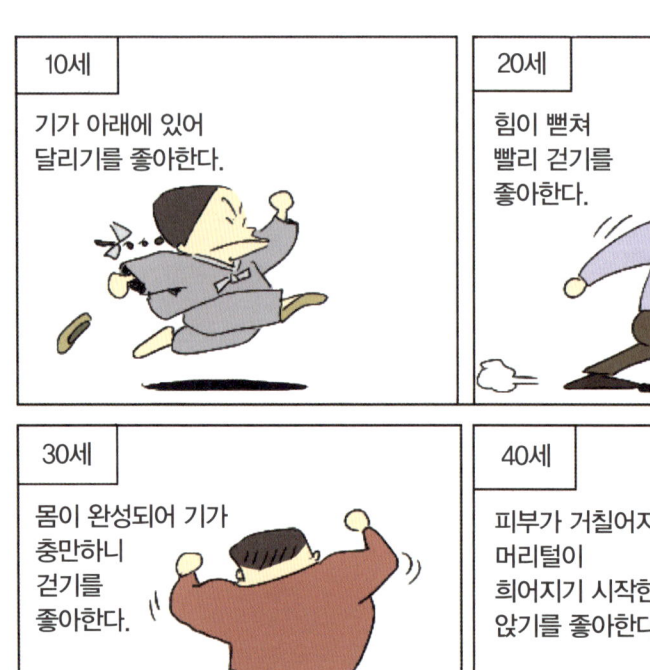

10세 기가 아래에 있어 달리기를 좋아한다.

20세 힘이 뻗쳐 빨리 걷기를 좋아한다.

30세 몸이 완성되어 기가 충만하니 걷기를 좋아한다.

40세 피부가 거칠어지고 머리털이 희어지기 시작한다. 앉기를 좋아한다.

50세 간 기능이 약해져 눈이 침침해진다.

60세 심장의 기운이 떨어져 자주 슬퍼하고 눕기를 좋아한다. 음경의 힘이 현저히 떨어진다.

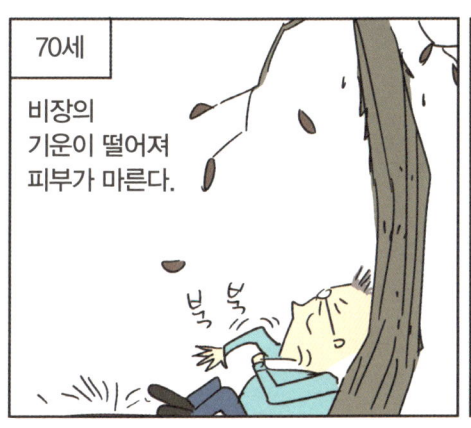
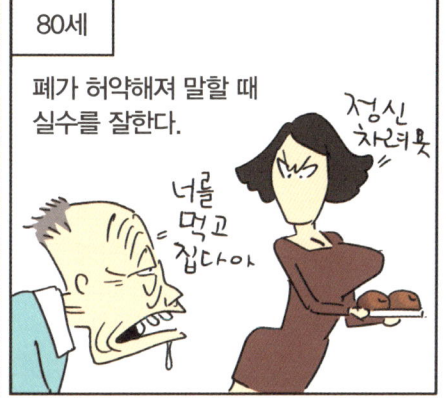
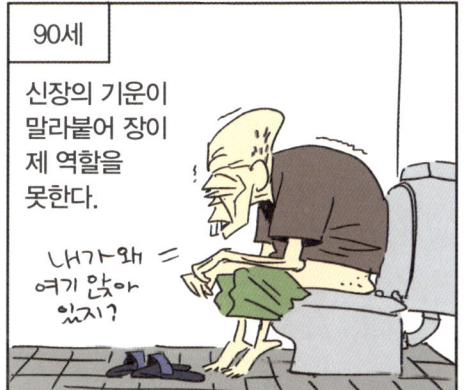
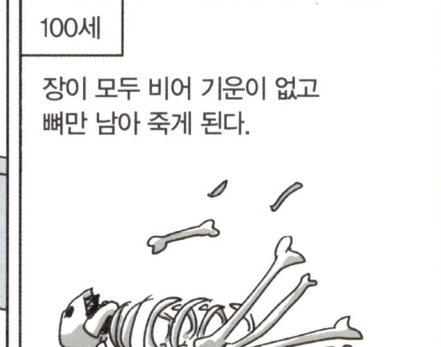
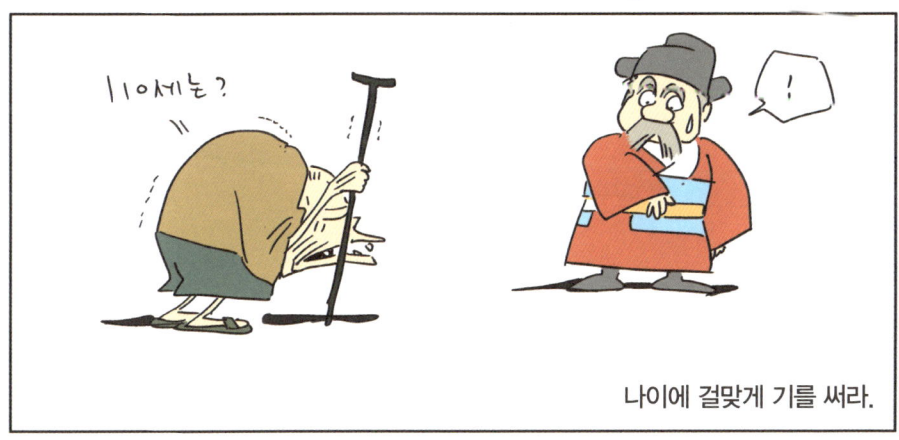

자식을 가질 수 없는 나이는?

여자의 생식능력은 7년을 주기로 변한다.

7세(7×1) : 신장의 기능이 왕성해져서
　　　　　이를 갈고 머리카락이 길어진다.
14세(7×2) : 월경을 시작해
　　　　　아이를 낳을 수 있다.
21세(7×3) : 신장의 기운이 고르게 되어
　　　　　사랑니가 난다.
　　　　　몸의 성장이 최고조에 이른다.
28세(7×4) : 뼈와 살이 단단해진다.
　　　　　신체가 가장 튼튼한 때다.
35세(7×5) : 얼굴에 윤기가 없어지고
　　　　　머리카락이 빠지기 시작한다.
42세(7×6) : 얼굴이 거칠어지고 머리가
　　　　　희어지기 시작한다.
49세(7×7) : 몸이 허해지고
　　　　　월경이 끝긴다.

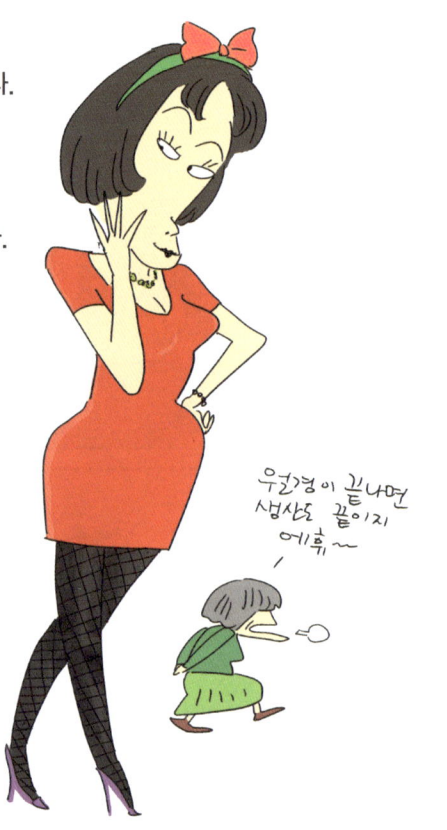

남자의 생식능력은 8년을 주기로 변한다.

8세(8×1) : 신장의 기운이 실해져 머리카락이
길어지고 이를 간다.
16세(8×2) : 신장의 기운이 왕성해지고 정기가 넘쳐
아이를 가질 수 있다.
24세(8×3) : 몸이 강해지고 사랑니가 생기면서
성장이 극에 이른다.
32세(8×4) : 전성기를 누린다.
40세(8×5) : 신장 기운이 쇠약해져 머리카락이
빠지고 피부와 치아에 윤기가 없어진다.
48세(8×6) : 양기가 약해져서 얼굴이 초췌해지고
머리카락이 희끗희끗하게 된다.
56세(8×7) : 간장과 신장의 기가 쇠약해지고
정액 생산이 목표치에 이르지 못한다.
64세(8×8) : 이와 머리카락이 빠지게 된다.
오장육부가 모두 제 역할을 못하는
나이니 근육과 뼈에 힘이 빠지고
허리가 굽고 걸음걸이가
바르지 못하다.
당연히 자식을 가질 수 없다.

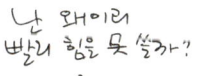
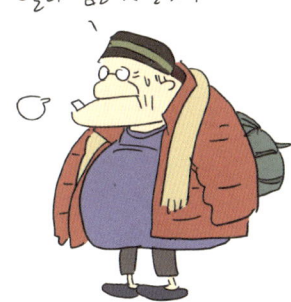
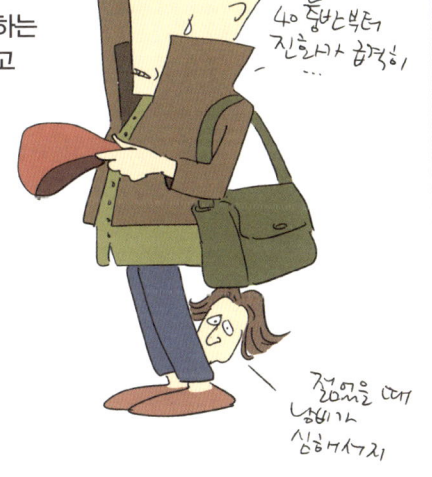

여자는 49세, 남자는 64세에 생산이 끝난다.

장수의 조건

첫째, 과식하지 마라.

둘째, 숨을 깊고 느리게 쉬어라.

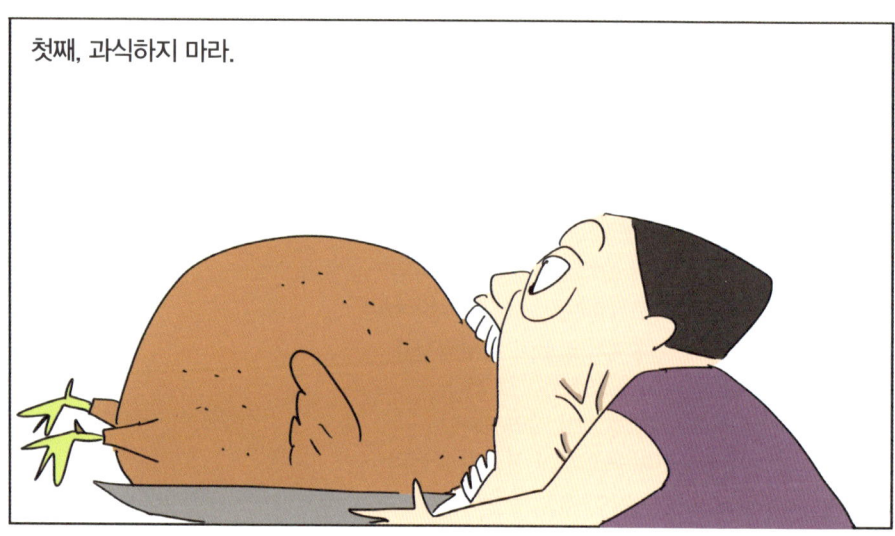

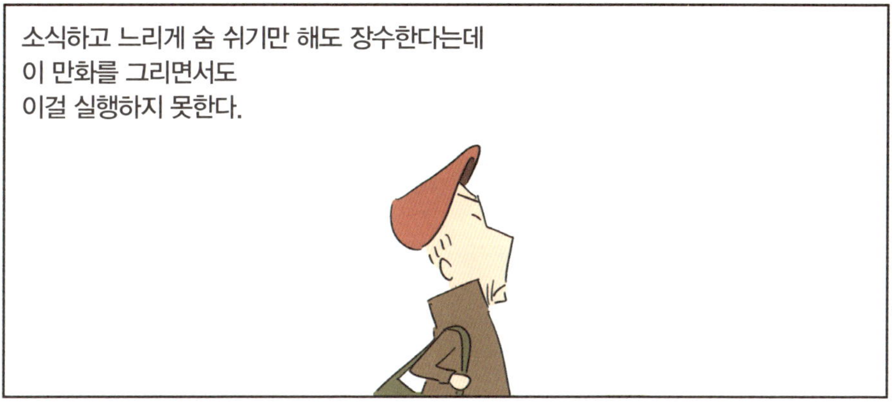

소식하고 느리게 숨 쉬기만 해도 장수한다는데
이 만화를 그리면서도
이걸 실행하지 못한다.

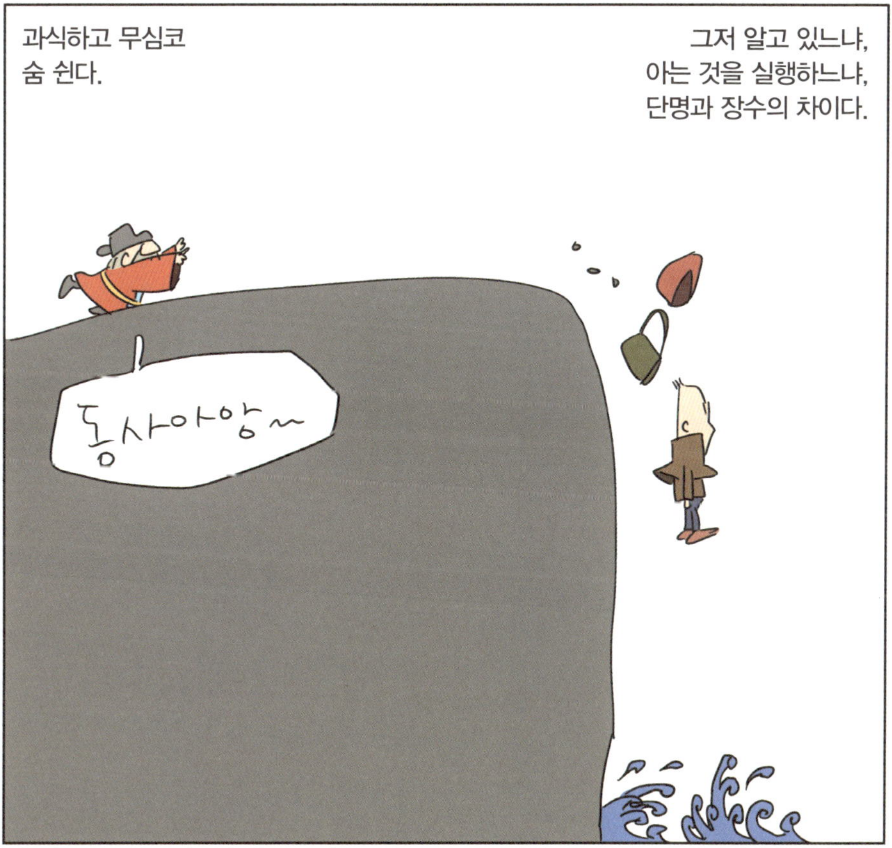

과식하고 무심코
숨 쉰다.

그저 알고 있느냐,
아는 것을 실행하느냐,
단명과 장수의 차이다.

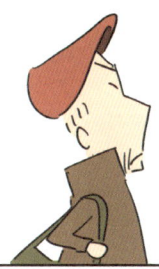

18화 옛날 100세 vs 요즘 50세

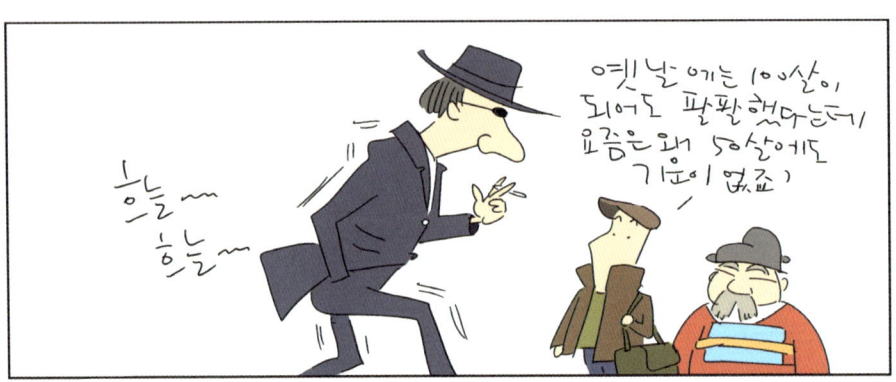

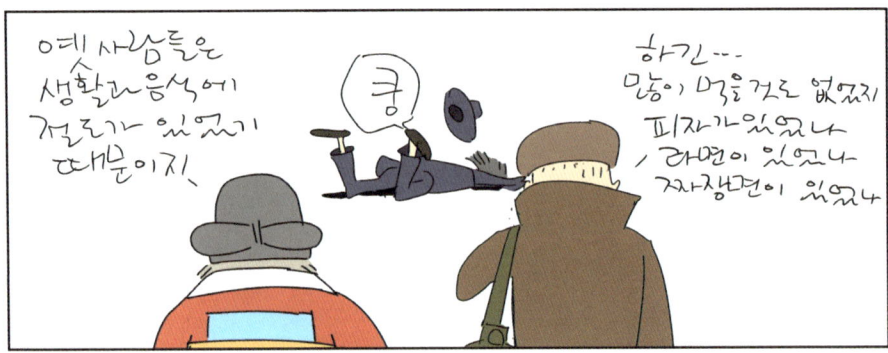

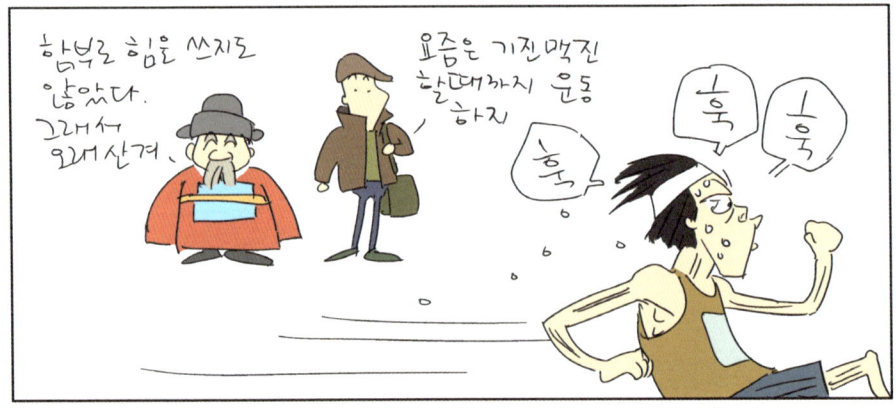

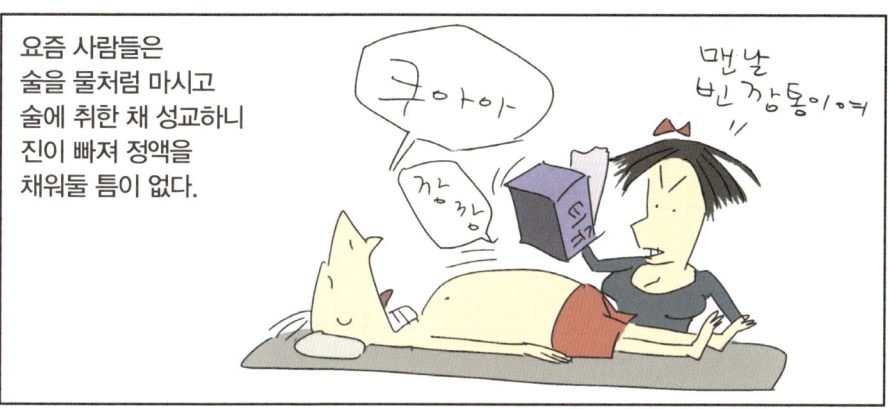

요즘 사람들은
술을 물처럼 마시고
술에 취한 채 성교하니
진이 빠져 정액을
채워둘 틈이 없다.

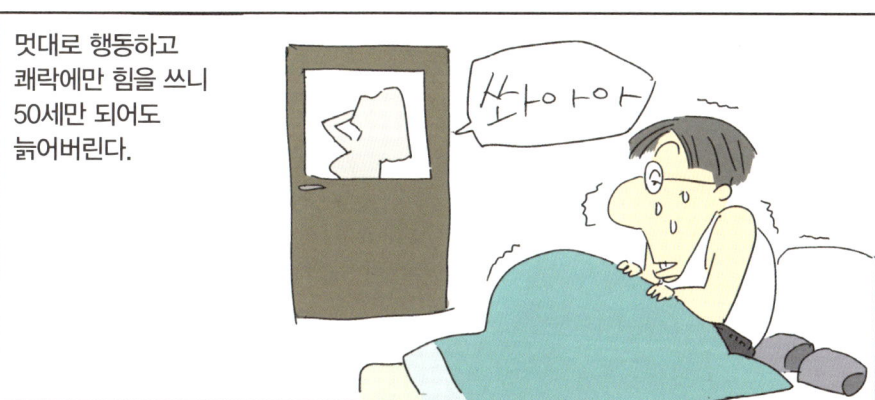

멋대로 행동하고
쾌락에만 힘을 쓰니
50세만 되어도
늙어버린다.

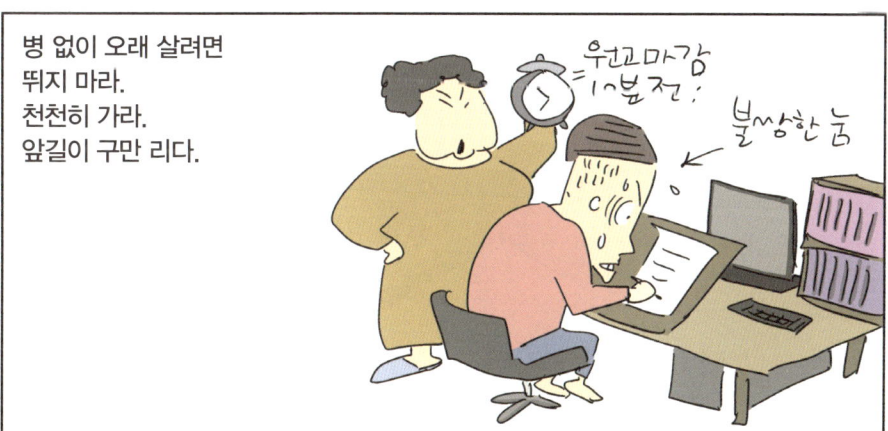

병 없이 오래 살려면
뛰지 마라.
천천히 가라.
앞길이 구만 리다.

19화 천명을 누리려면

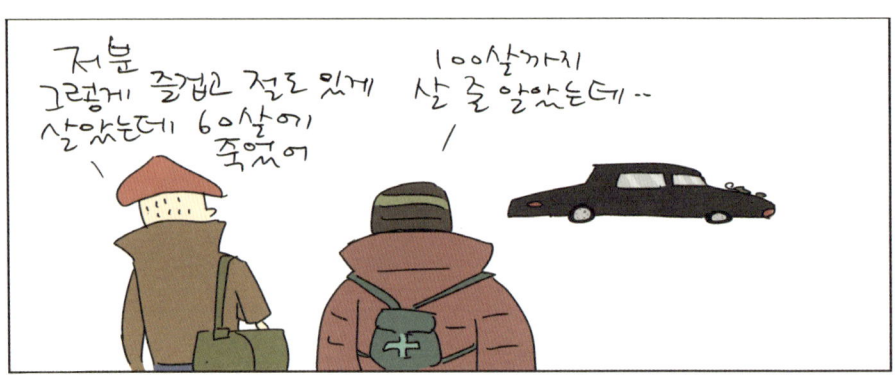

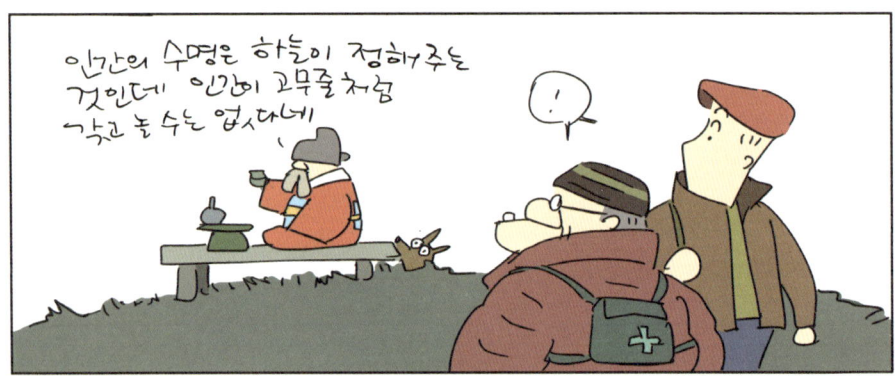

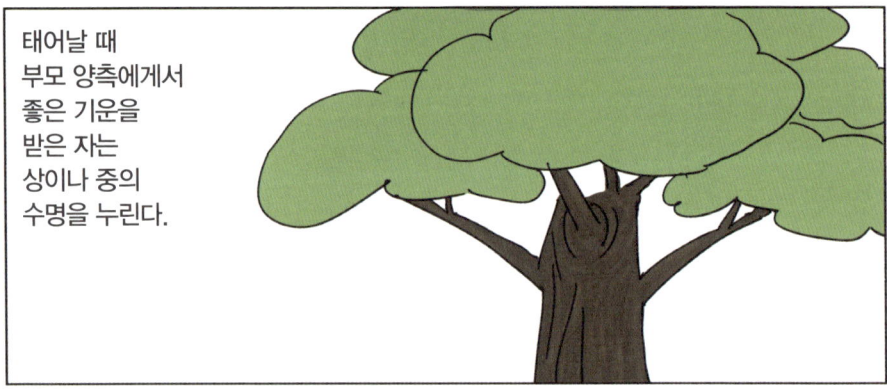

태어날 때
부모 양측에게서
좋은 기운을
받은 자는
상이나 중의
수명을 누린다.

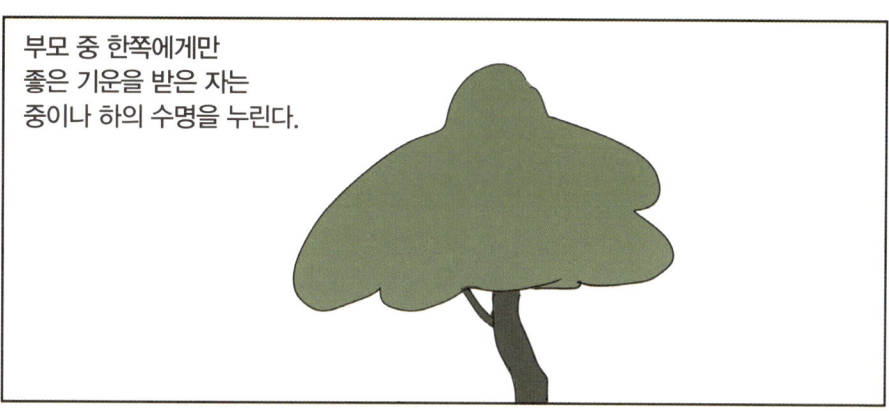

부모 중 한쪽에게만
좋은 기운을 받은 자는
중이나 하의 수명을 누린다.

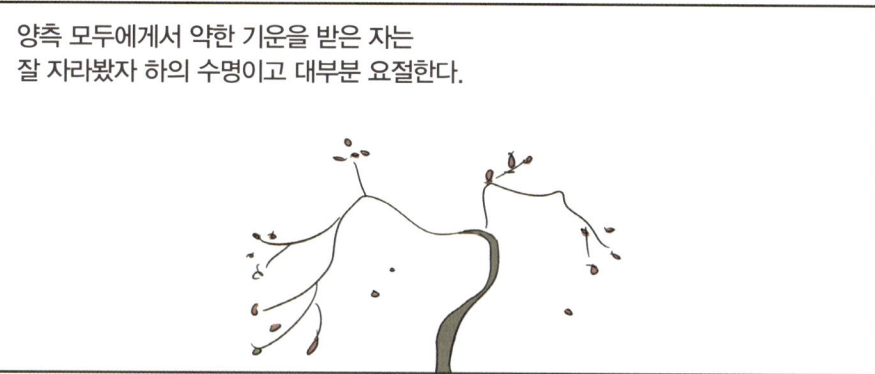

양측 모두에게서 약한 기운을 받은 자는
잘 자라봤자 하의 수명이고 대부분 요절한다.

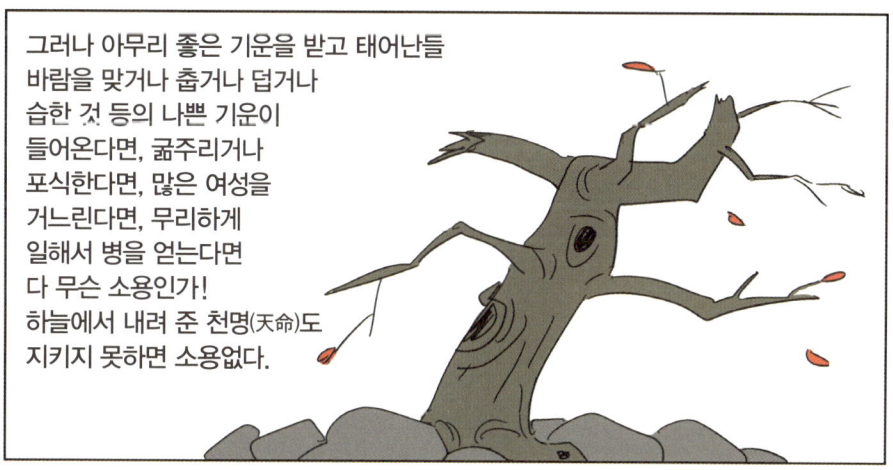

그러나 아무리 좋은 기운을 받고 태어난들
바람을 맞거나 춥거나 덥거나
습한 것 등의 나쁜 기운이
들어온다면, 굶주리거나
포식한다면, 많은 여성을
거느린다면, 무리하게
일해서 병을 얻는다면
다 무슨 소용인가!
하늘에서 내려 준 천명(天命)도
지키지 못하면 소용없다.

20화 누가 더 오래 살까?

① 많이 먹고 운동 많이 한 사람

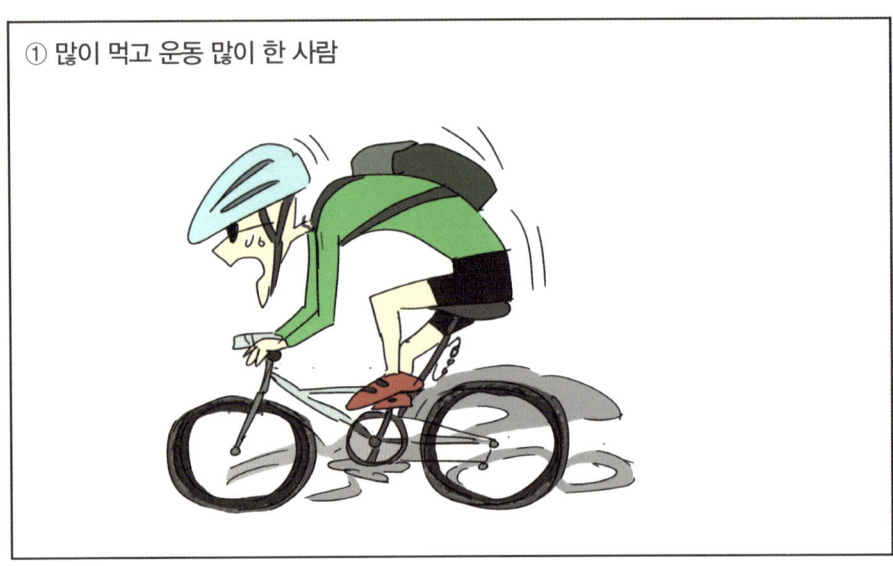

② 적게 먹고 운동 적게 한 사람

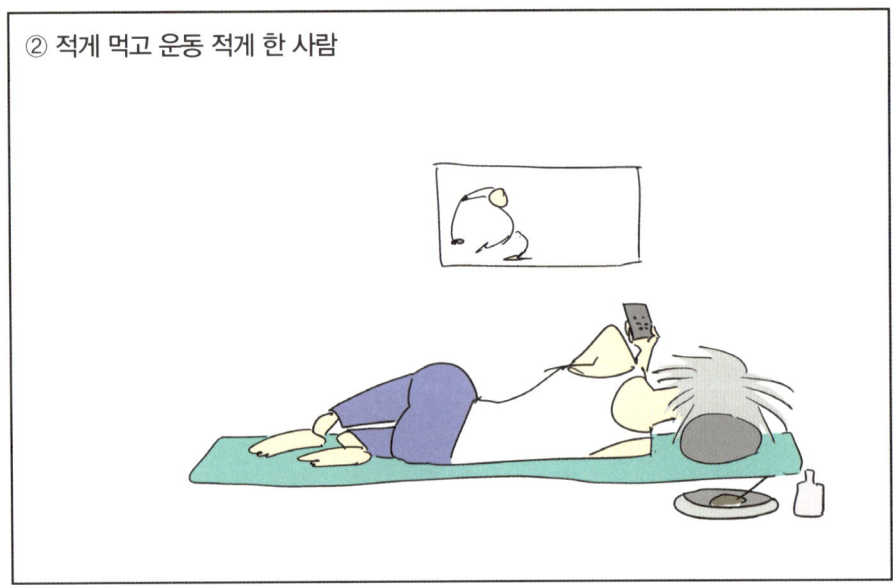

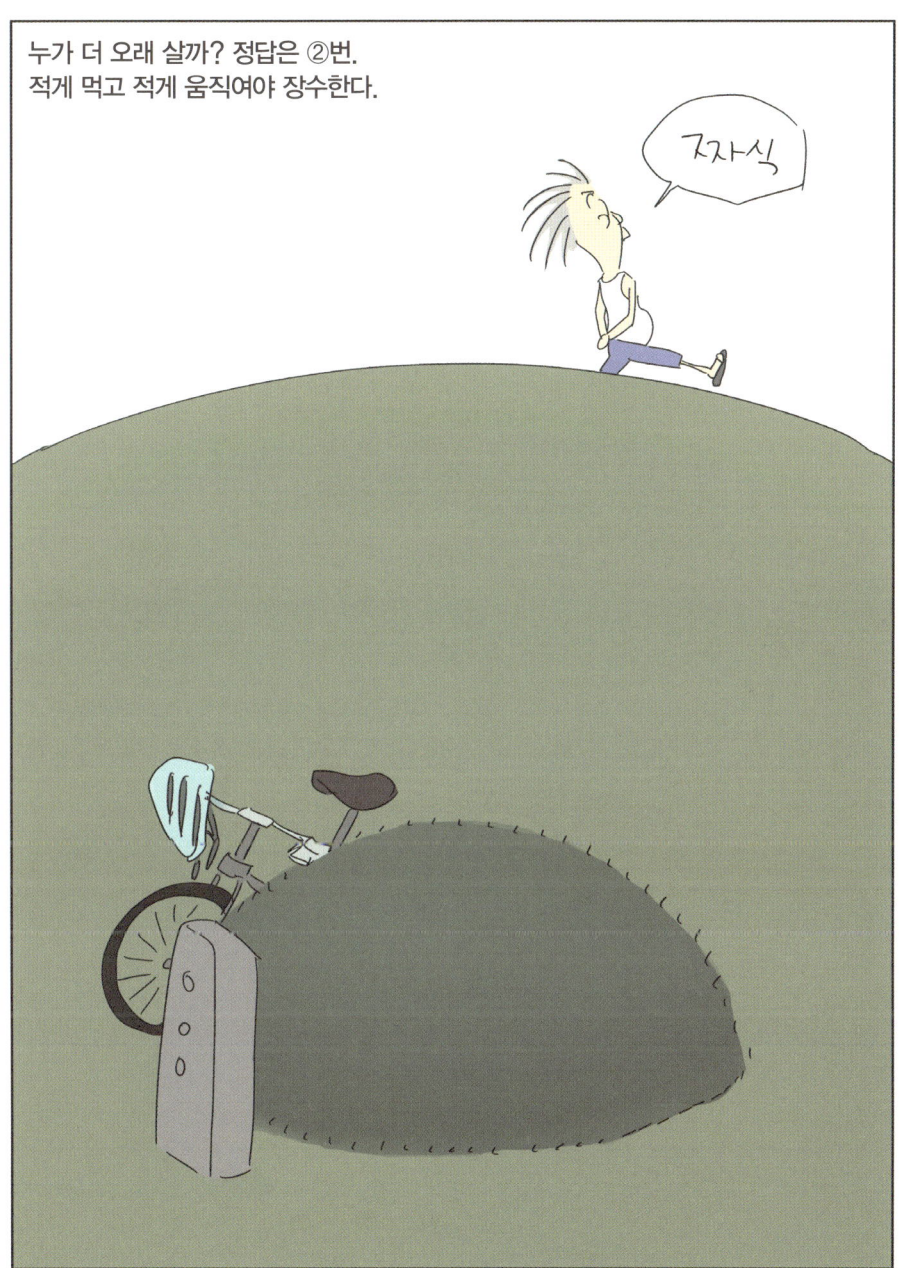

21화 장수와 단명의 차이

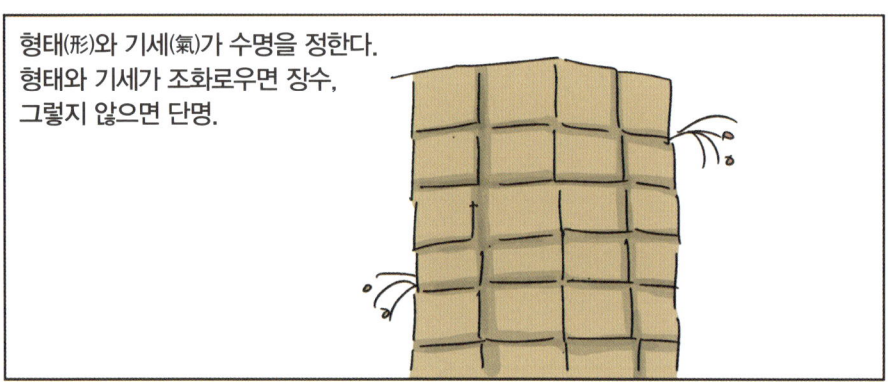

형태(形)와 기세(氣)가 수명을 정한다.
형태와 기세가 조화로우면 장수,
그렇지 않으면 단명.

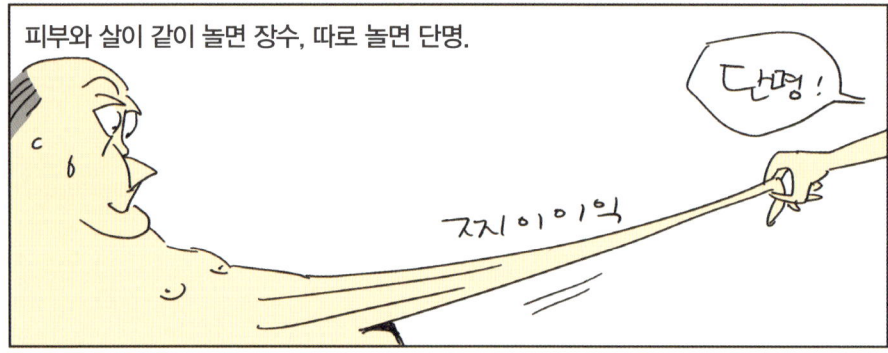

피부와 살이 같이 놀면 장수, 따로 놀면 단명.

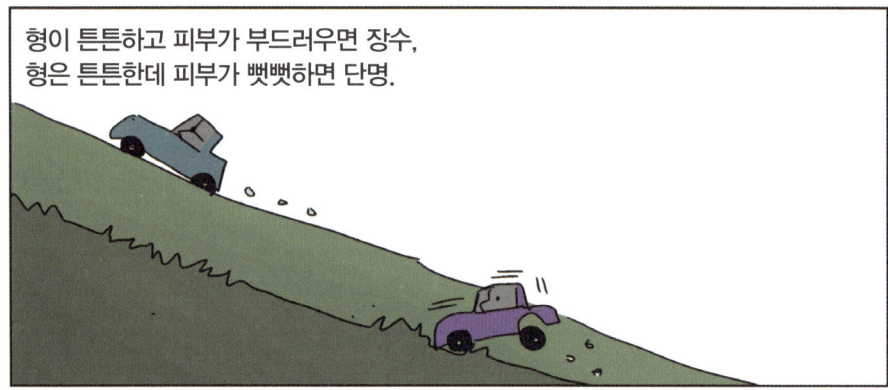

형이 튼튼하고 피부가 부드러우면 장수,
형은 튼튼한데 피부가 뻣뻣하면 단명.

맥에 힘이 있고 충실하면 장수,
힘이 약하고 끊어질 것 같으면 단명.

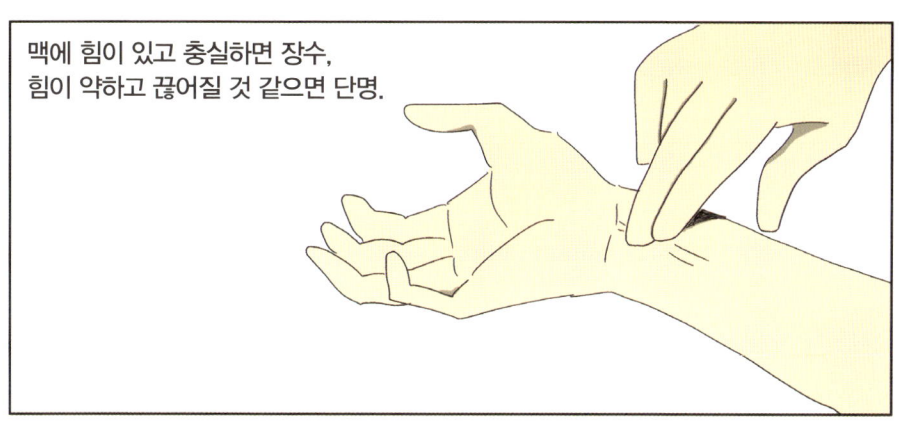

골격이 단단하면 장수, 약하거나 무르면 단명.

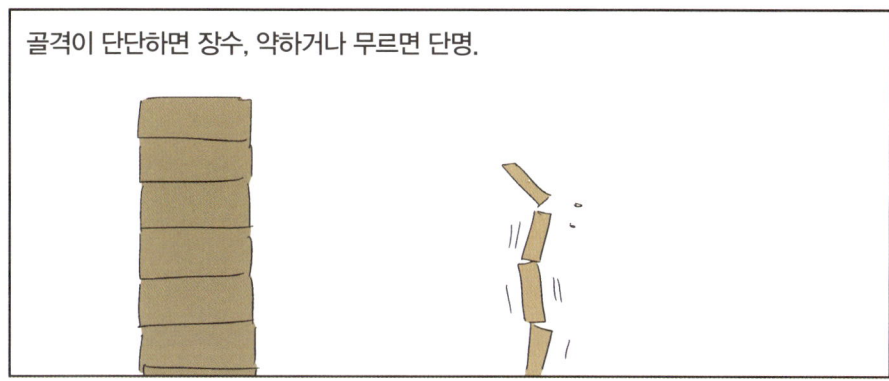

실이 탄탄하면 장수, 물컹하면 단명.

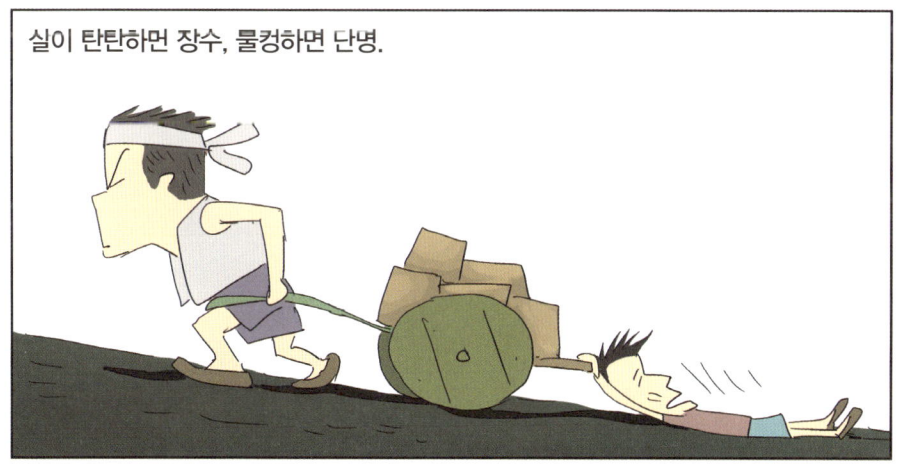

22화 오래 사는 사람의 호흡법

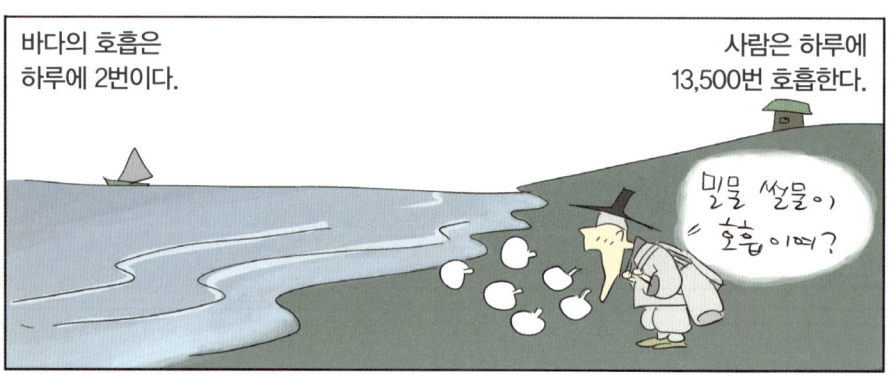

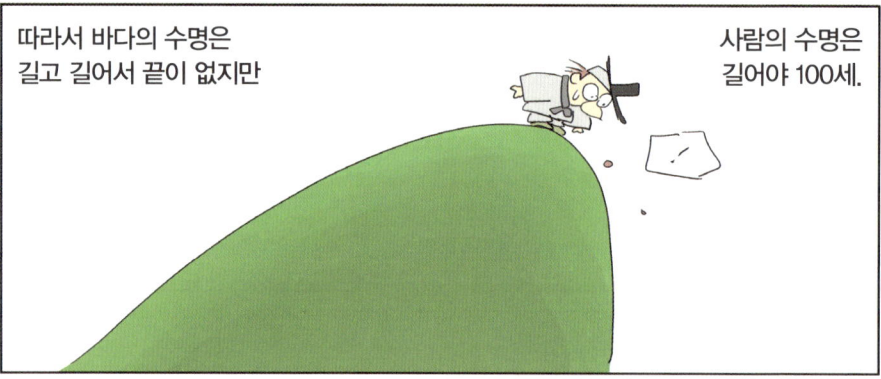

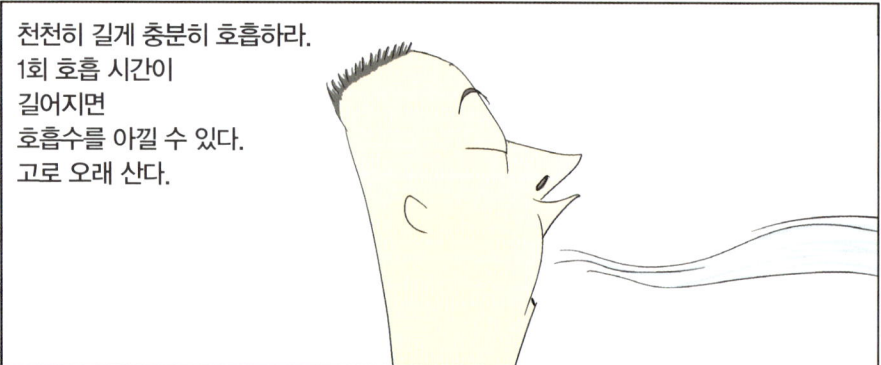

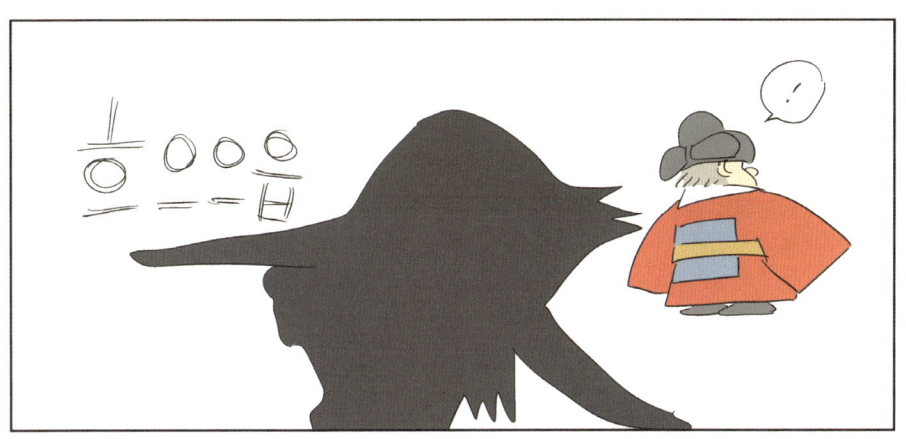

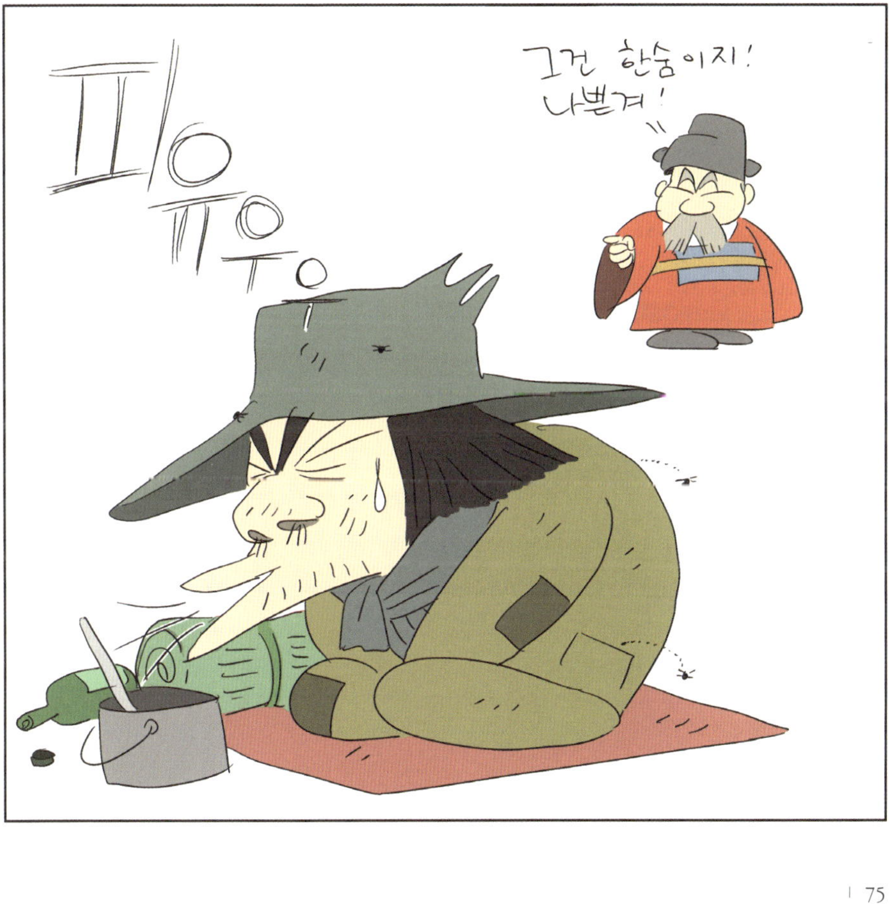

23화 선택은 2가지, 죽느냐 사느냐

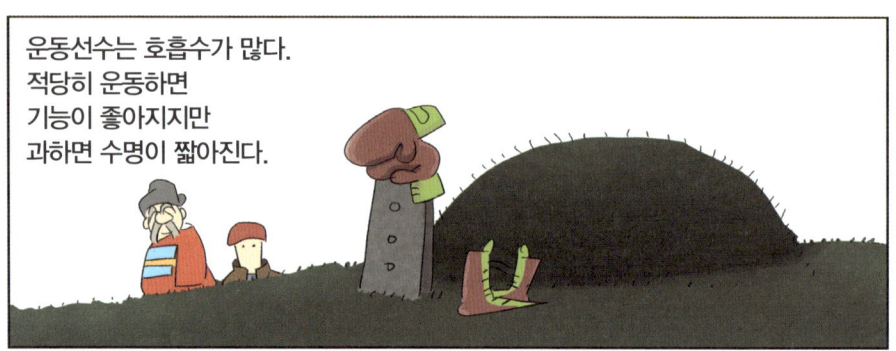

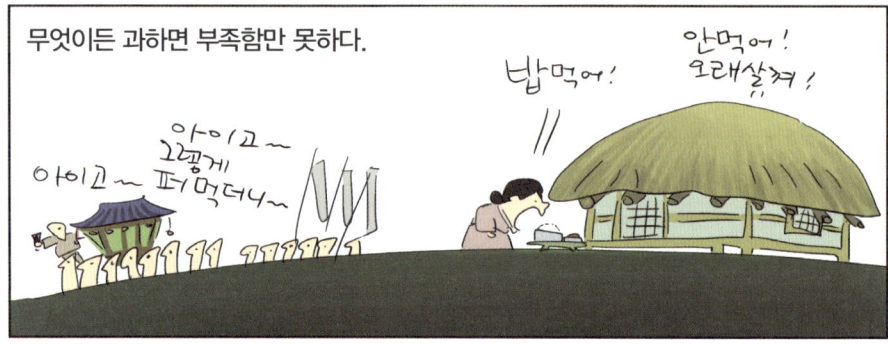

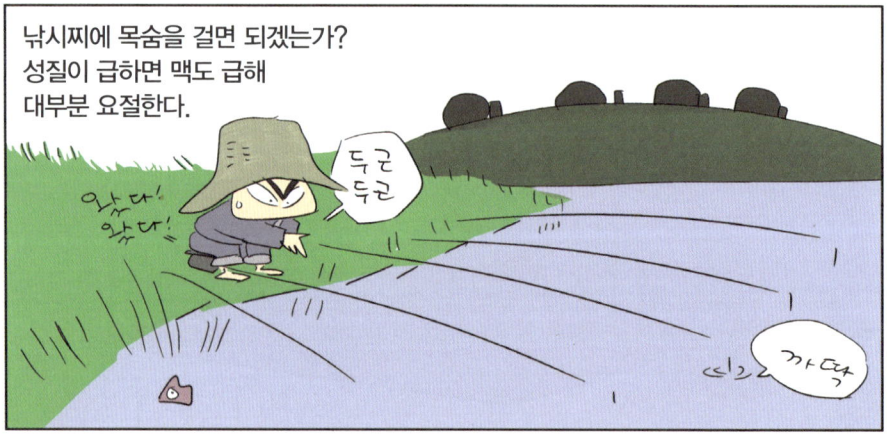

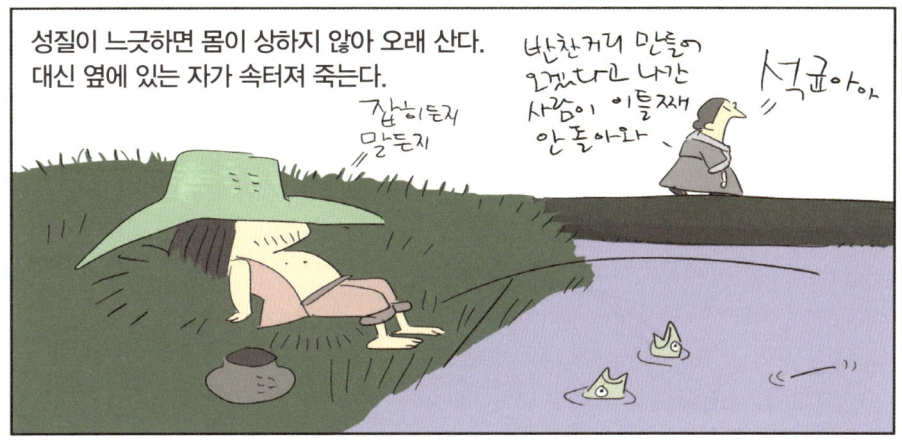

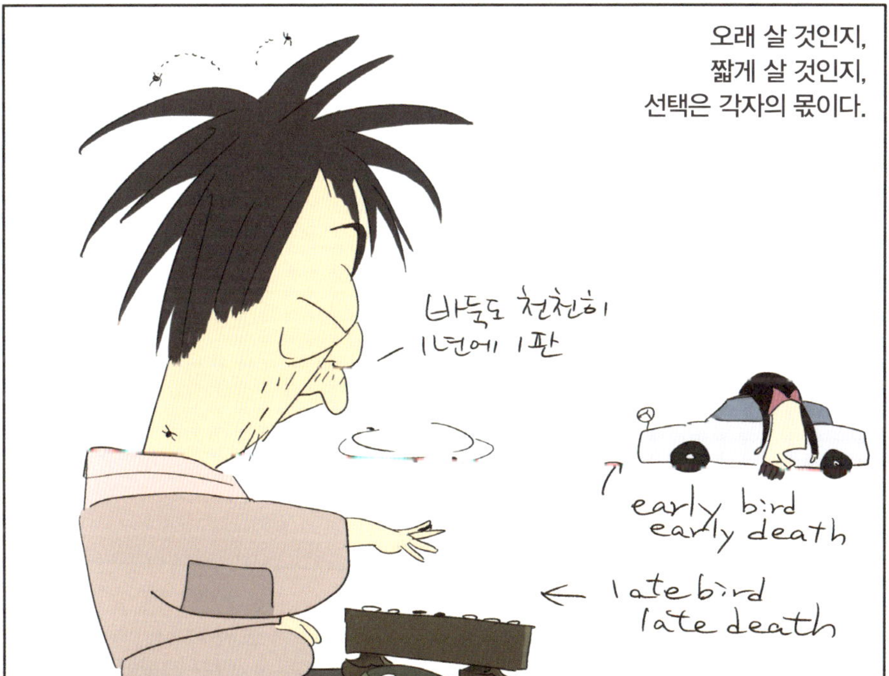

24화 소 잃고 외양간 고치면 늦다

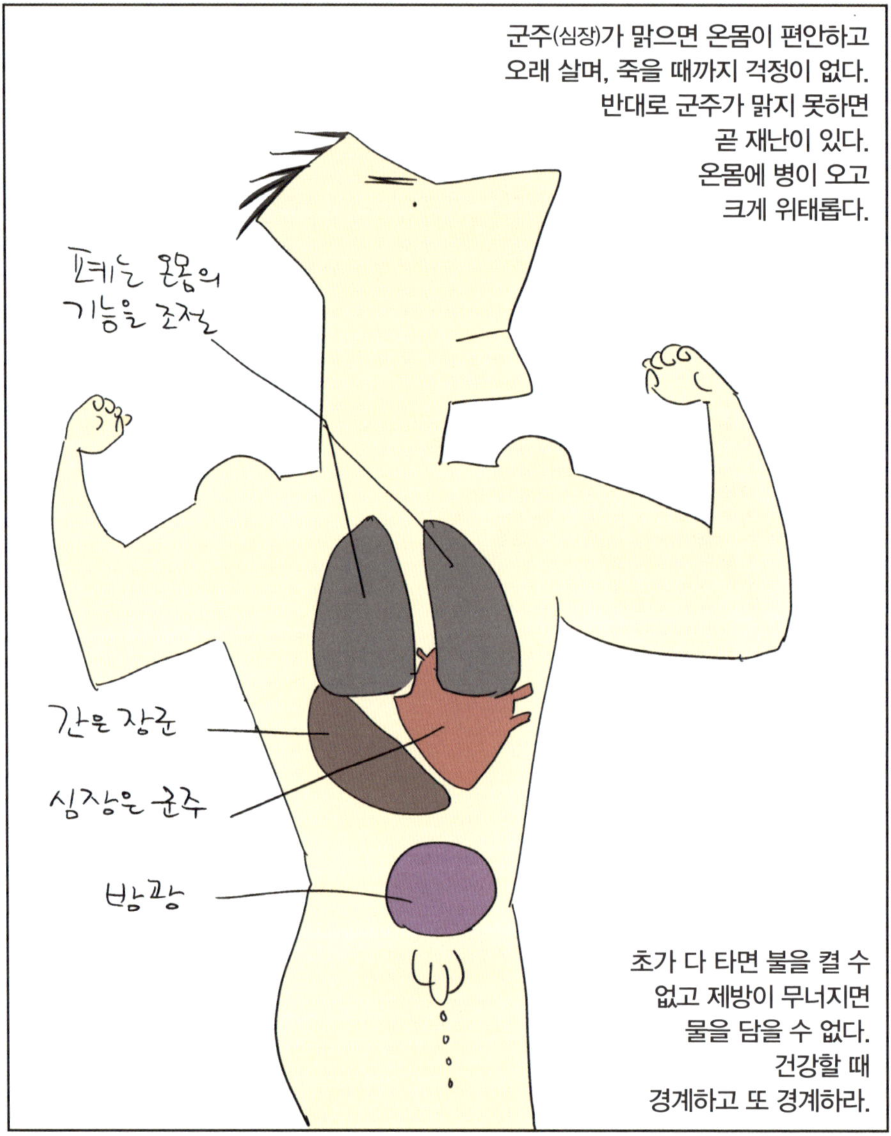

군주(심장)가 맑으면 온몸이 편안하고
오래 살며, 죽을 때까지 걱정이 없다.
반대로 군주가 맑지 못하면
곧 재난이 있다.
온몸에 병이 오고
크게 위태롭다.

폐는 온몸의
기능을 조절

간은 장군

심장은 군주

방광

초가 다 타면 불을 켤 수
없고 제방이 무너지면
물을 담을 수 없다.
건강할 때
경계하고 또 경계하라.

뼈가 굵고 살이 단단하면 오래 산다

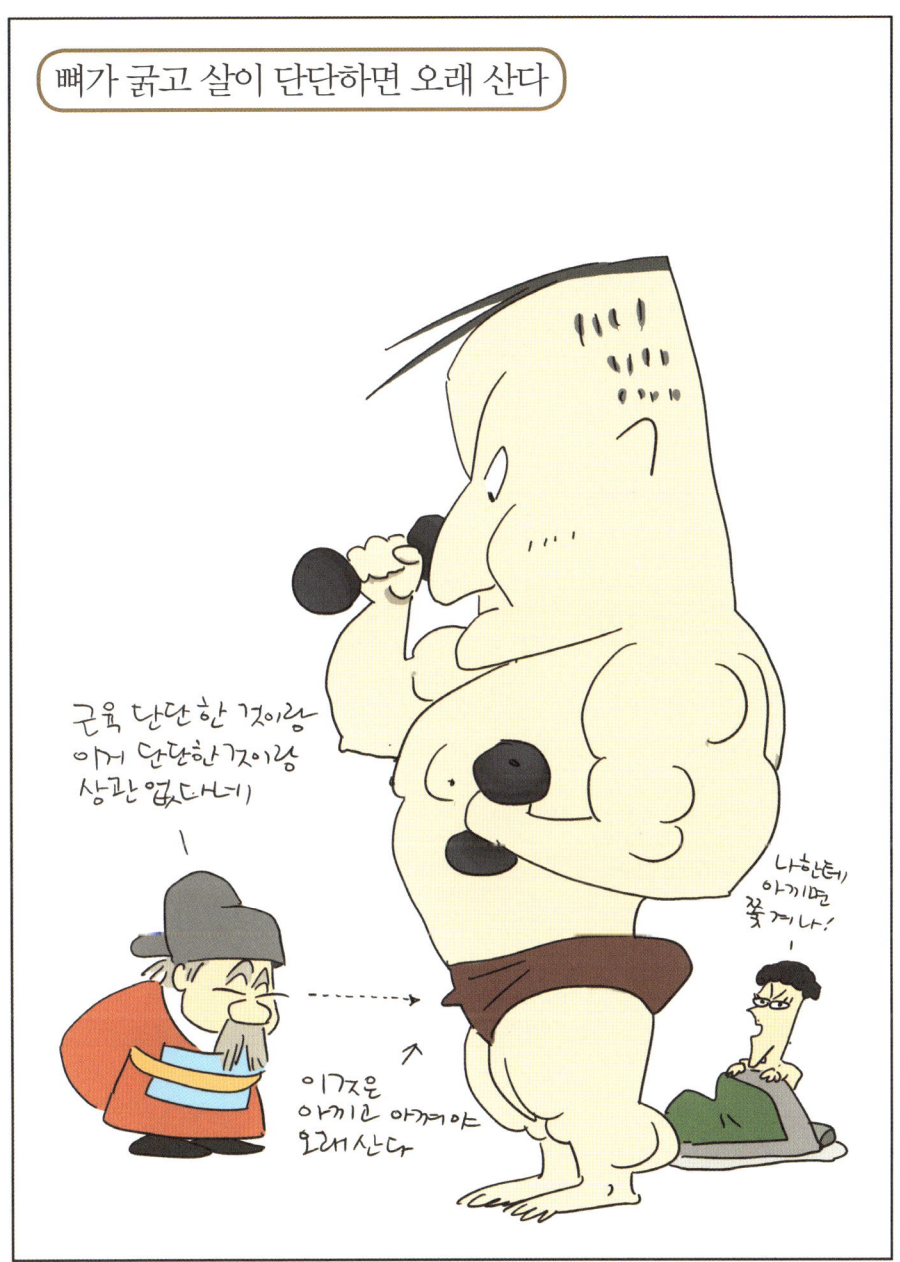

"음양사시(陰陽四時)는 만물의 시작과 끝이며 생사의 근본이다.
근본을 거스르면 재해를 입고 근본을 따르면 큰 병이 들지 않는다.
이것을 일러 도(道)를 깨달았다고 한다."

― 〈내경편(內景篇)〉, 사철 기후에 맞게 정신을 수양한다(四氣調神) 중에서

자연과 사람

사람은 자연과 더불어 사는 것이 아니다.
자연이 곧 사람이다.
자연이 없으면 사람도 없고
사람이 없으면 자연도 없기 때문이다.
《동의보감》에서는 자연이나 사람이나 모두 하나로 보고 있다.
자연의 이치에 따라 사는 것이 곧 사람이 살아가는 길이다.

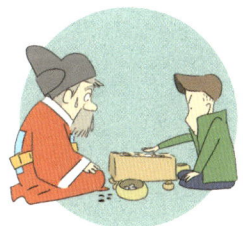

25화 계절 따라 사는 법

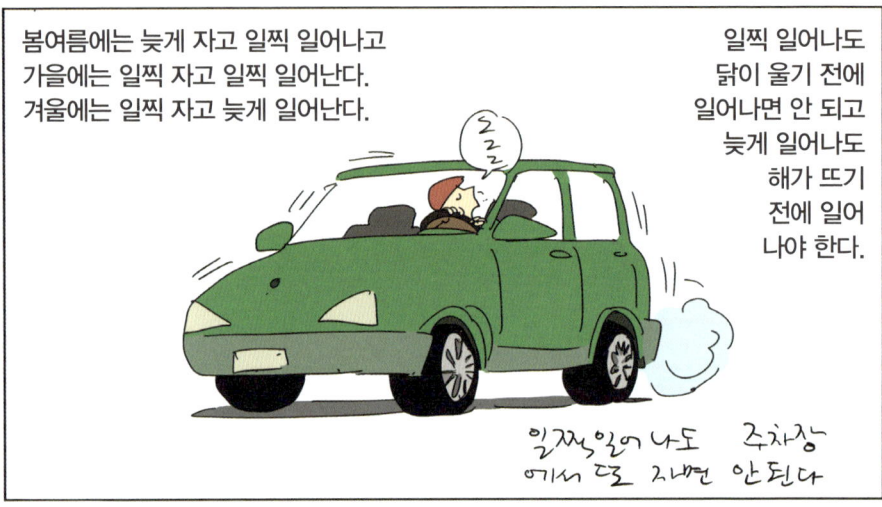

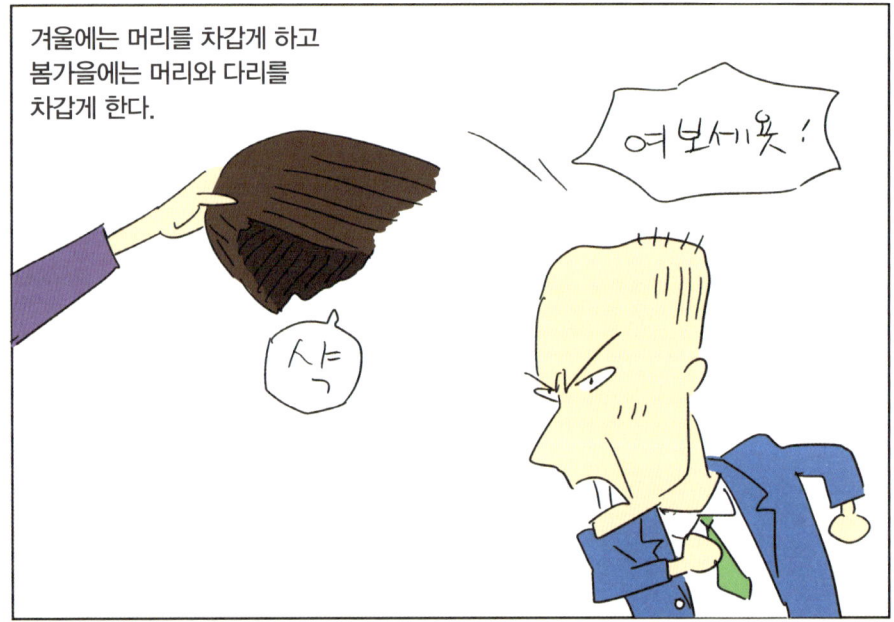

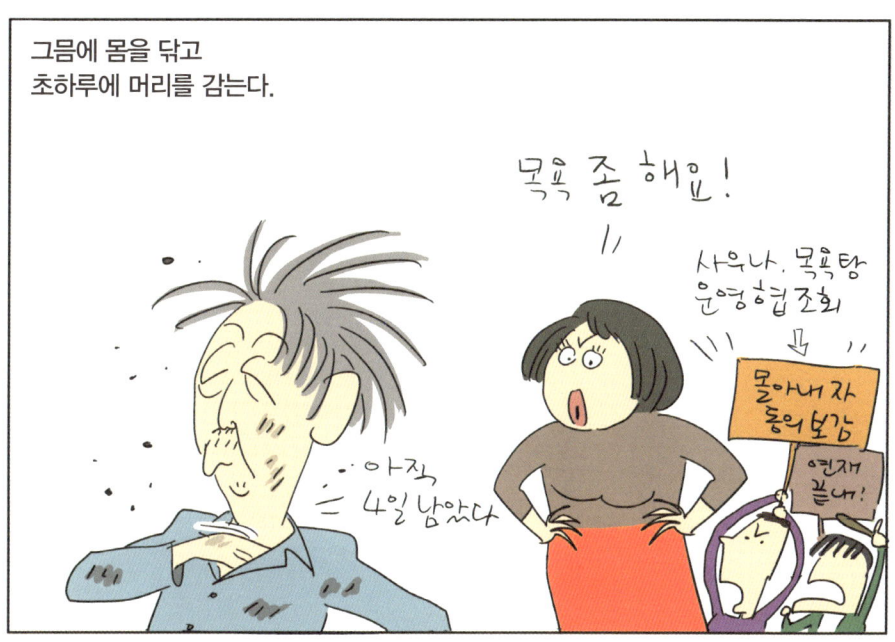

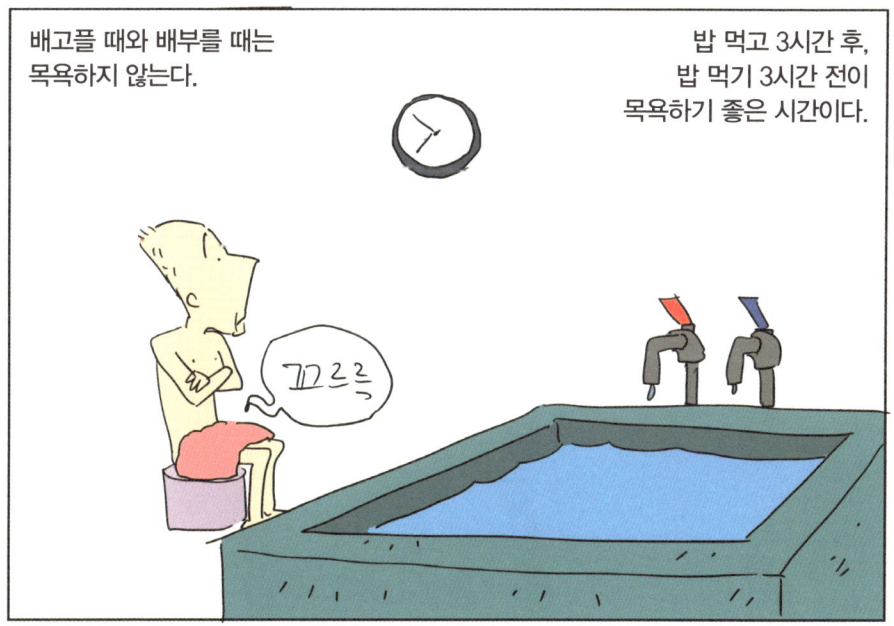

26화 4계절 건강한 몸 만들기

[봄] 아침에 해당

봄엔 늦게 자고 일찍 일어난다.
만물이 새로 돋아나는 것처럼
몸과 마음, 옷차림까지 느긋하게 하여
한가로이 뜰을 거닐며
마음에서 무언가 생겨나게 한다.
곧 1년의 계획을 세우는 때이다.
봄엔 살리되 죽이지 말고 베풀되 빼앗지 마라.
이를 어기면 간이 상하고 여름이 되면
찬 기운으로 인해 병이 생긴다.
여름에 감기에 걸리거나 설사가 잦은 것은
봄에 양생을 잘못했기 때문이다.

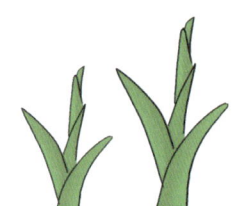

[여름] 낮에 해당

여름엔 늦게 자고
일찍 일어난다.
햇볕을 받고
만물이 무성해지는 것처럼
햇볕을 싫어하지 말고
화를 내지 말아야 한다.
몸도 마음도
밖으로 내보낸다.
이를 어기면
가을이 되어
학질이 된다.
지나친 냉방은
가을에 병을
가져온다.

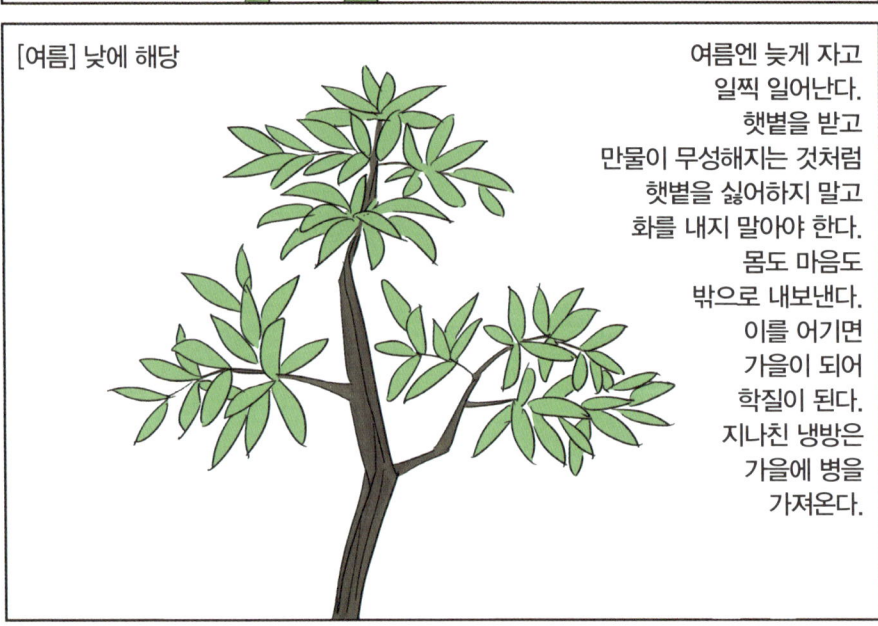

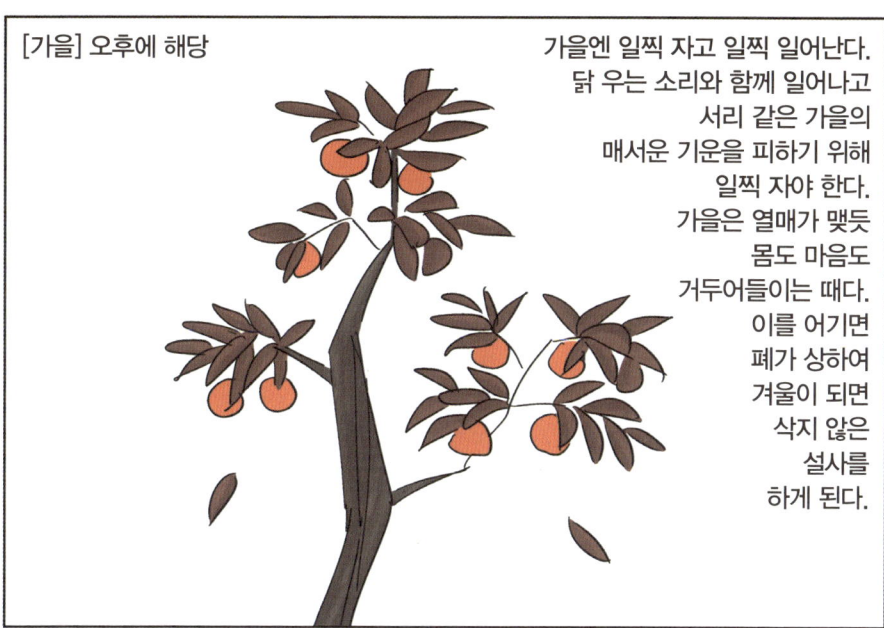

[가을] 오후에 해당

가을엔 일찍 자고 일찍 일어난다. 닭 우는 소리와 함께 일어나고 서리 같은 가을의 매서운 기운을 피하기 위해 일찍 자야 한다. 가을은 열매가 맺듯 몸도 마음도 거두어들이는 때다. 이를 어기면 폐가 상하여 겨울이 되면 삭지 않은 설사를 하게 된다.

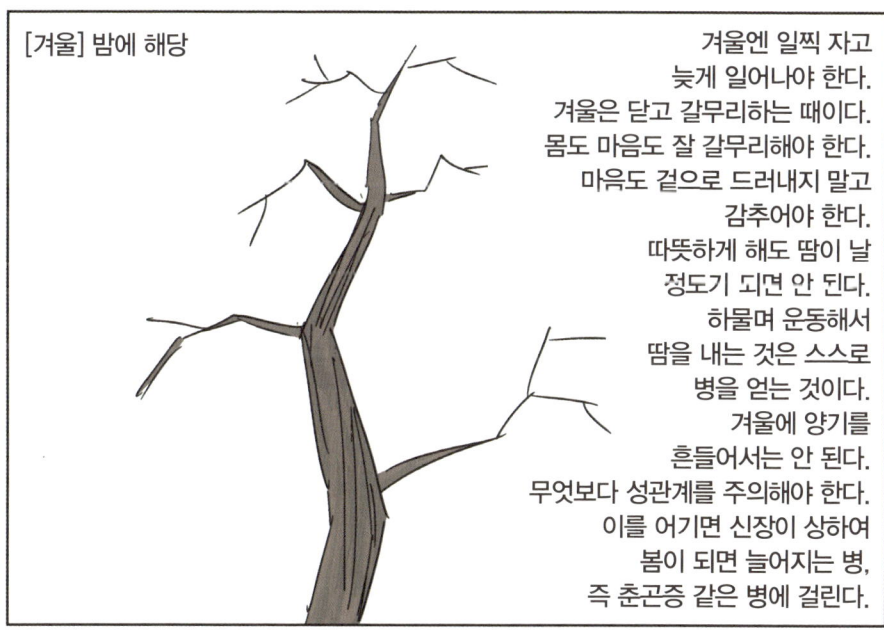

[겨울] 밤에 해당

겨울엔 일찍 자고 늦게 일어나야 한다. 겨울은 닫고 갈무리하는 때이다. 몸도 마음도 잘 갈무리해야 한다. 마음도 겉으로 드러내지 말고 감추어야 한다. 따뜻하게 해도 땀이 날 정도기 되면 안 된다. 하물며 운동해서 땀을 내는 것은 스스로 병을 얻는 것이다. 겨울에 양기를 흔들어서는 안 된다. 무엇보다 성관계를 주의해야 한다. 이를 어기면 신장이 상하여 봄이 되면 늘어지는 병, 즉 춘곤증 같은 병에 걸린다.

봄과 여름에는 머리를 동쪽에 두고
가을과 겨울에는 머리를 서쪽에 둔다.
머리를 북쪽에 두면 안 된다.

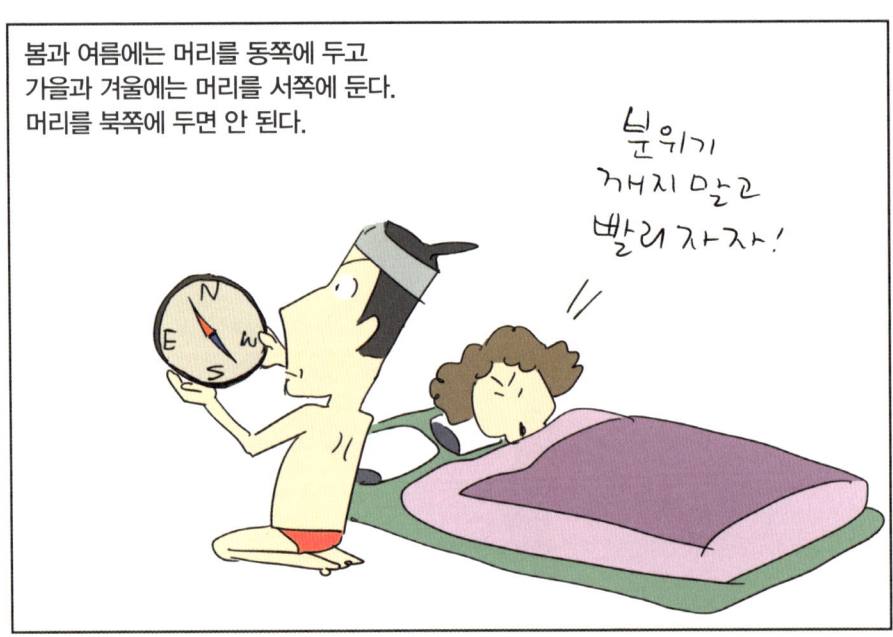

센바람, 큰비, 짙은 안개,
심한 더위와 추위,
큰 눈은 모두 피해라.
여러 가지 용과 귀신이
지나가기 때문이다.

방에서 향을 피우고
조용히 앉아 있어라.

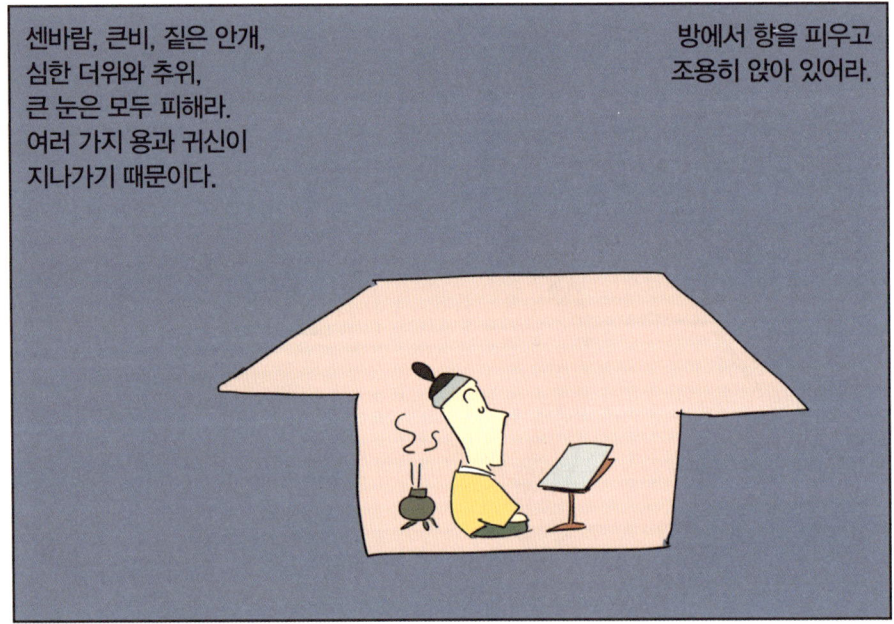

여름에도 따뜻한 음식을 먹어야 한다.
배 속이 늘 따뜻해야 질병이 생기지 않고
혈기가 왕성해진다.

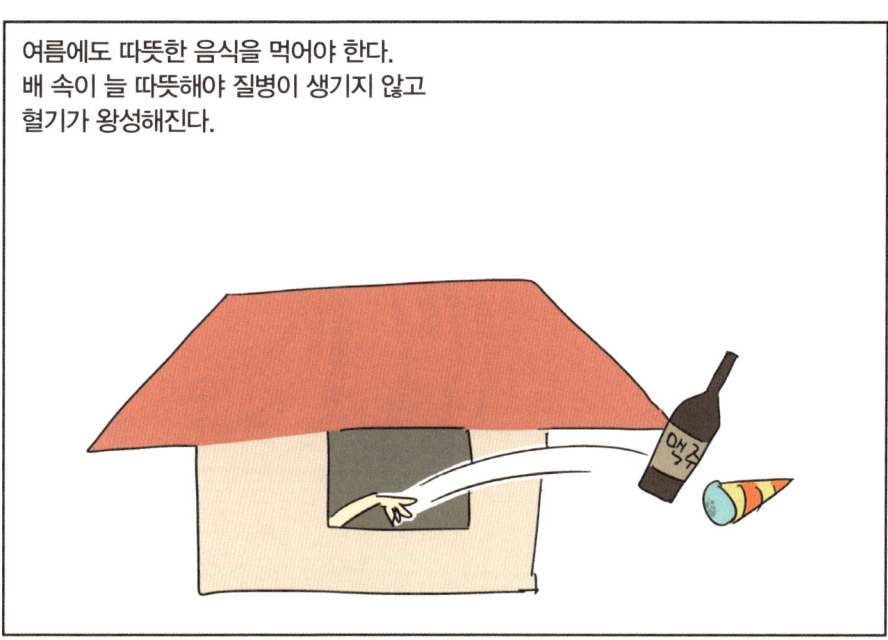

잠자리는 조용하고
깨끗해야 한다.

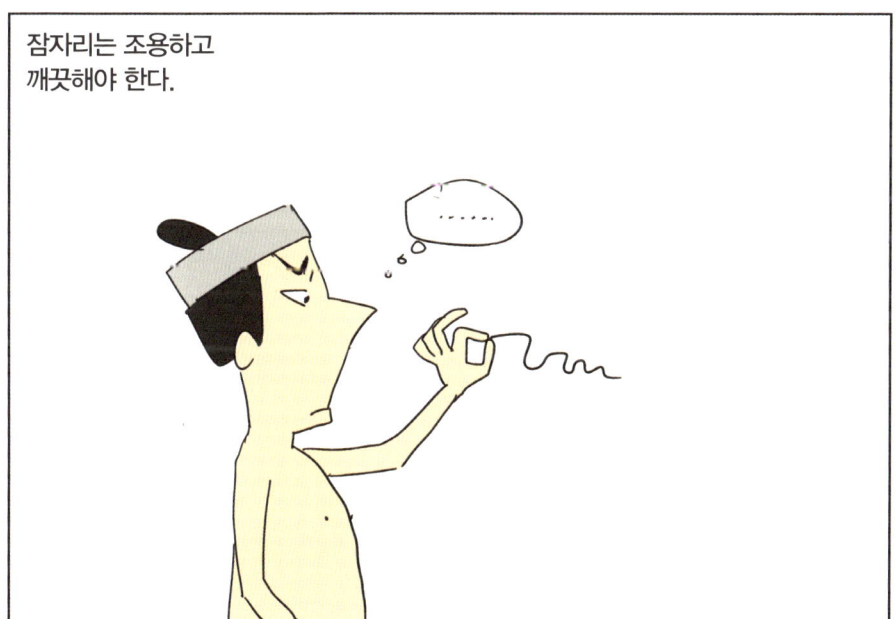

27화 여름 최고의 보양식 삼계탕

봄은 간장,
여름은 심장,
가을은 폐,
겨울은 신장의
기운이 강하다.

심장의 기운이 강한 여름은
신장의 기운이 제일 약해지는 때다.

여름에 교접을 많이 하면
그렇잖아도 약해진
신장이 치명타를 입는다.

애애앵

저 영감
이래저래
훼방꾼이야!

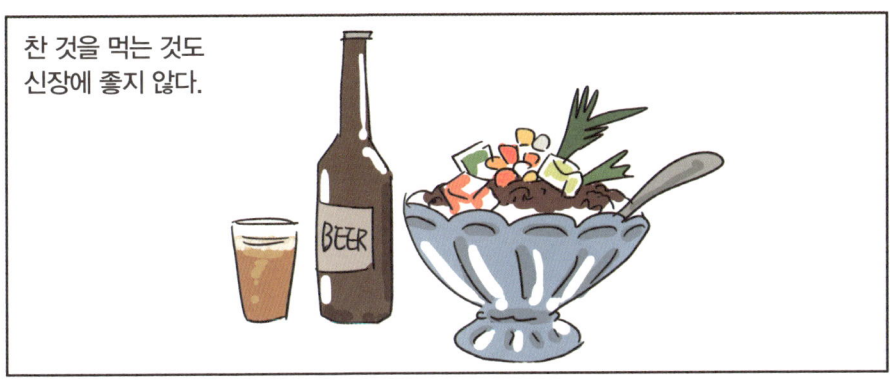

찬 것을 먹는 것도 신장에 좋지 않다.

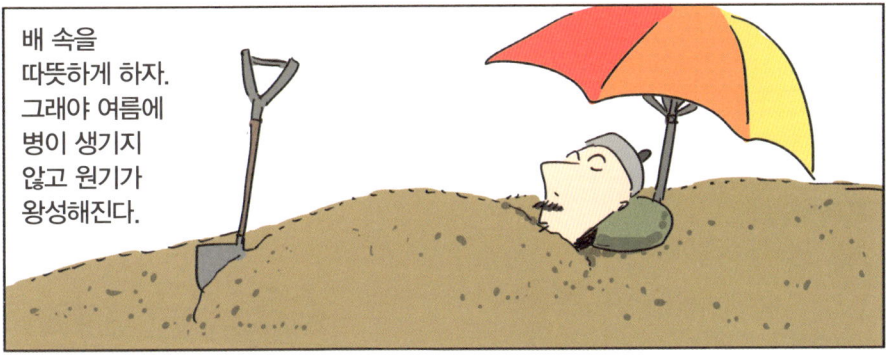

배 속을 따뜻하게 하자. 그래야 여름에 병이 생기지 않고 원기가 왕성해진다.

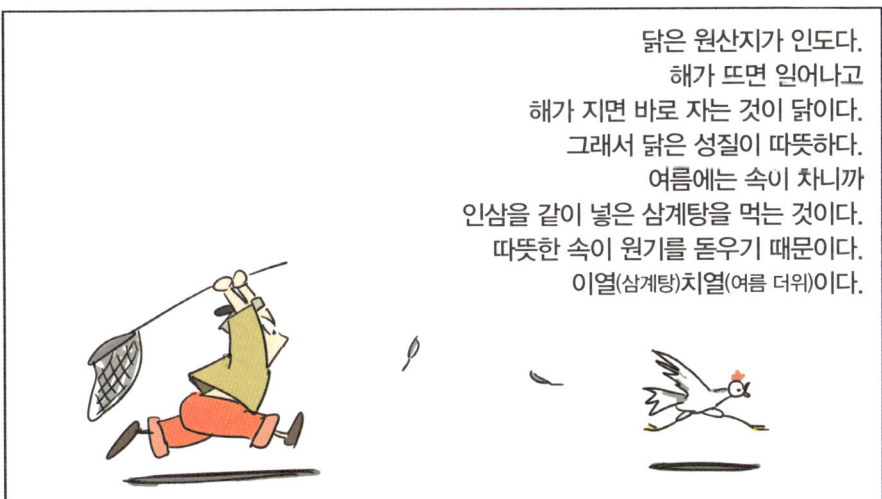

닭은 원산지가 인도다.
해가 뜨면 일어나고
해가 지면 바로 자는 것이 닭이다.
그래서 닭은 성질이 따뜻하다.
여름에는 속이 차니까
인삼을 같이 넣은 삼계탕을 먹는 것이다.
따뜻한 속이 원기를 돋우기 때문이다.
이열(삼계탕)치열(여름 더위)이다.

28화 열이 나면 보리 주머니

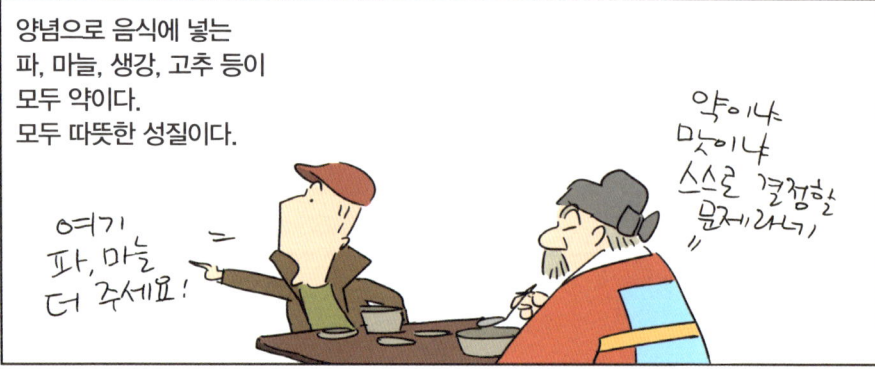

음식물에 넣어서 맛을 내는 것이 양념이다. 양념이라는 말은 약념에서 나왔다. 약처럼 생각하고 음식에 첨가하라는 뜻이다.

藥念 약념

양념으로 음식에 넣는 파, 마늘, 생강, 고추 등이 모두 약이다. 모두 따뜻한 성질이다.

여기 파, 마늘 더 주세요!

약이나 맛이나 스스로 결정할 문제라서기

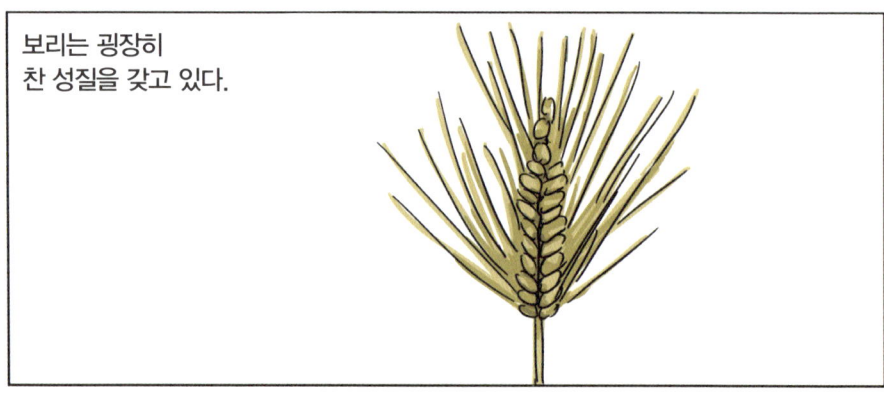

보리는 굉장히 찬 성질을 갖고 있다.

자연에서 나고 자라는 곡식은
그 계절의 기운을 머금고 있다.
보리는 가을에 심어서
겨울을 지나고
늦은 봄에 수확한다.
모두 차가운 계절이다.

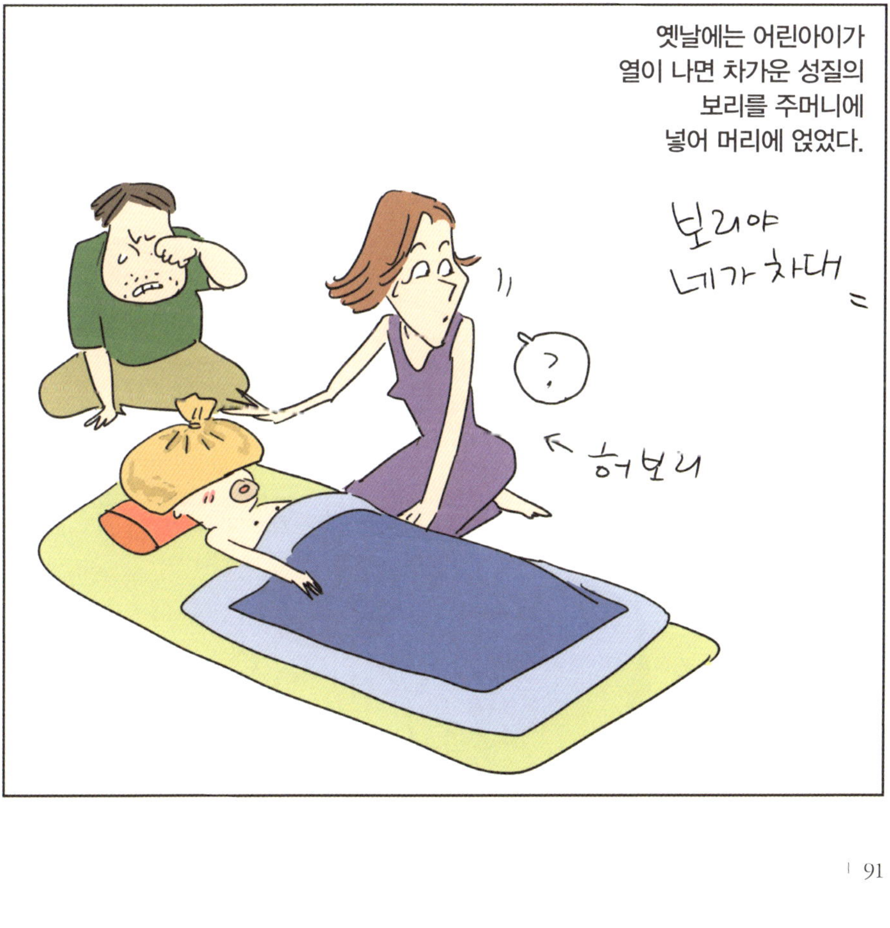

옛날에는 어린아이가
열이 나면 차가운 성질의
보리를 주머니에
넣어 머리에 얹었다.

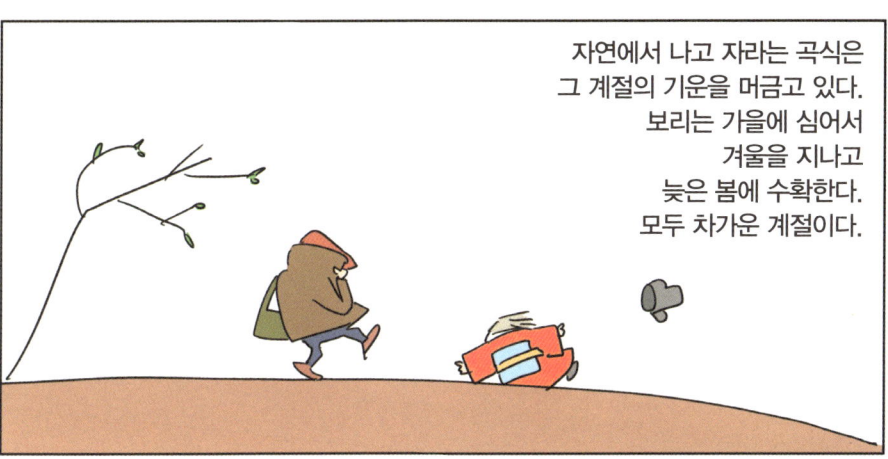

보리야
네가 차대

?

← 허보리

29화 기후가 유행병을 좌우한다

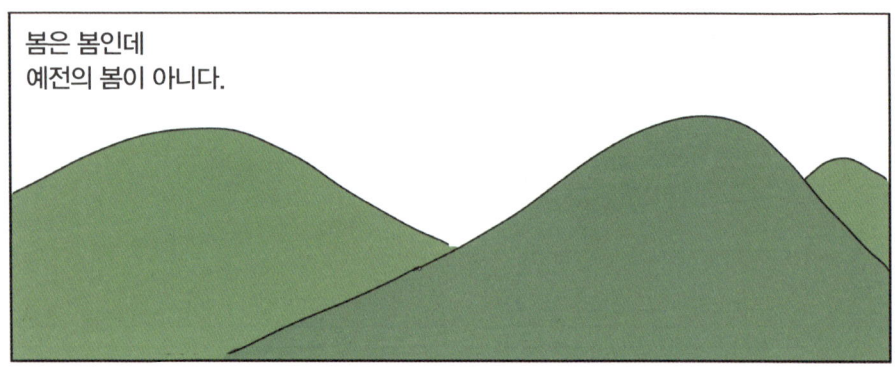

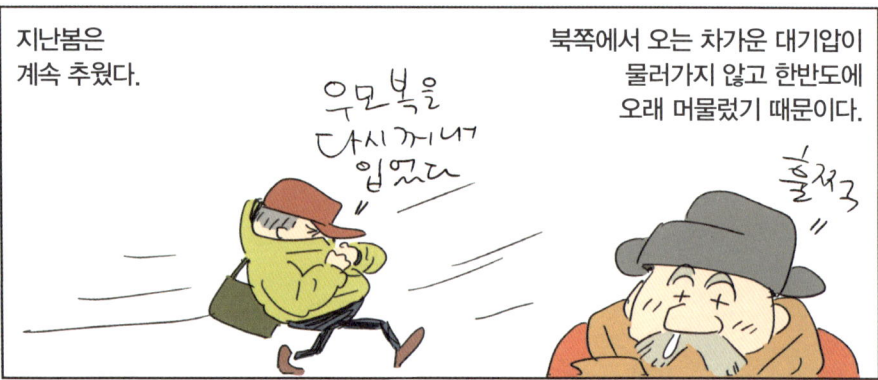

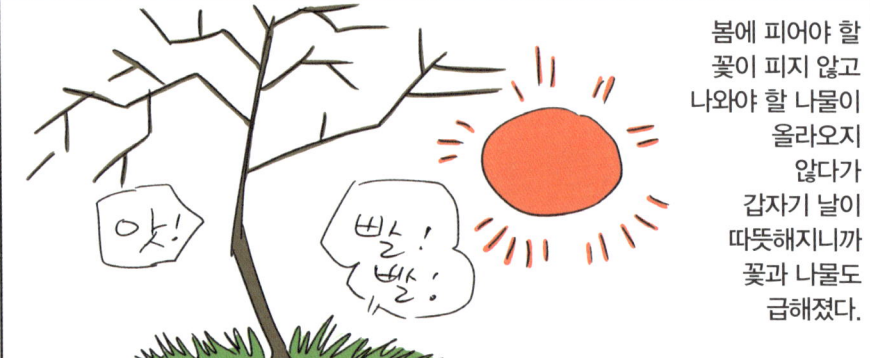

아카시아 꽃이 남쪽에서 피기 시작하면
강원도까지 한 달에 걸쳐 피는데
올해는 10일 사이에 다 피어버렸다.

봄마다 진한 아카시아 향기가
30년 넘게 집 주위에 진동했는데
언제 피었는지 모르게 지나가버렸다.
가을 유행병은 봄 기후 변화를 보고
예측 가능하다.
올봄 곡식과 채소는
찬 기운을 많이 머금고 있어서
설사병에 걸리기 쉽다.

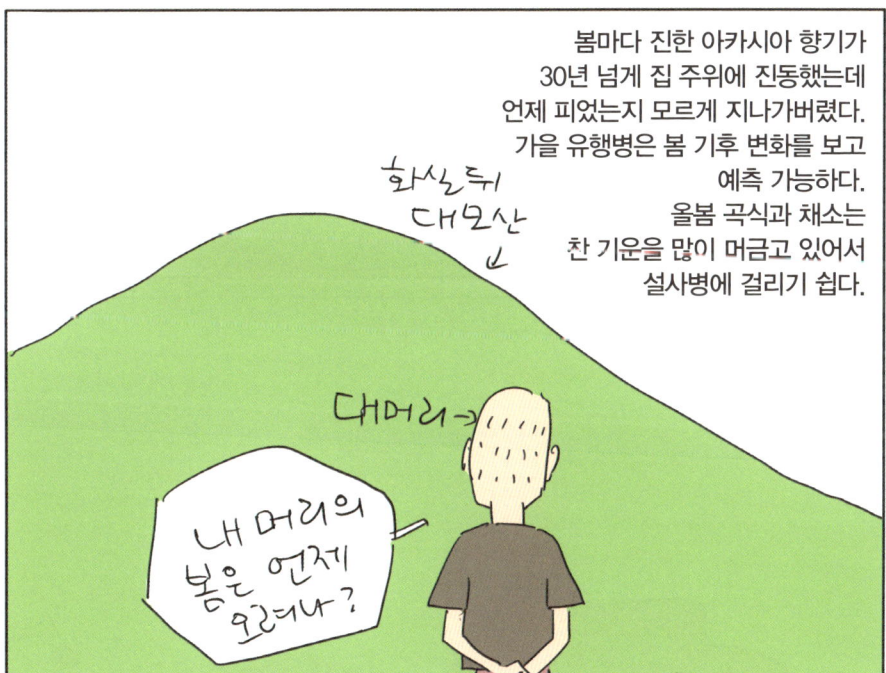

월요병과 춘곤증

현대인은 바쁘다.
주 5일 일하고 나머지 2일 쉬면
다음 5일을 열심히 일할 것
같지만 그렇지 않다.

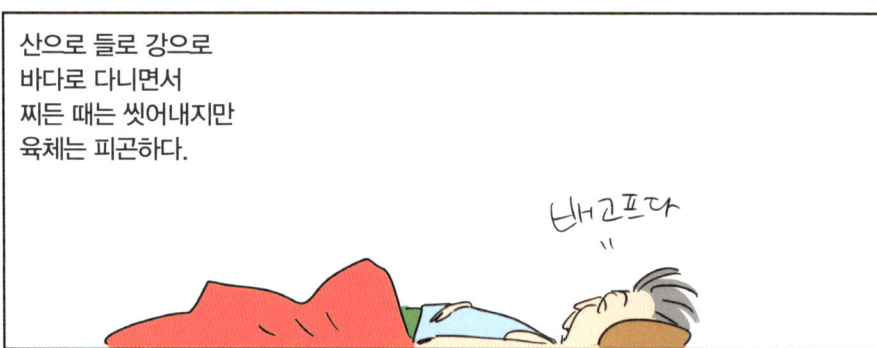

산으로 들로 강으로
바다로 다니면서
찌든 때는 씻어내지만
육체는 피곤하다.

그래서 월요일이 힘들다.

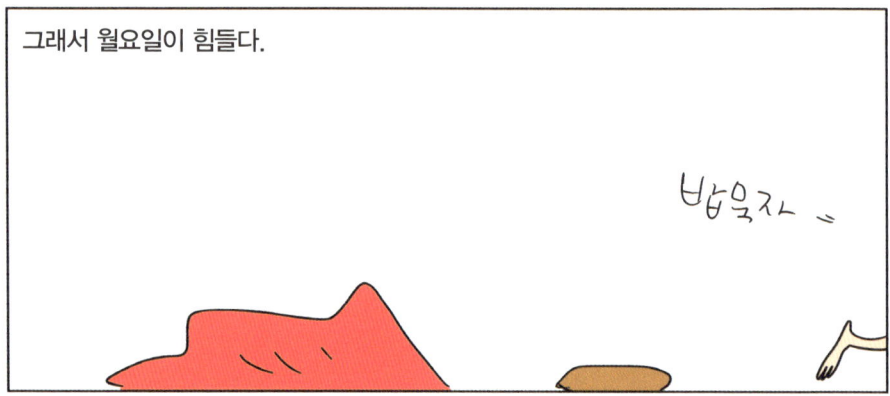

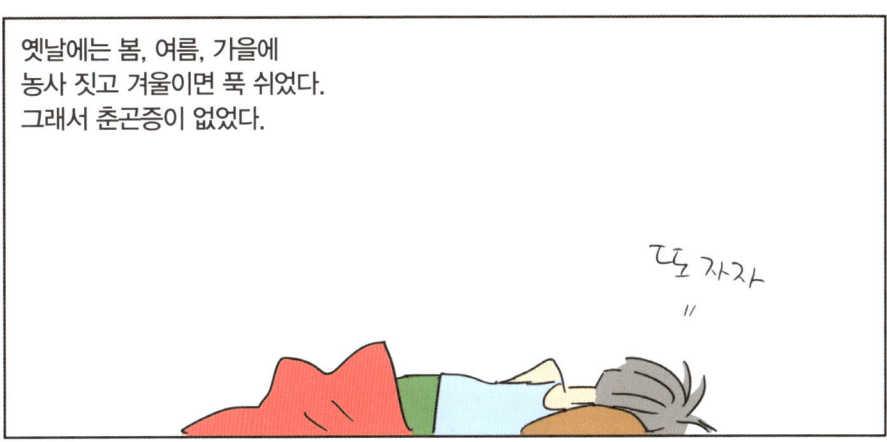

옛날에는 봄, 여름, 가을에
농사 짓고 겨울이면 푹 쉬었다.
그래서 춘곤증이 없었다.

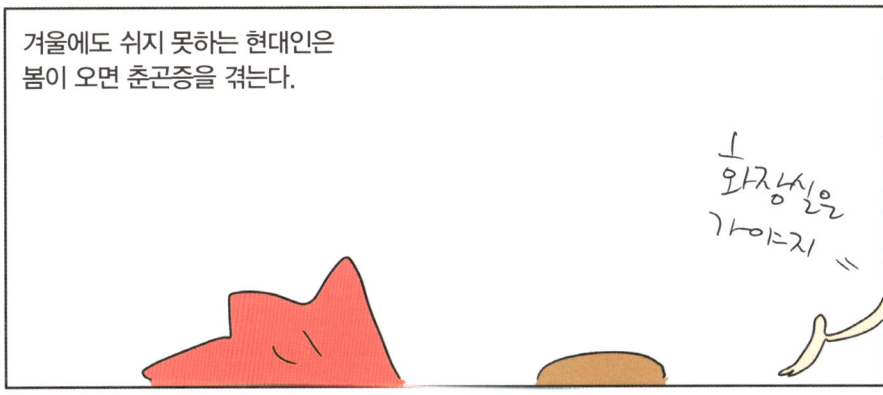

겨울에도 쉬지 못하는 현대인은
봄이 오면 춘곤증을 겪는다.

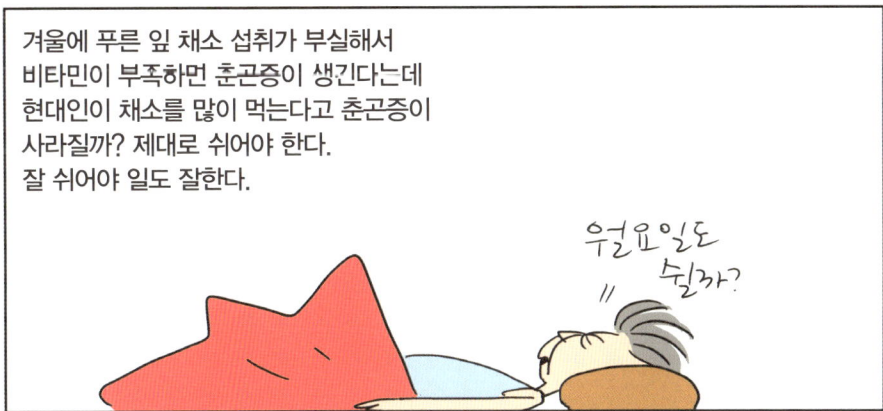

겨울에 푸른 잎 채소 섭취가 부실해서
비타민이 부족하면 춘곤증이 생긴다는데
현대인이 채소를 많이 먹는다고 춘곤증이
사라질까? 제대로 쉬어야 한다.
잘 쉬어야 일도 잘한다.

감기에 왜 걸려

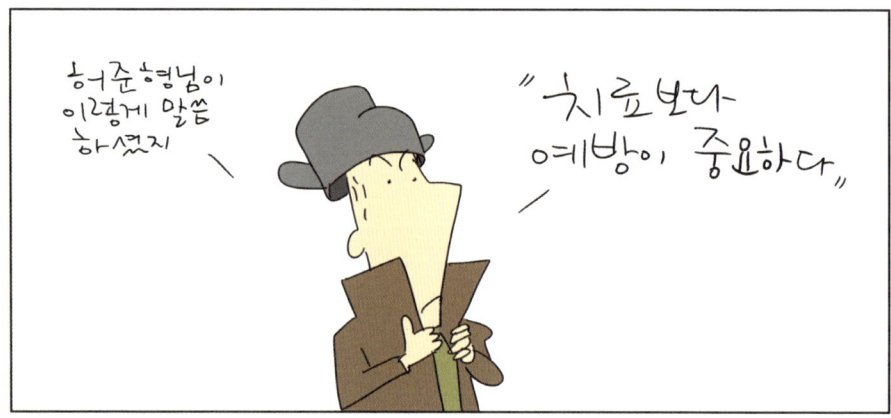

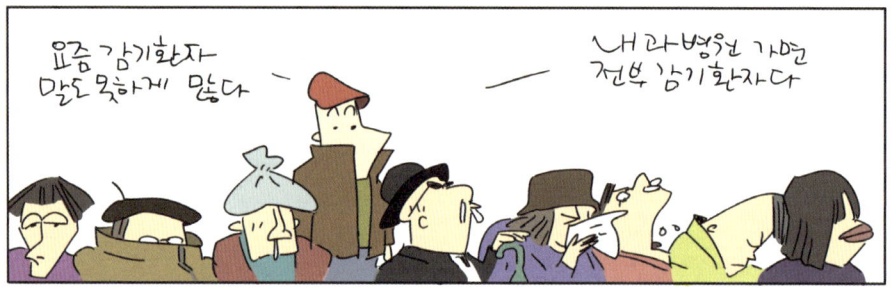

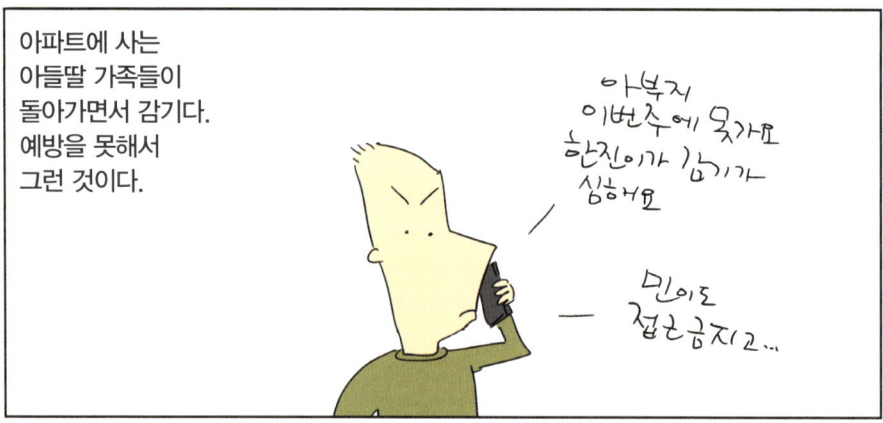

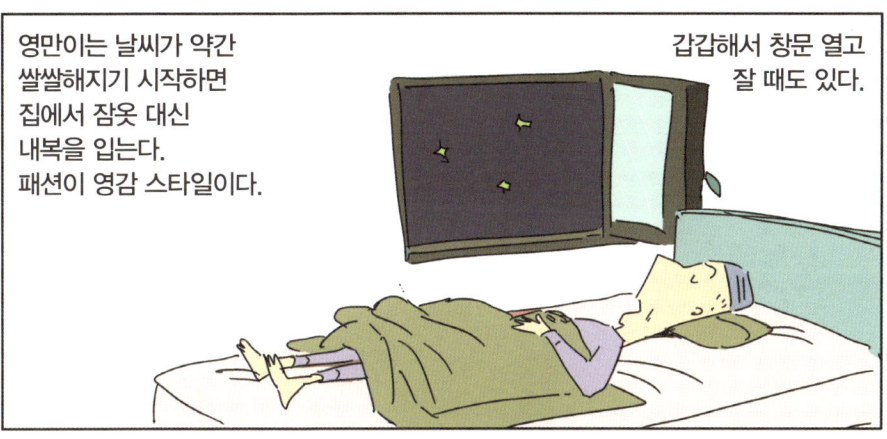

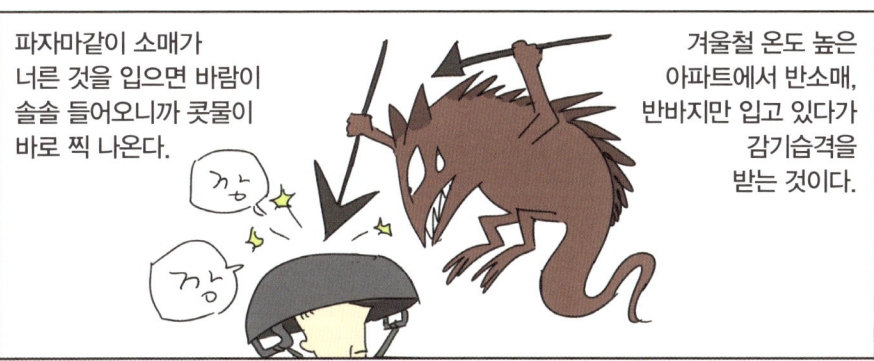

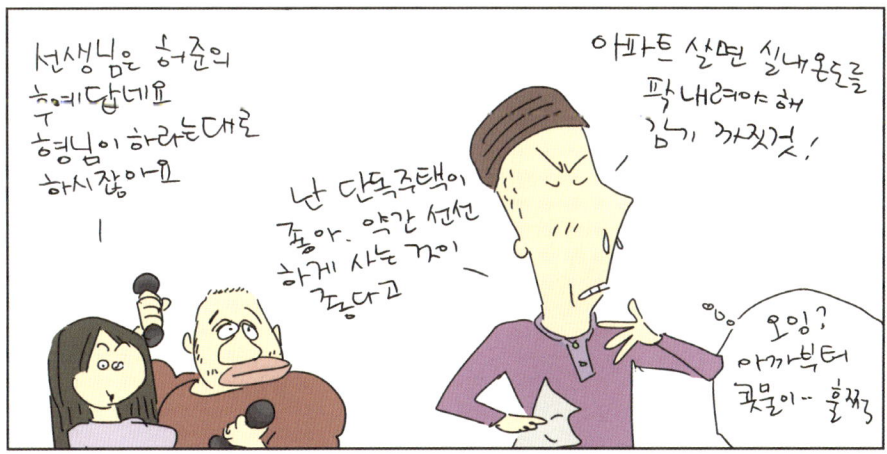

32화 예방 또 예방

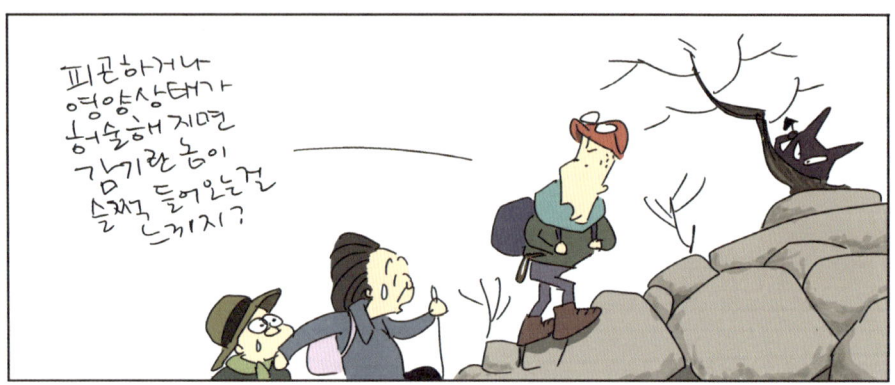

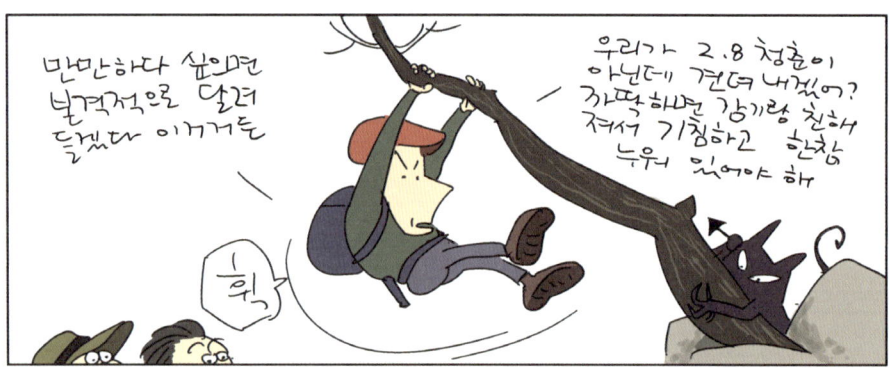

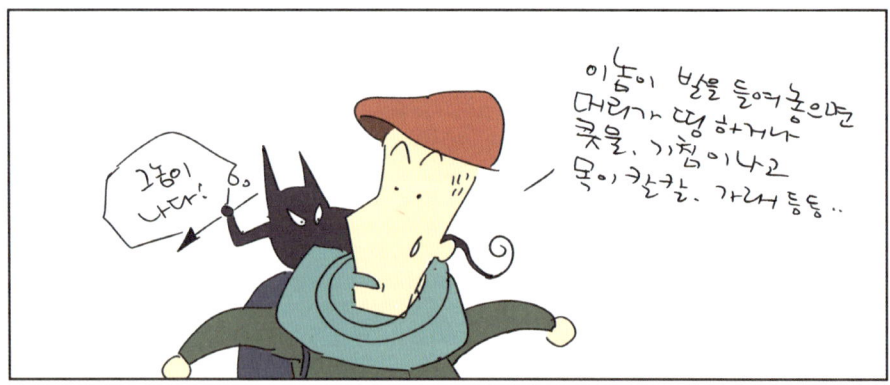

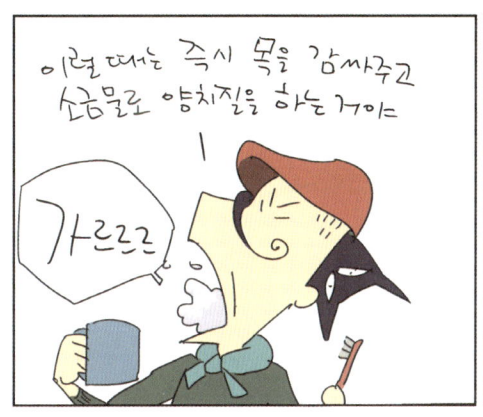
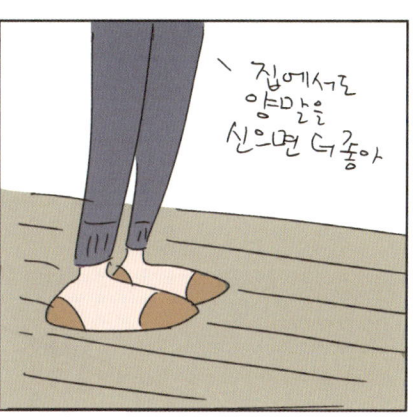
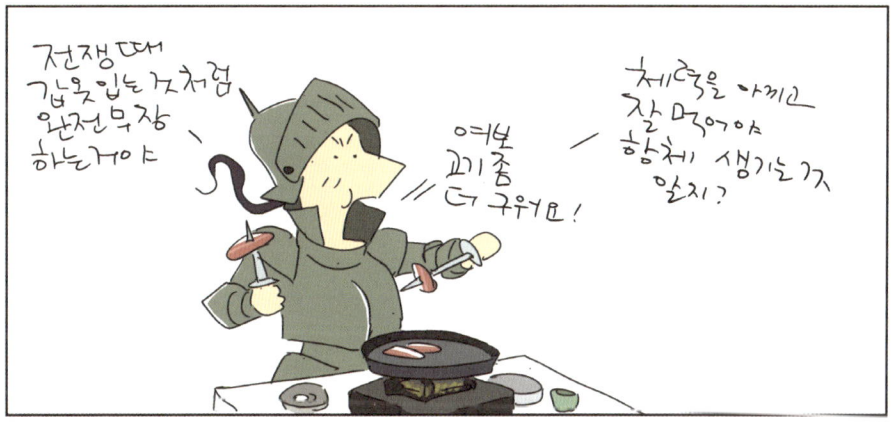

예방하면 감기도 안 걸리는데
다른 병이라고 별것인가.
예방! 예방! 예방!

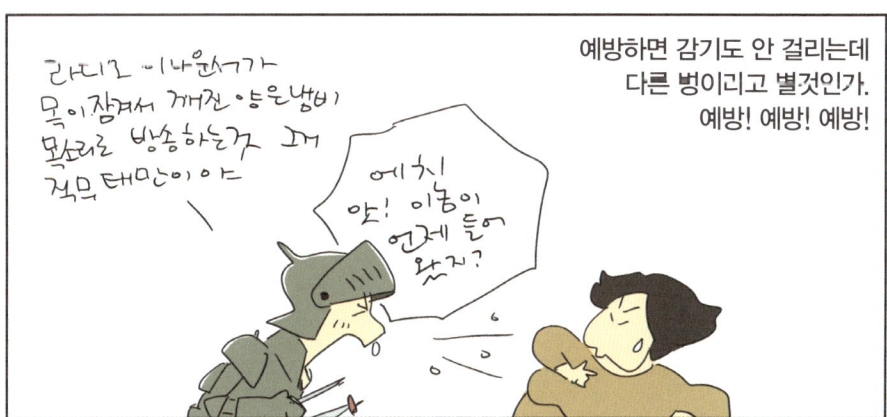

33화 산삼, 인삼, 홍삼의 차이

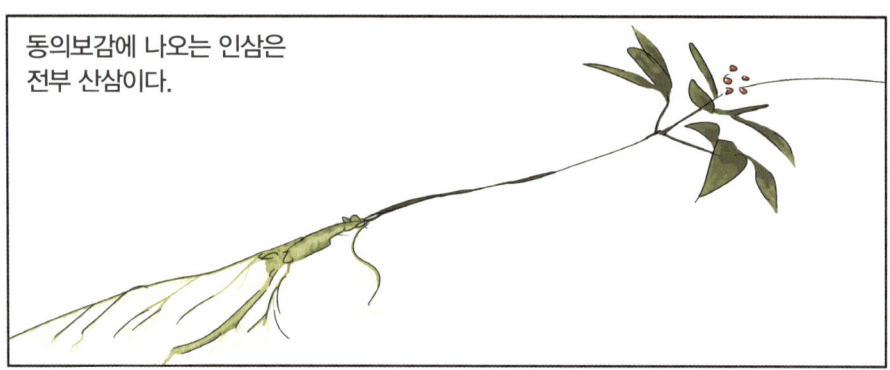

동의보감에 나오는 인삼은
전부 산삼이다.

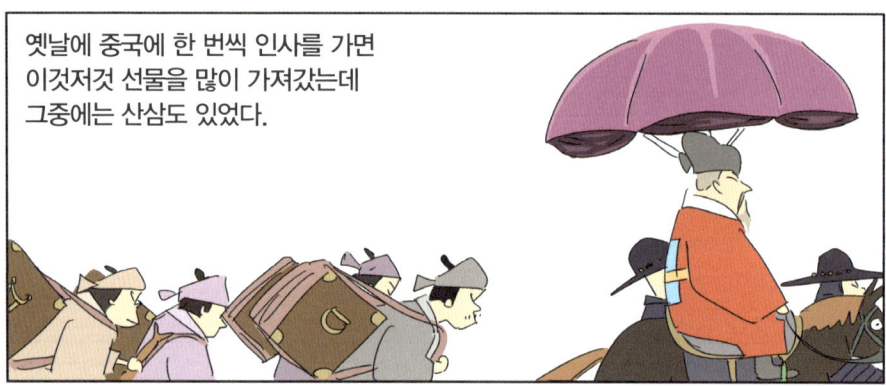

옛날에 중국에 한 번씩 인사를 가면
이것저것 선물을 많이 가져갔는데
그중에는 산삼도 있었다.

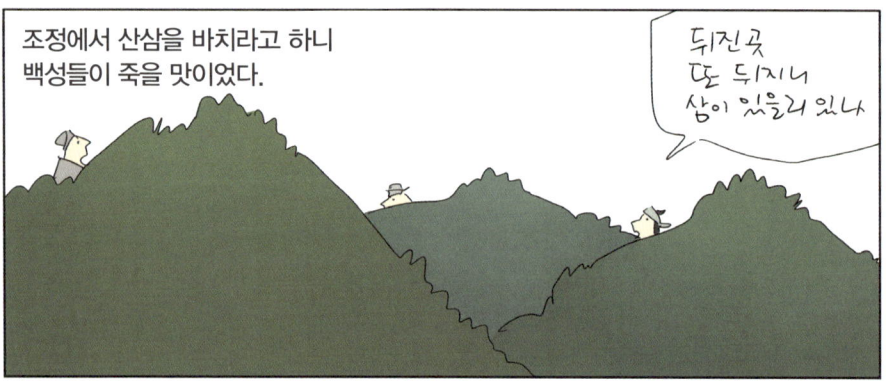

조정에서 산삼을 바치라고 하니
백성들이 죽을 맛이었다.

뒤진곳
또 뒤지니
삼이 있을리 있나

그때 주세붕이 풍기 군수로 가서
백성들의 고통을 해결하고자
삼의 씨앗을 받아
1541년부터 삼을 재배하기 시작했다.
그것이 인삼이다.

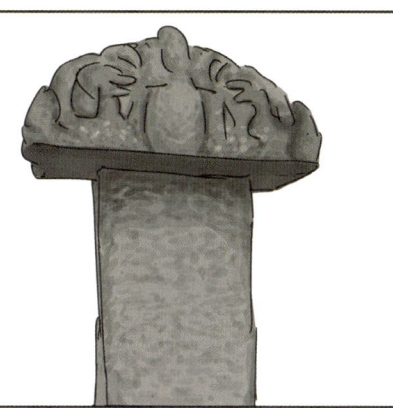

그 인삼을 장사꾼들이
중국으로 들고 가서
판매하는데
습도가 높으니 인삼이
다 썩어버렸다.

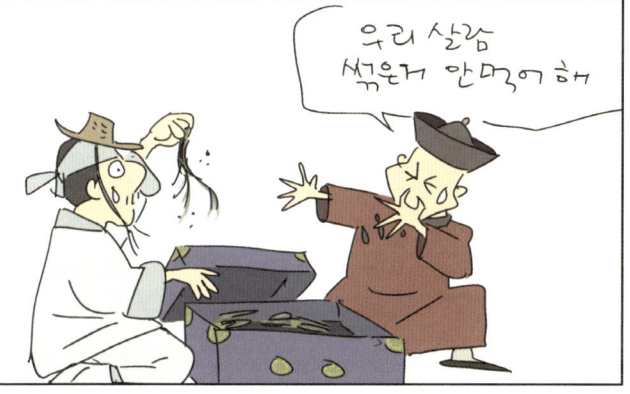

그래서 인삼을 찌고 말린
홍삼이 나온 것이다.

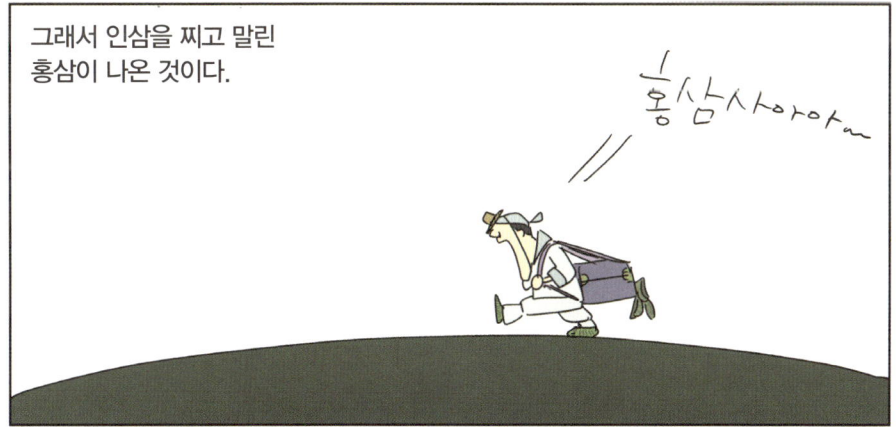

 ## 산삼 해부 • 산삼은 죽지 않는다

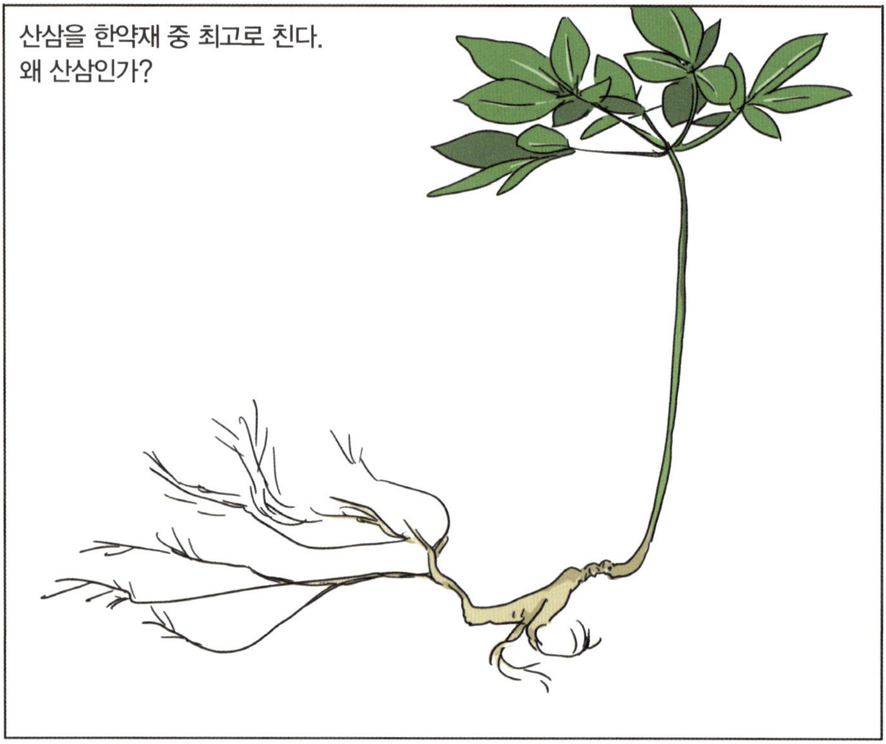

산삼을 한약재 중 최고로 친다.
왜 산삼인가?

동의보감에 오래 사는 방법 중
숨을 적게 쉬라는 말이 있다.

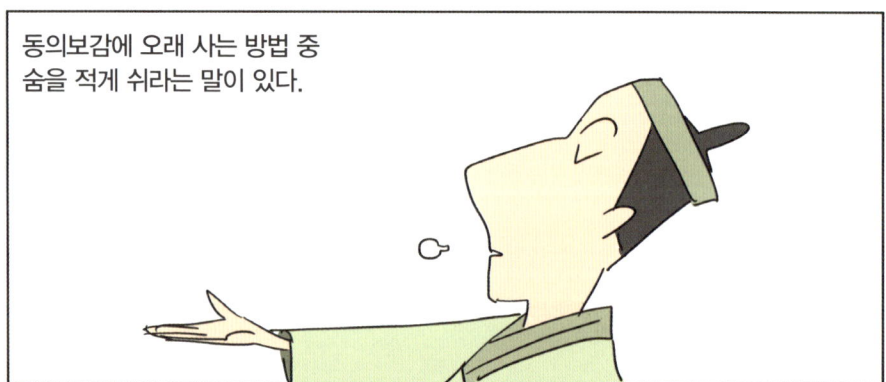

산삼은 음지에 산다.
호흡을 굉장히 적게 한다.
그리고 오래 산다.

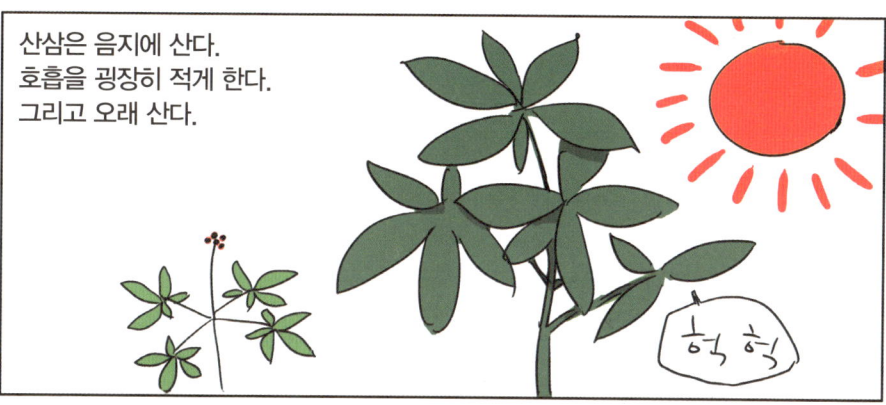

냉장고에 넣어두었다가 다음 해 봄에 꺼내 심었더니
다시 싹이 나올 정도로 생명력이 강하다.

뿌리 밑동을 자르고 심으면 모든 식물은 썩어버리는데 산삼은 다시 살아난다.

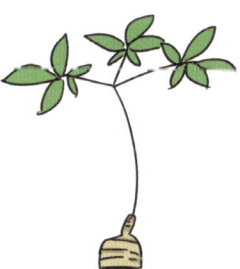

그래서 수술 후 상처가 잘 낫지 않거나 저항력이 떨어질 때 쓰면 효과 만점이다.

산삼의 놀라운 효과

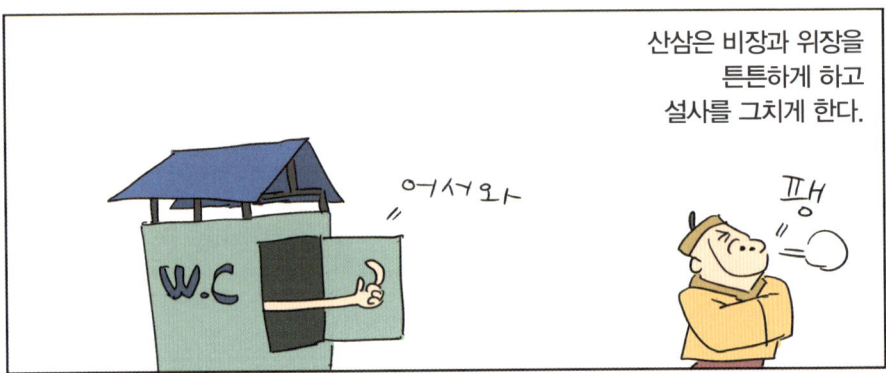

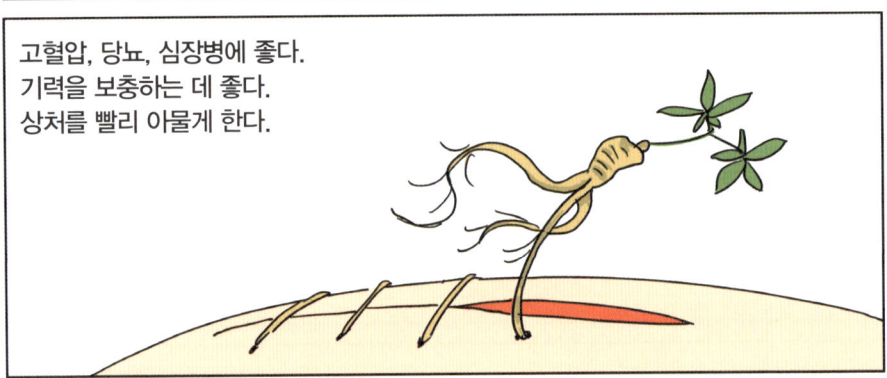

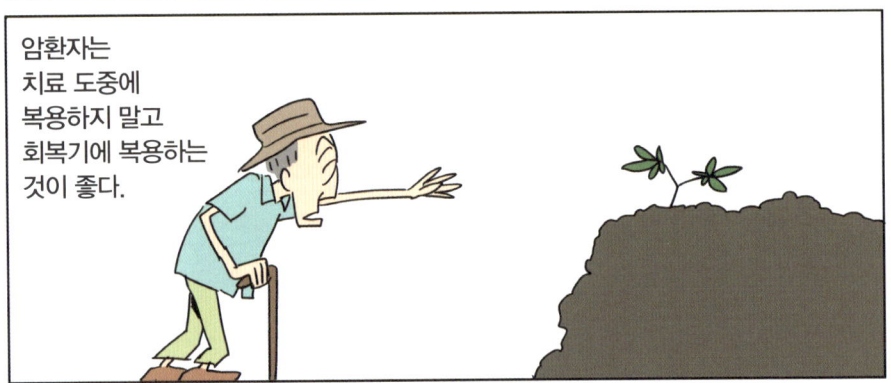

임금 중 제일 오래 산 임금은 영조다.
산삼을 엄청나게 먹었다.

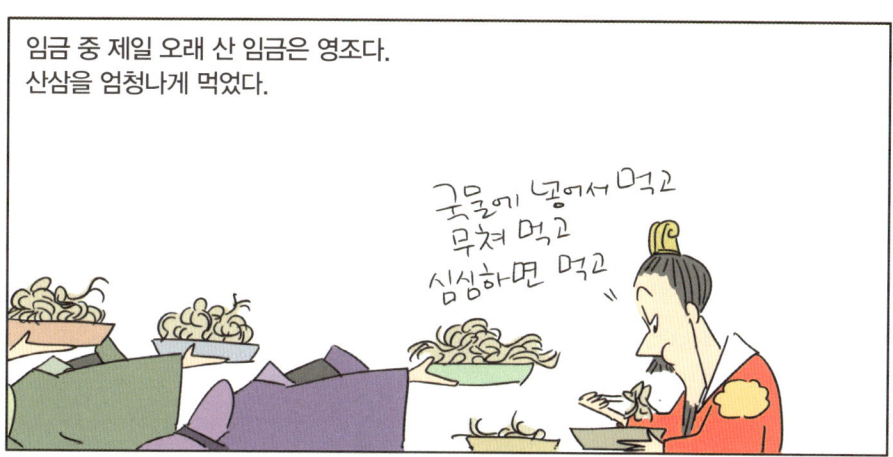

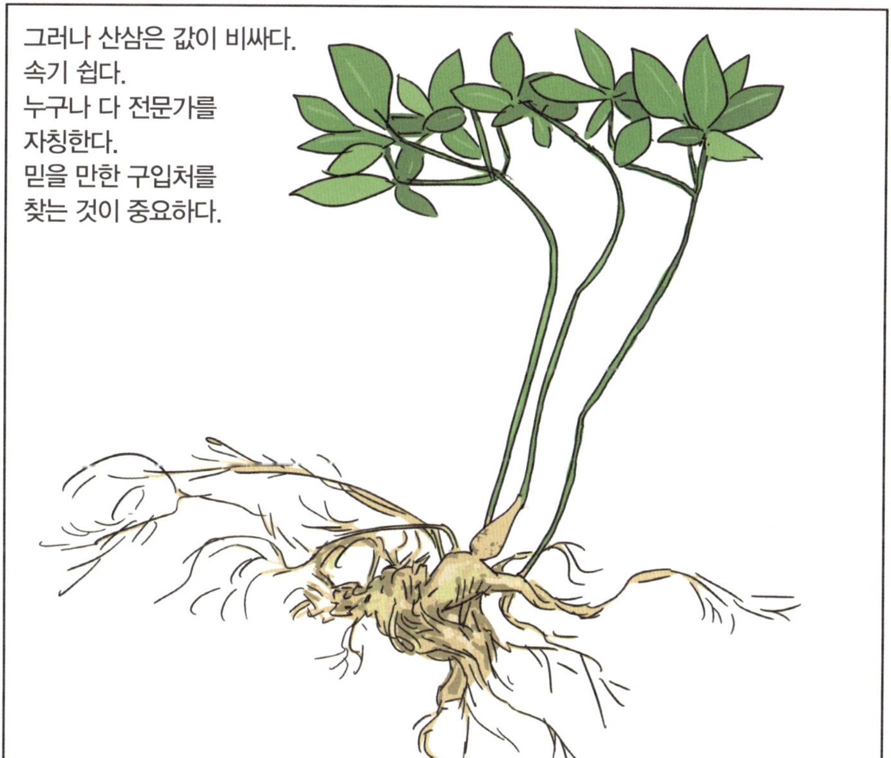

그러나 산삼은 값이 비싸다.
속기 쉽다.
누구나 다 전문가를
자칭한다.
믿을 만한 구입처를
찾는 것이 중요하다.

산삼 감정법

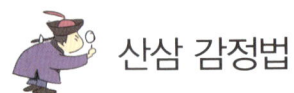

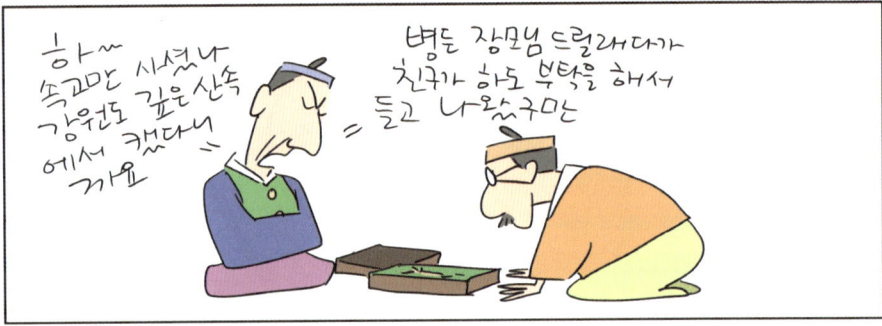

한국 사람이 산삼을 귀하게 여기다보니 이웃 중국에서 산삼이 많이 들어온다. 개중에는 원산지를 국산으로 속이는 경우가 흔하다.

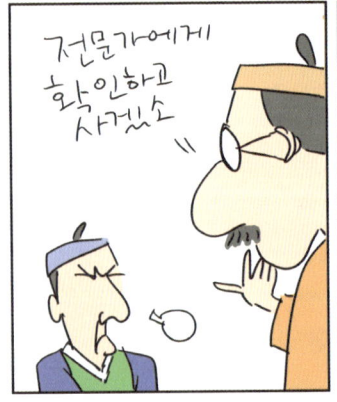

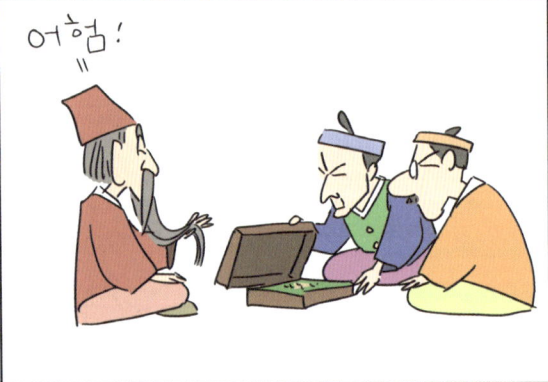

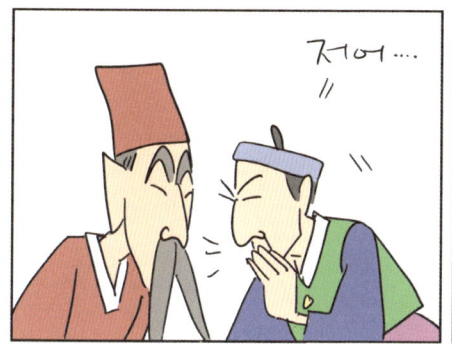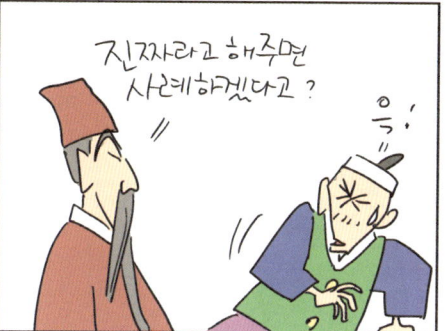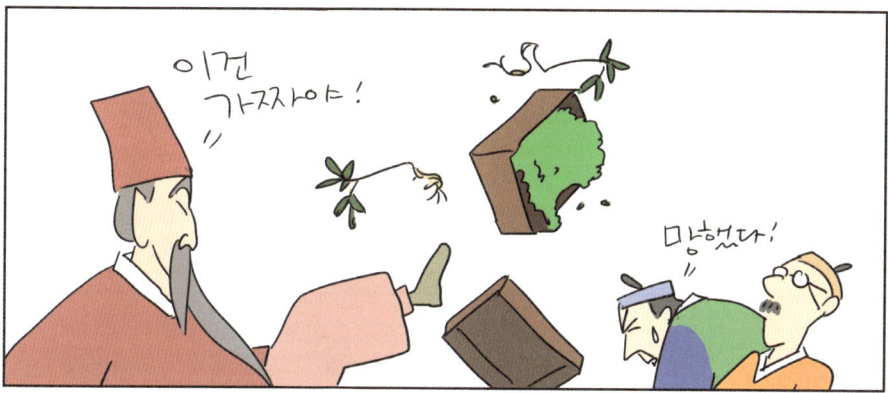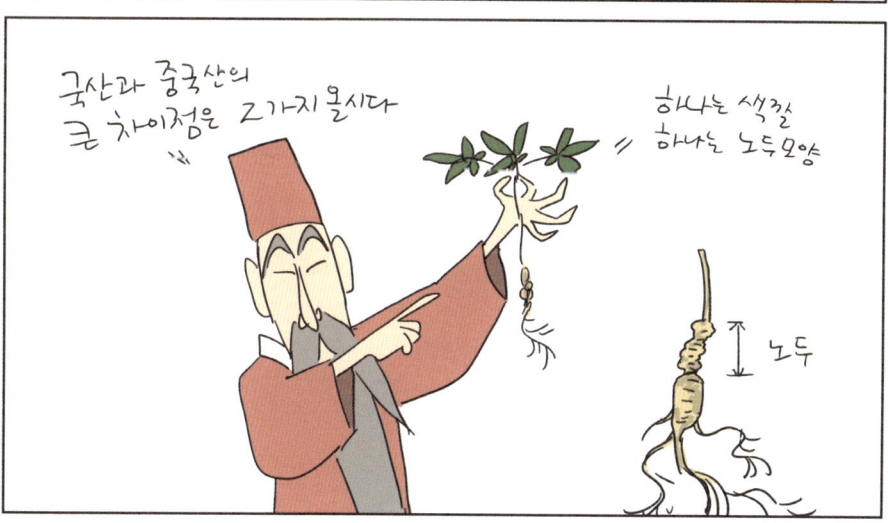

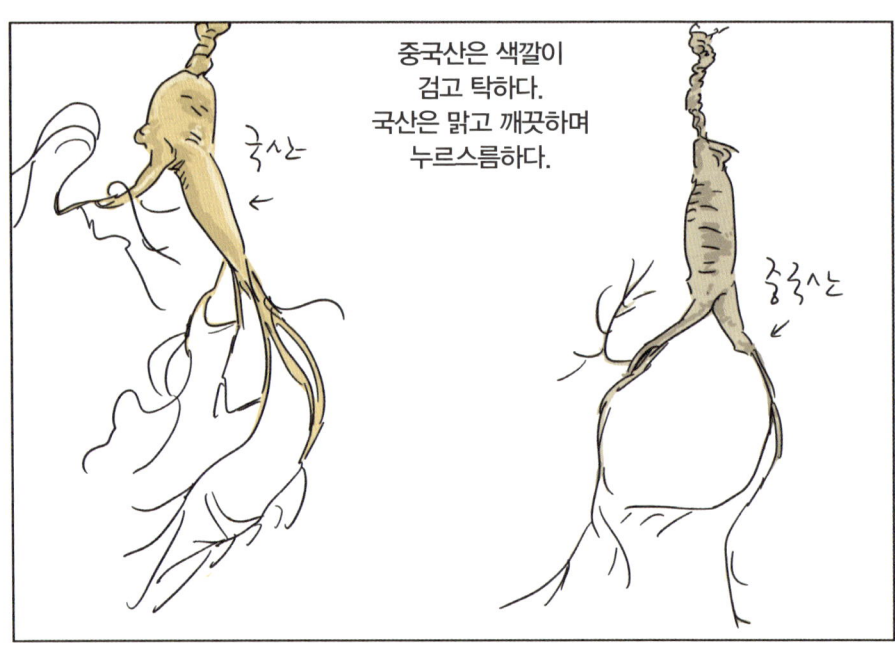

중국산은 색깔이 검고 탁하다.
국산은 맑고 깨끗하며 누르스름하다.

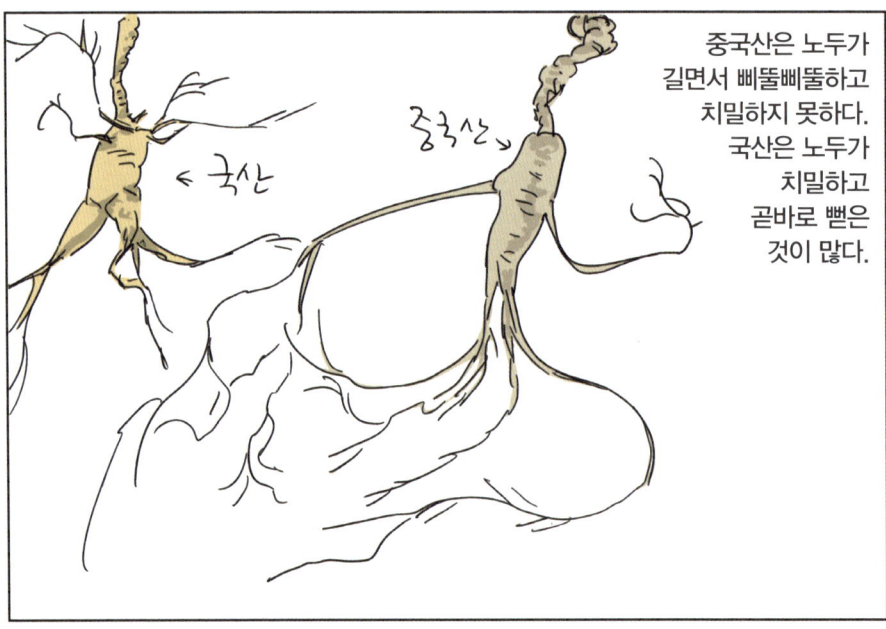

중국산은 노두가 길면서 삐뚤삐뚤하고 치밀하지 못하다.
국산은 노두가 치밀하고 곧바로 뻗은 것이 많다.

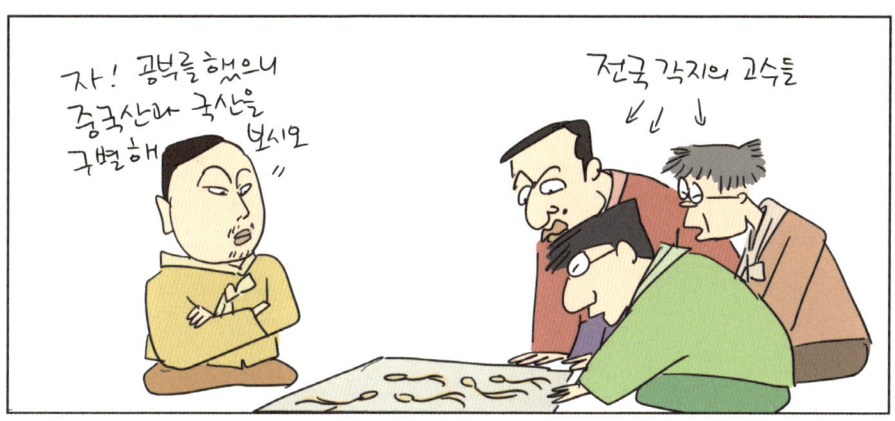
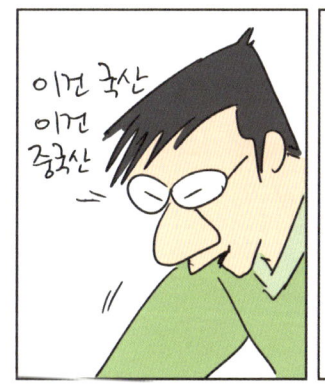
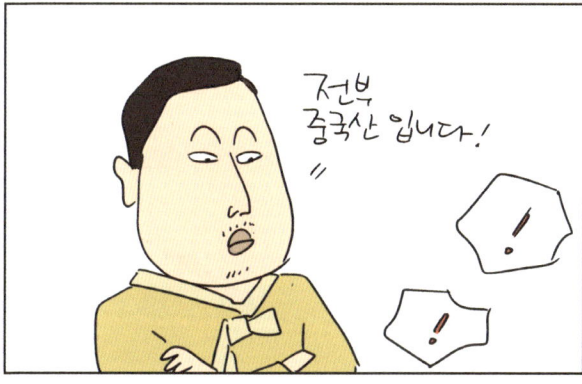
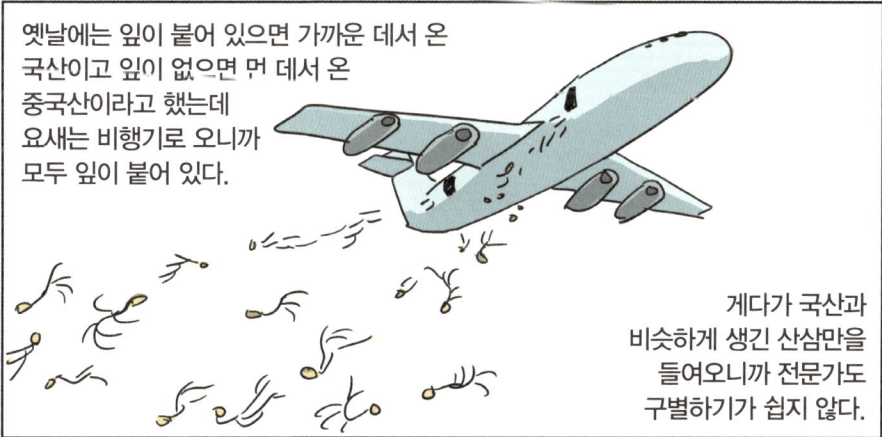

자연삼 vs 재배삼

자연적으로
자생한 산삼은
극히 드물다.

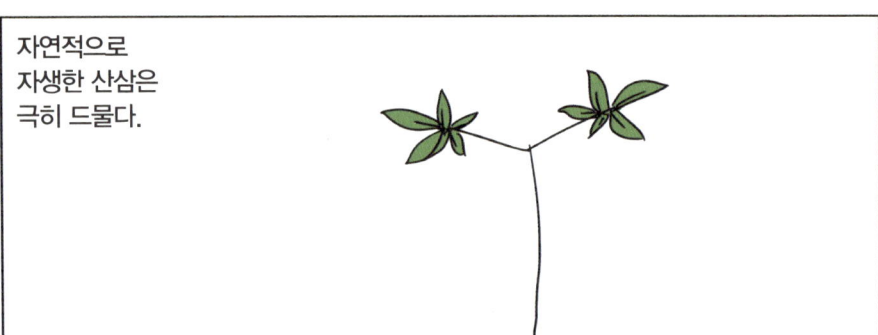

대부분 인삼밭의 씨가
동물을 통해서 산에
뿌려져서 자란 것이다.

인삼밭 삼씨가
산속에서 1대를 살고
2대를 살면 야생삼,
3대를 살면 지종삼
이라 한다.

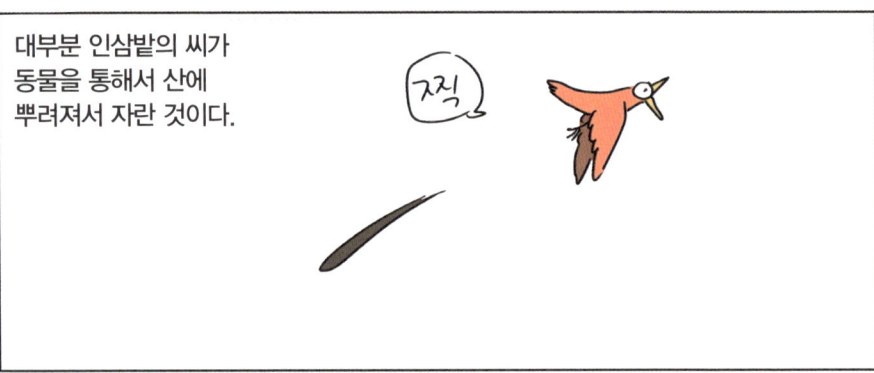

사람 1대는 30년이지만
산삼 1대는 20년이다.
최소 3대는 지나야만
좋은 산삼이다.

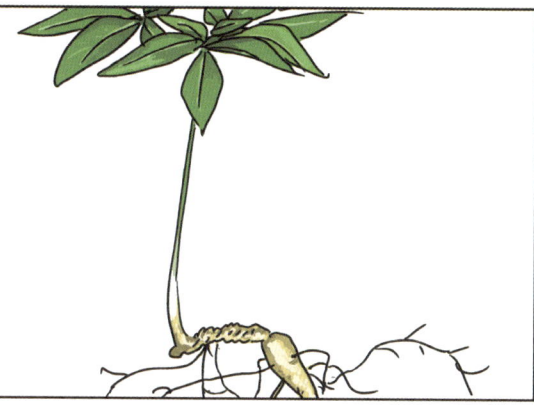

자연삼은 사람 손이 닿지 않은 삼이다.

자연삼: 천종삼, 지종삼, 야생삼(야생 1대, 야생 2대)
재배삼: 인삼, 장뇌삼, 산양삼

쓸 만한 산삼은
국내에서 1년에
약 4백 뿌리 정도만
나온다고 한다.

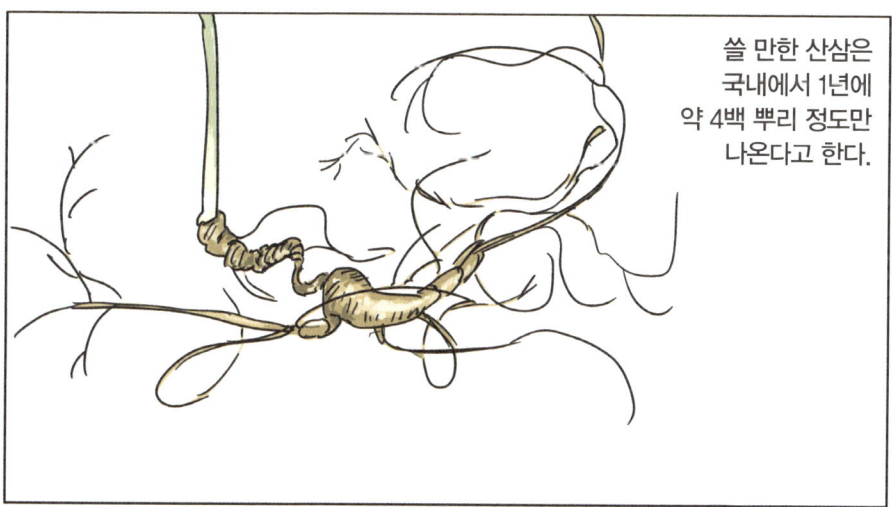

 ## 별난 산삼, 별난 사기 수법

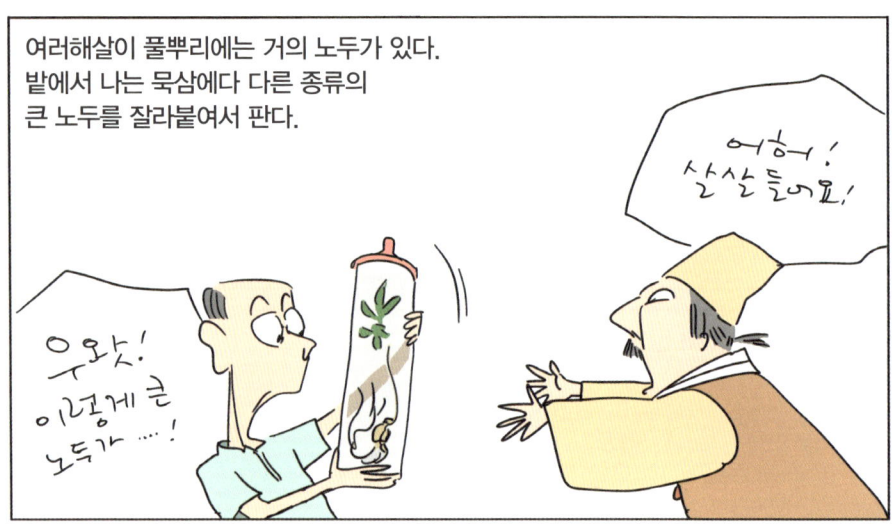

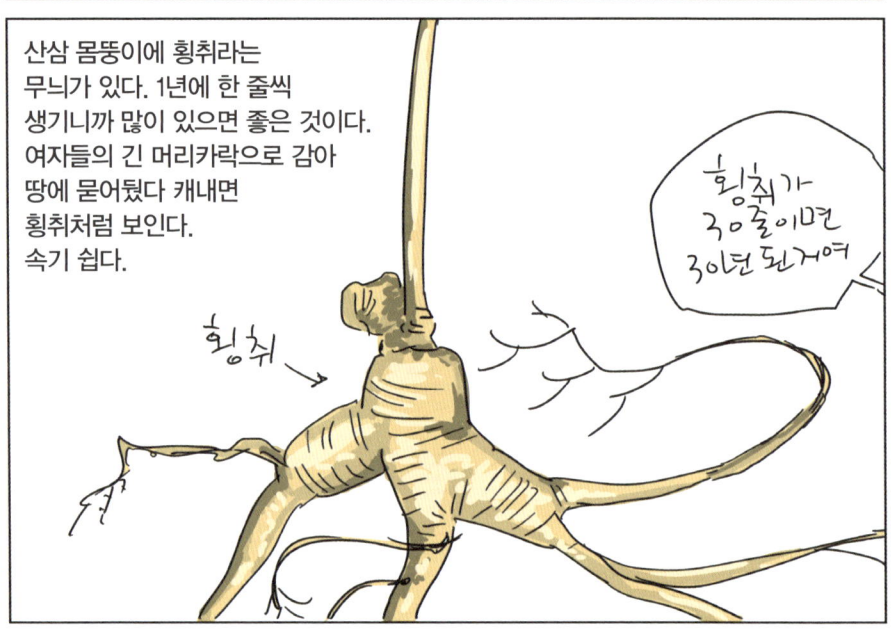

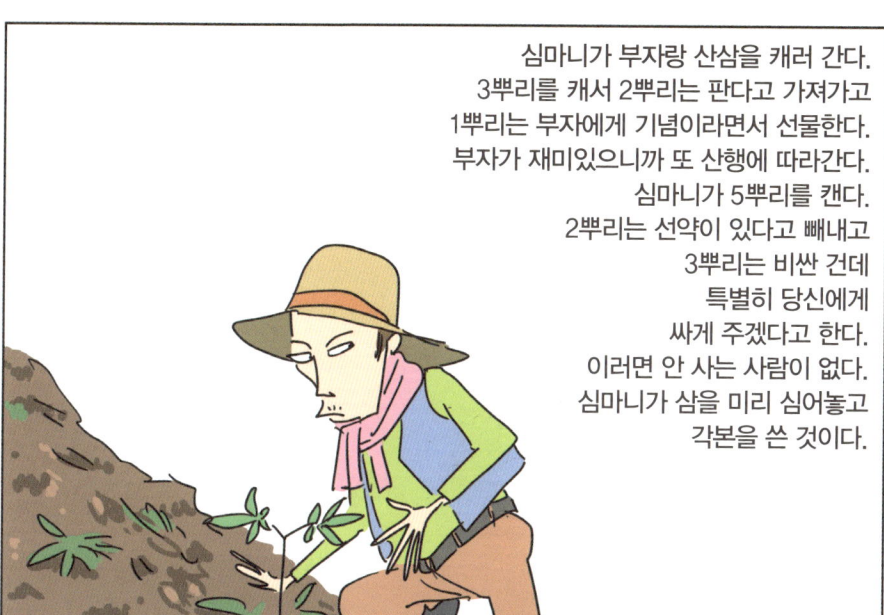

심마니가 부자랑 산삼을 캐러 간다.
3뿌리를 캐서 2뿌리는 판다고 가져가고
1뿌리는 부자에게 기념이라면서 선물한다.
부자가 재미있으니까 또 산행에 따라간다.
심마니가 5뿌리를 캔다.
2뿌리는 선약이 있다고 빼내고
3뿌리는 비싼 건데
특별히 당신에게
싸게 주겠다고 한다.
이러면 안 사는 사람이 없다.
심마니가 삼을 미리 심어놓고
각본을 쓴 것이다.

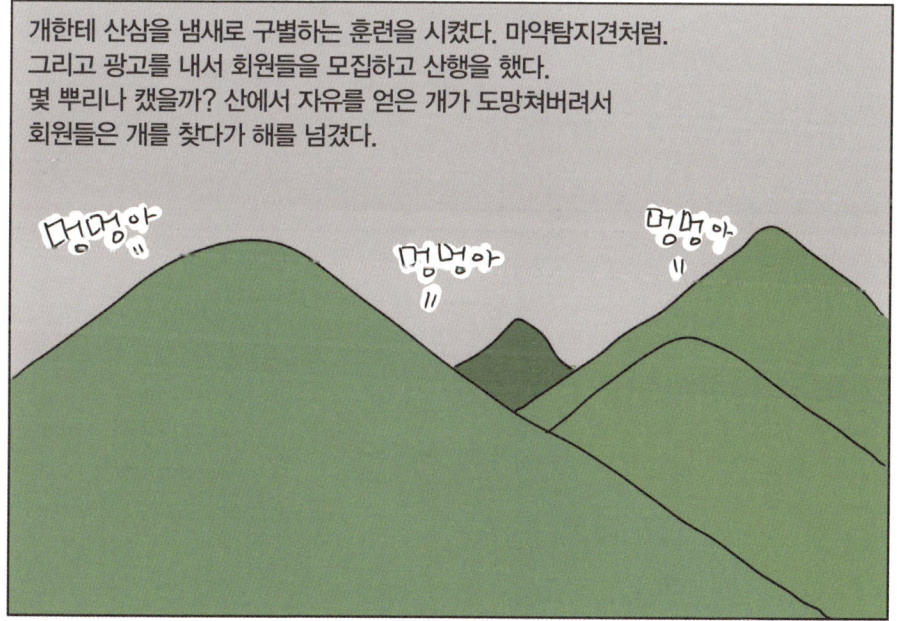

개한테 산삼을 냄새로 구별하는 훈련을 시켰다. 마약탐지견처럼.
그리고 광고를 내서 회원들을 모집하고 산행을 했다.
몇 뿌리나 캤을까? 산에서 자유를 얻은 개가 도망쳐버려서
회원들은 개를 찾다가 해를 넘겼다.

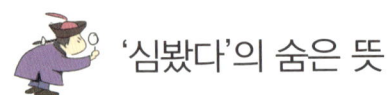 **'심봤다'의 숨은 뜻**

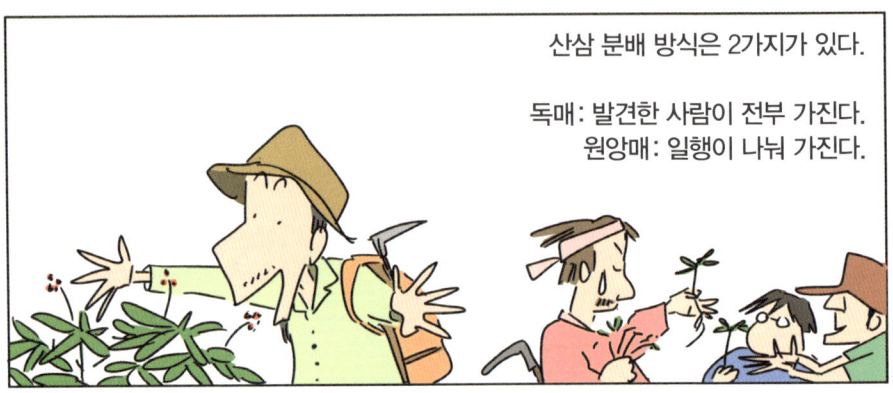

산삼 분배 방식은 2가지가 있다.

독매: 발견한 사람이 전부 가진다.
원앙매: 일행이 나눠 가진다.

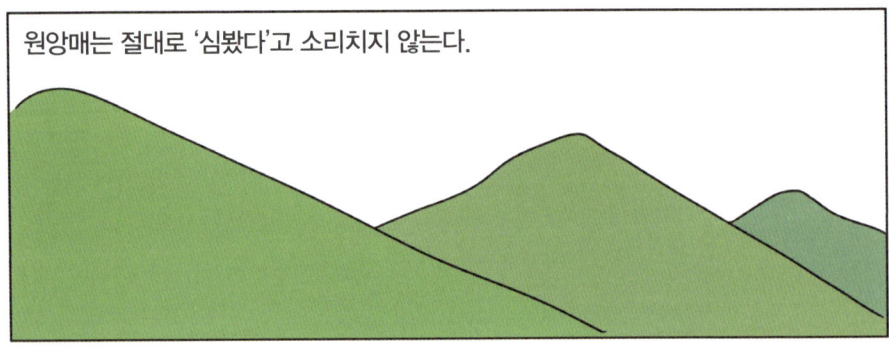

원앙매는 절대로 '심봤다'고 소리치지 않는다.

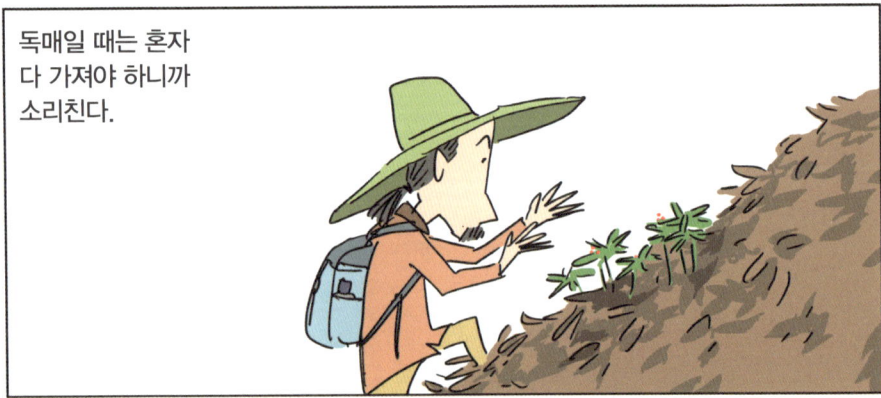

독매일 때는 혼자 다 가져야 하니까 소리친다.

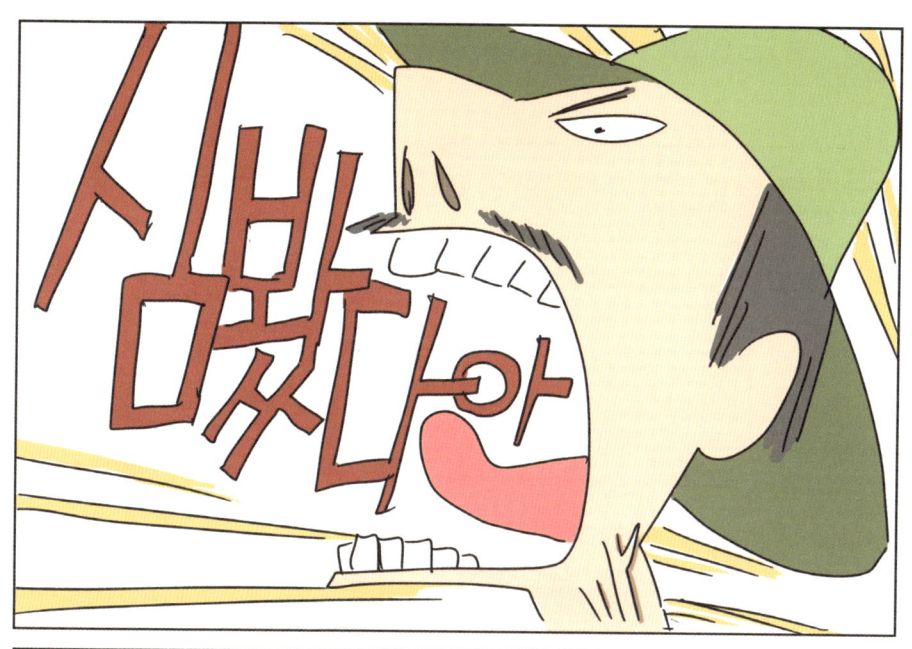

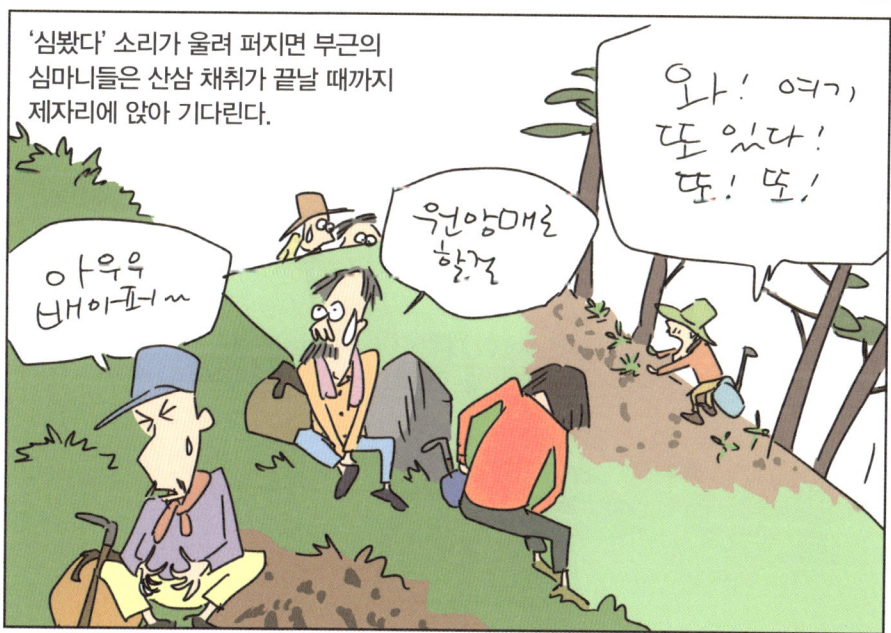

'심봤다' 소리가 울려 퍼지면 부근의 심마니들은 산삼 채취가 끝날 때까지 제자리에 앉아 기다린다.

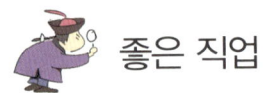 좋은 직업

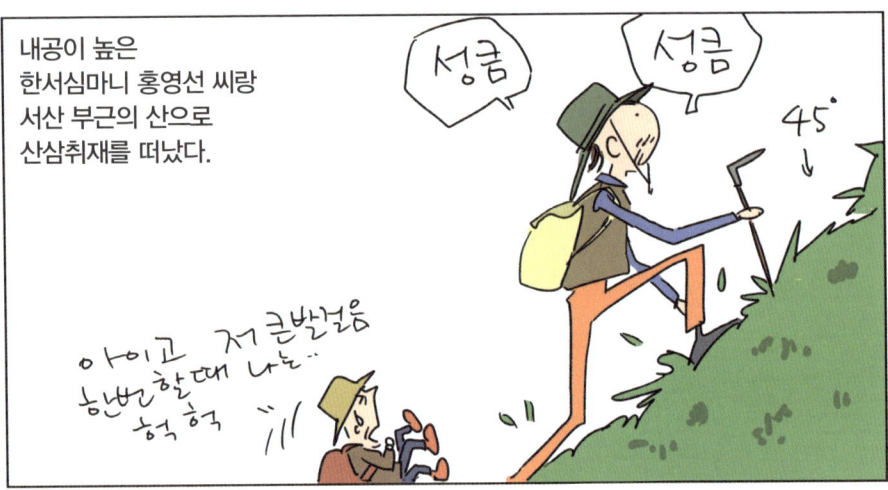

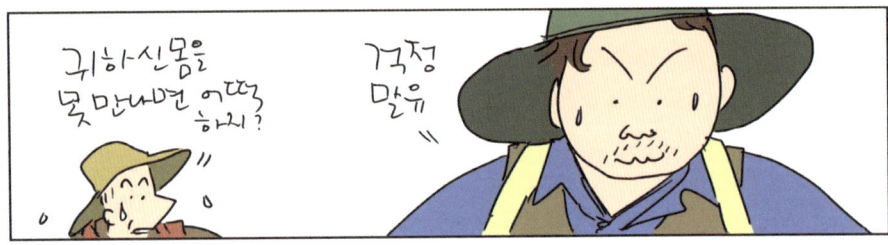

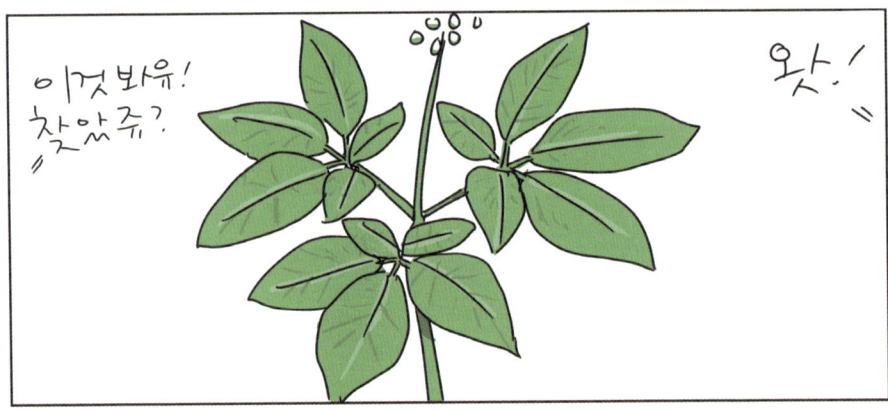

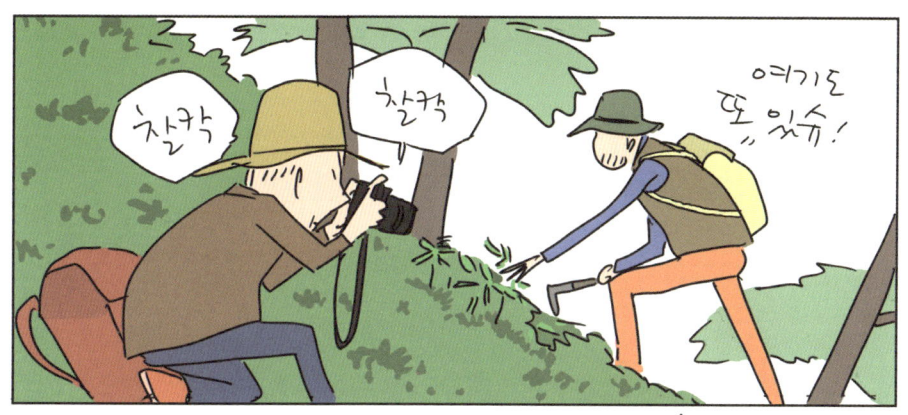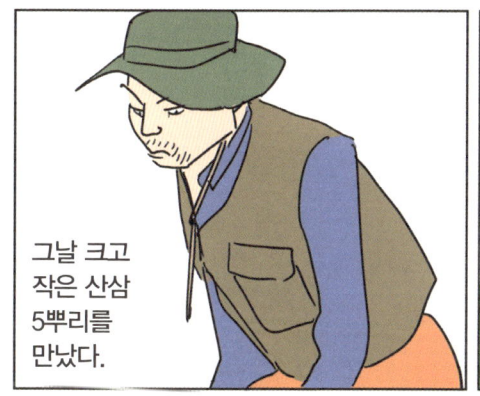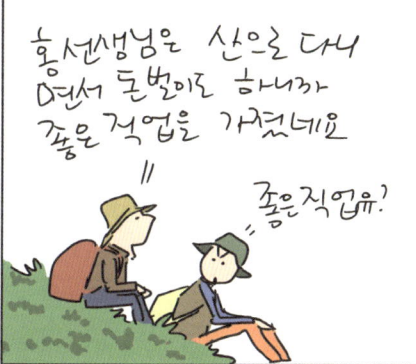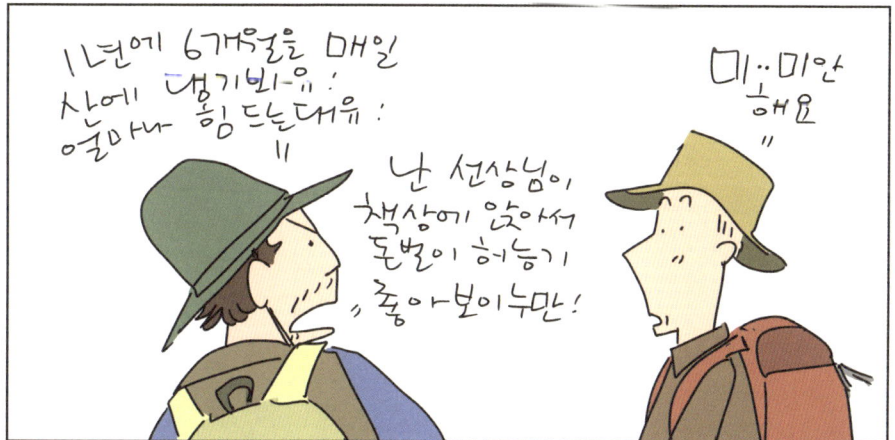

 # 8월 삼과 9월 삼, 뭐가 좋을까?

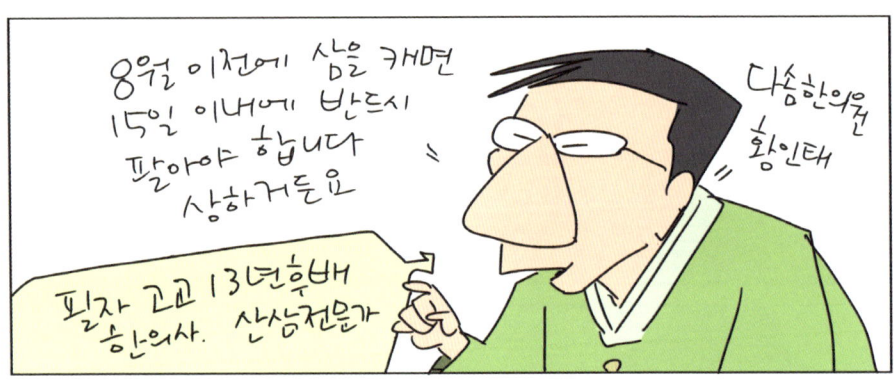

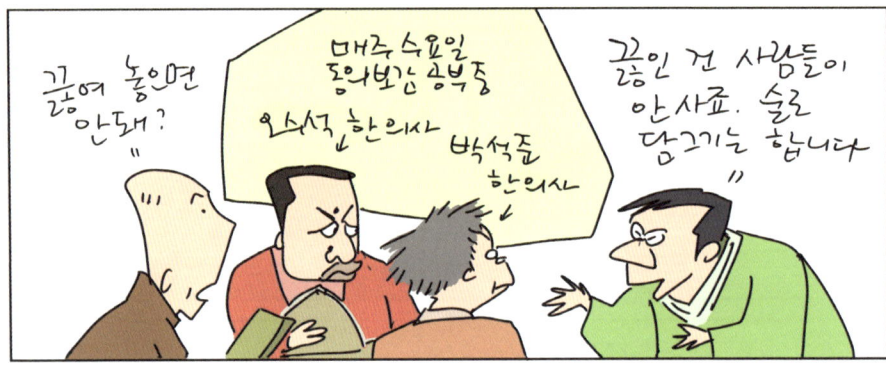

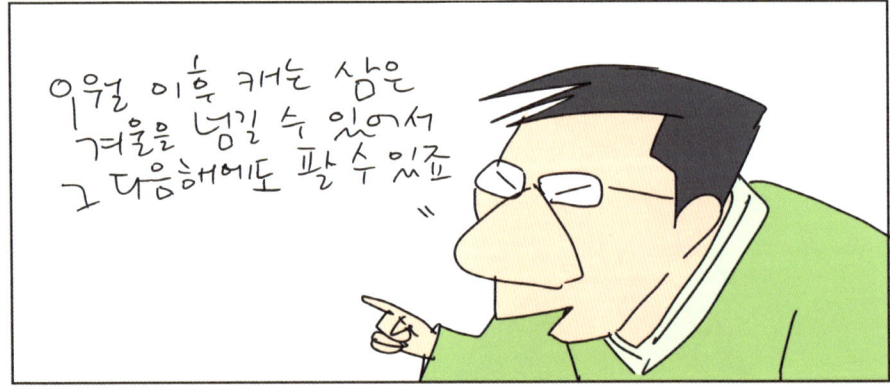

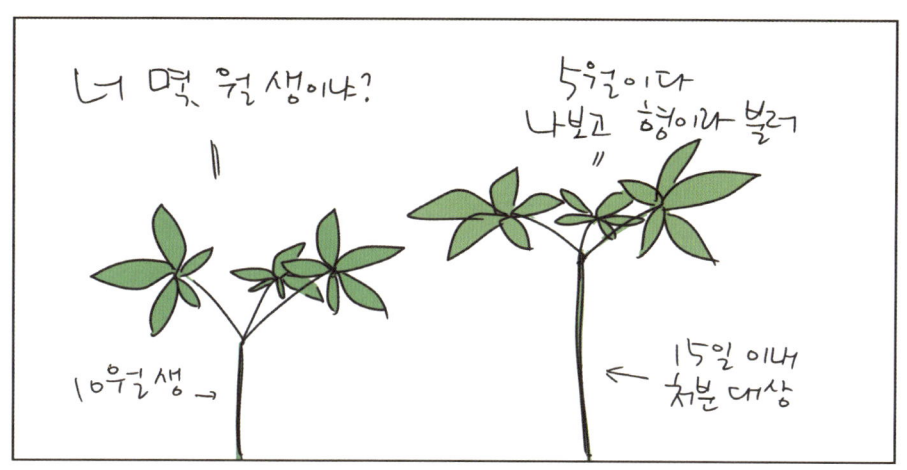

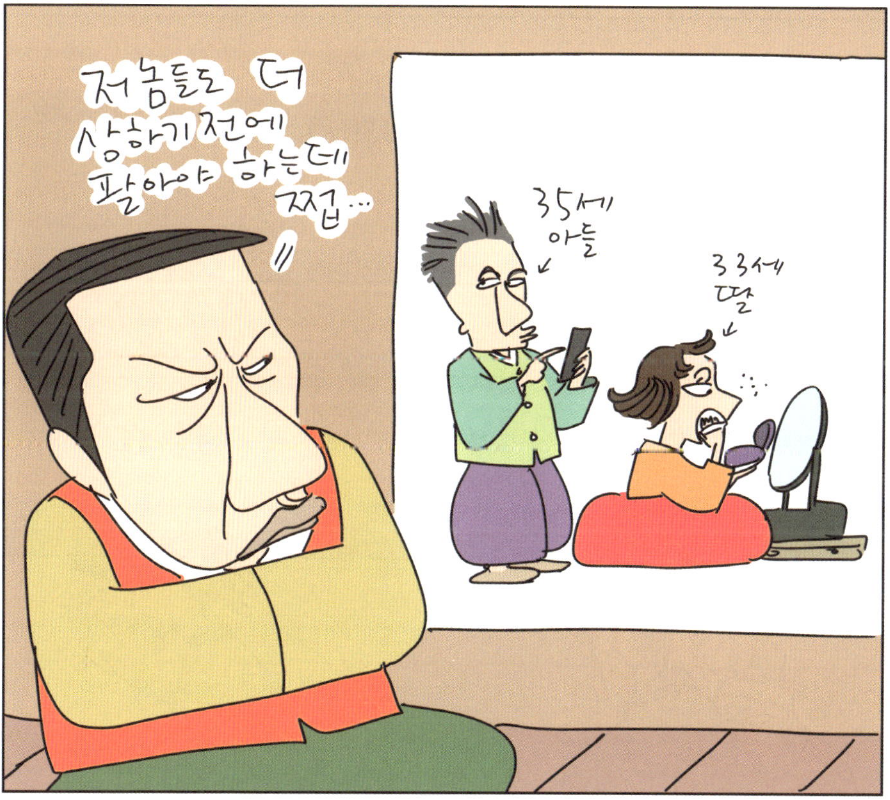

# 산삼을 취급하면서 단명한 사람

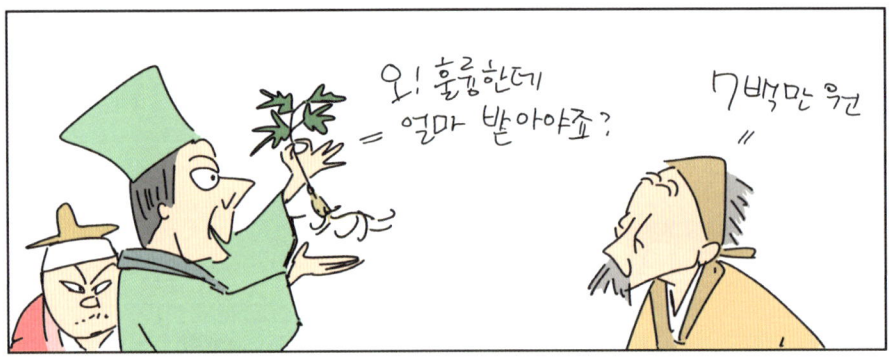

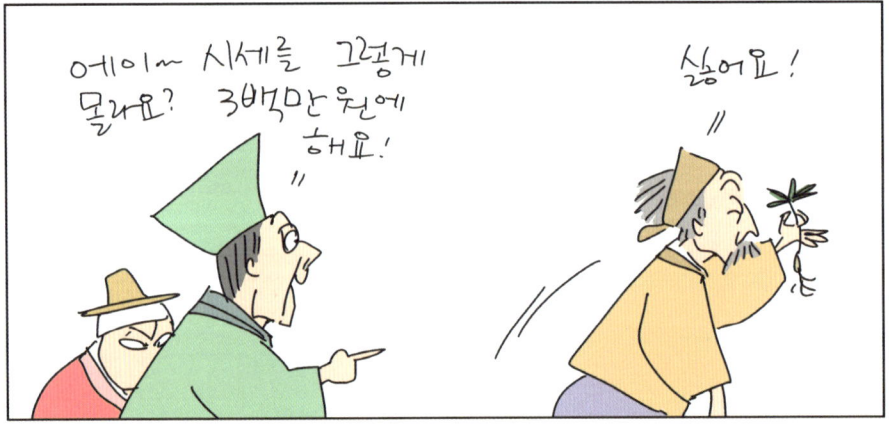

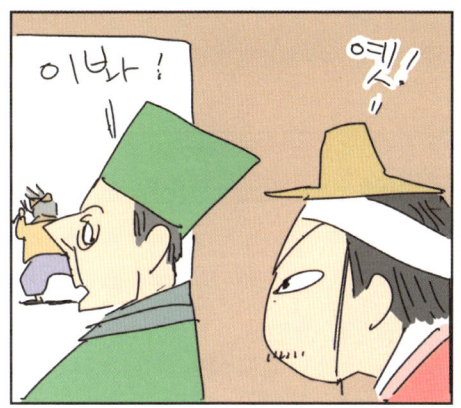
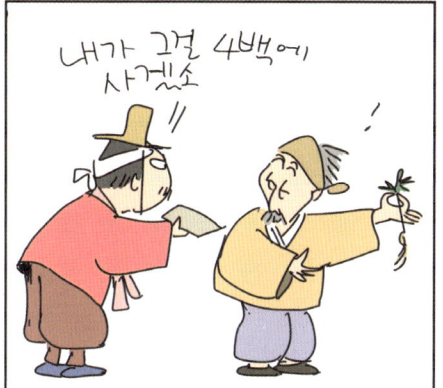
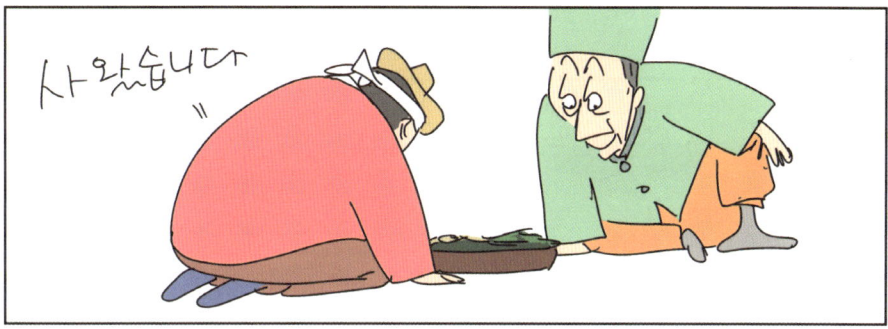
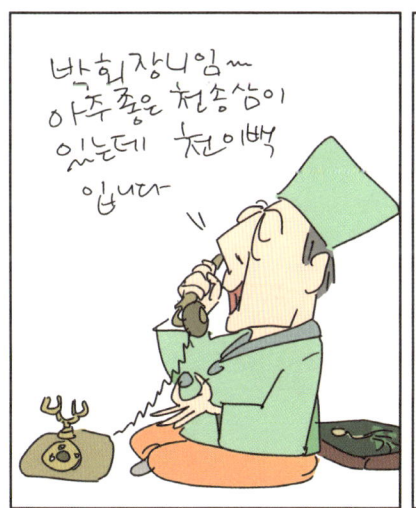
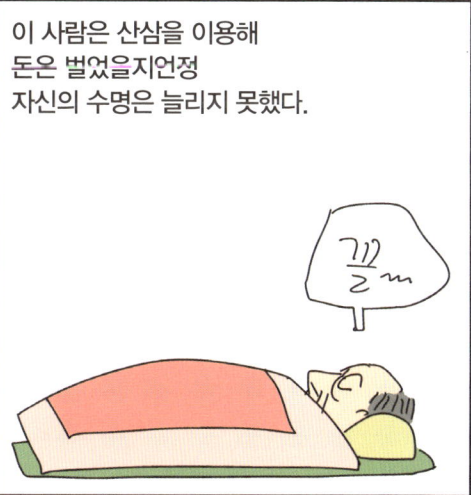

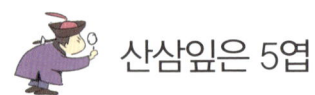# 산삼잎은 5엽

산삼잎은 5엽이다.
5엽짜리 식물이
여럿 있는데
산삼과 가장
비슷한 것이

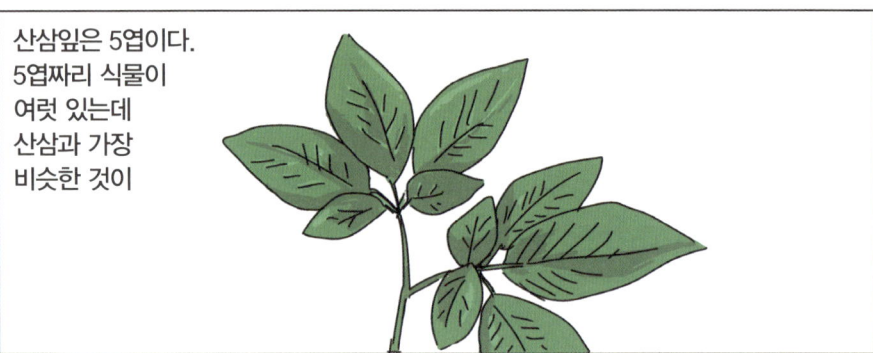

천남성잎과
오가피잎이다.

천남성 →

오가피 →

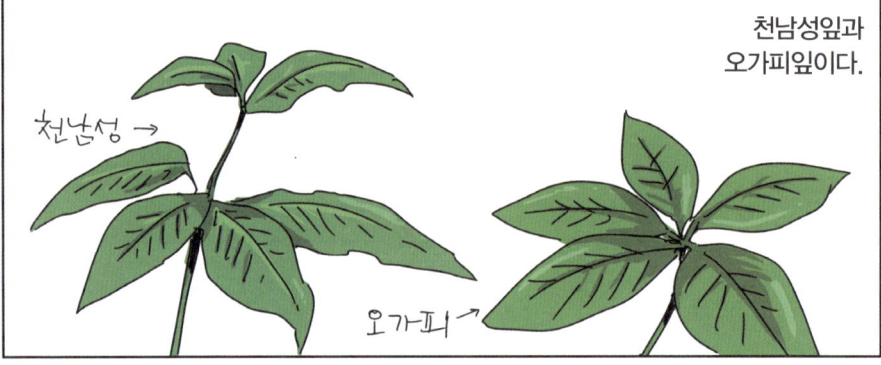

그러나 자세히 보면
구별이 가능하다.
산삼잎 중 3잎은 크고
2잎은 작다.

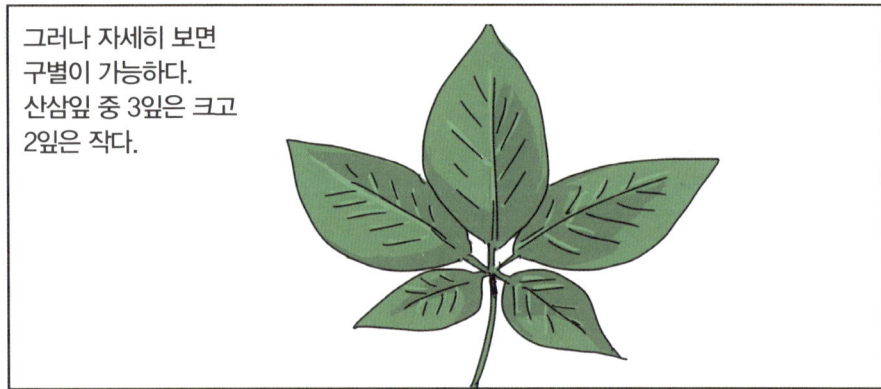

산삼은 싹이 난 첫해에 3엽이 먼저 난다.

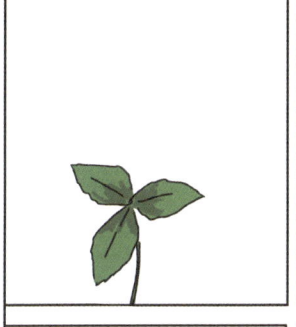
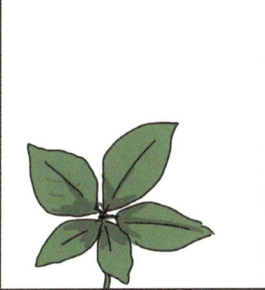

3엽 : 1~3년
5엽 : 2~12년
2구 : 7~25년
3구 : 13~35년
4구 : 25~60년
5구 : 35~100년
6구 : 45~120년

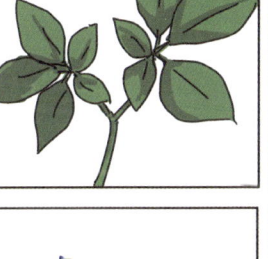
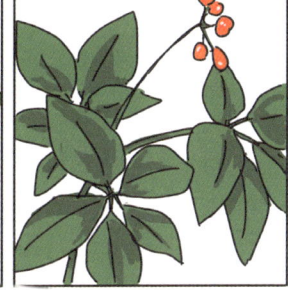

구 : 5엽이 난 가지 수

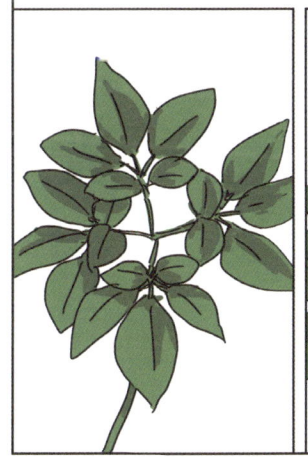
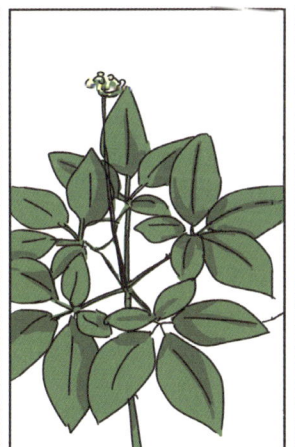
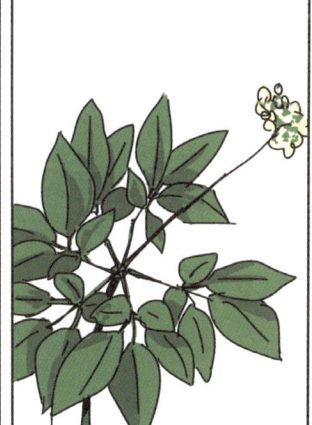

참고: 홍영선 《산삼감정기법》, 푸른향기

자궁에 좋은 해삼

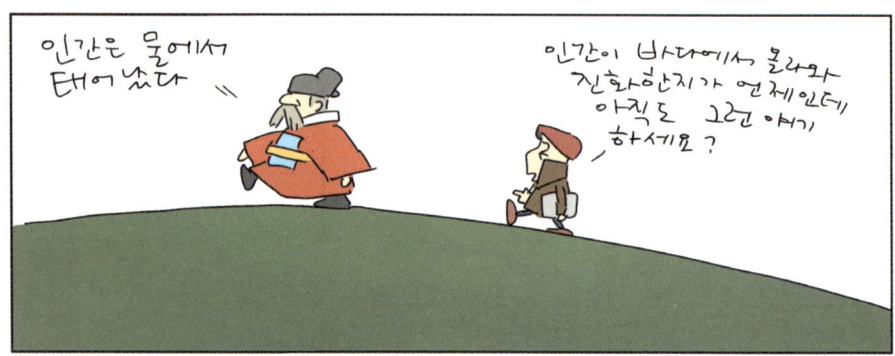

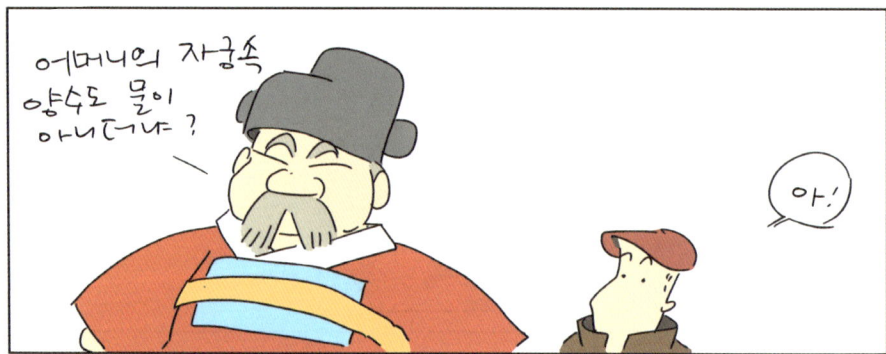

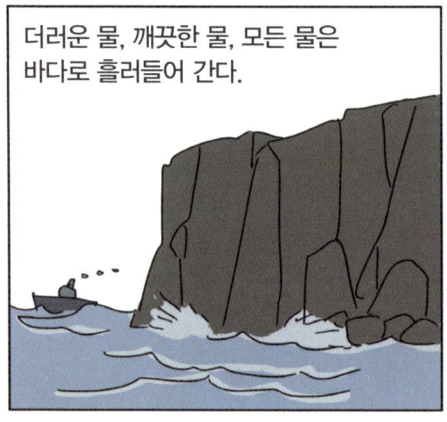

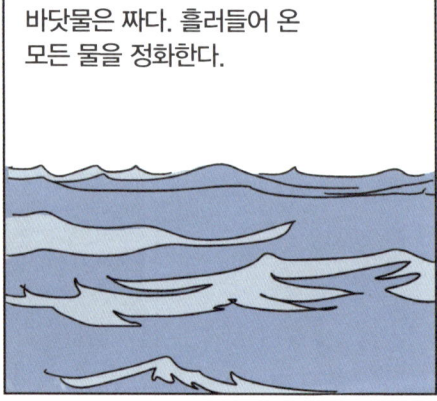

그래서 임신했을 때 아이가
완전히 자리를 잡지 못했거나
자궁이 약할 때 쓰는 약이
바다에서 나는 해삼이다.

여성이 임신한 뒤 성관계를
하게 되면 양수가 혼탁해진다.

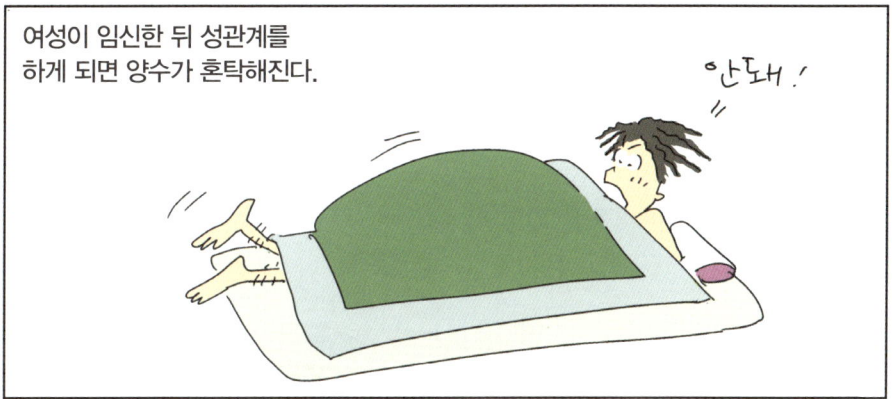

혼탁해진 양수를 맑게 하는 데
가장 좋은 것 역시 해삼이다.

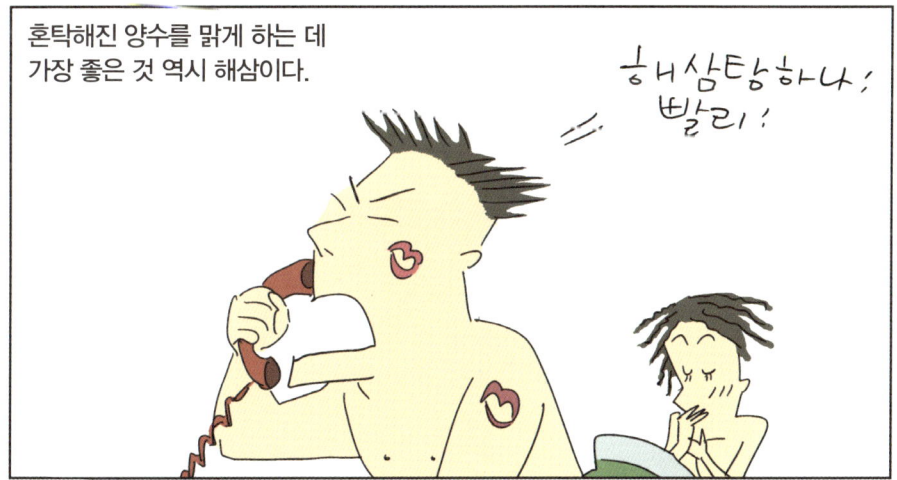

35화 염도 0.9%의 비밀

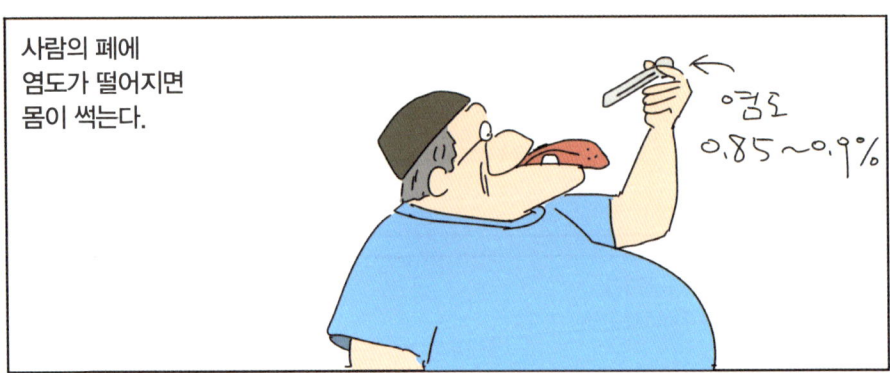

사람의 폐에 염도가 떨어지면 몸이 썩는다.

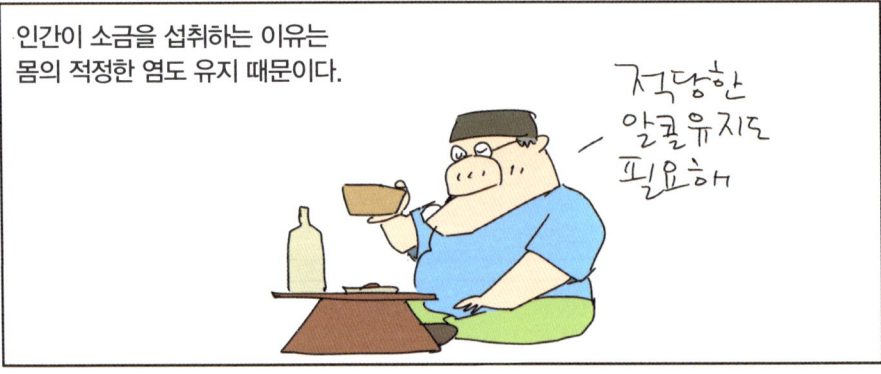

인간이 소금을 섭취하는 이유는 몸의 적정한 염도 유지 때문이다.

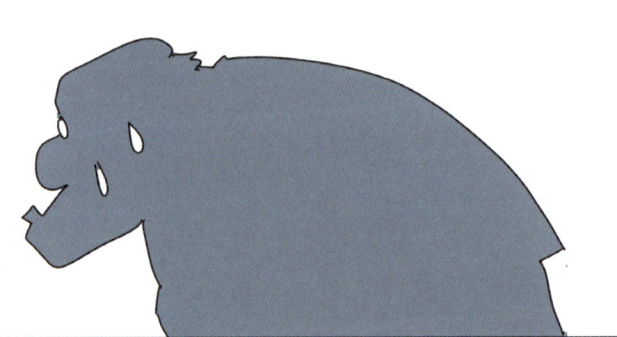

장마철 바닷물의 염도가 낮아지면 전염병이 돌고 사람의 몸도 염도가 낮아지면 각종 세균이 몸속에 득실거린다.

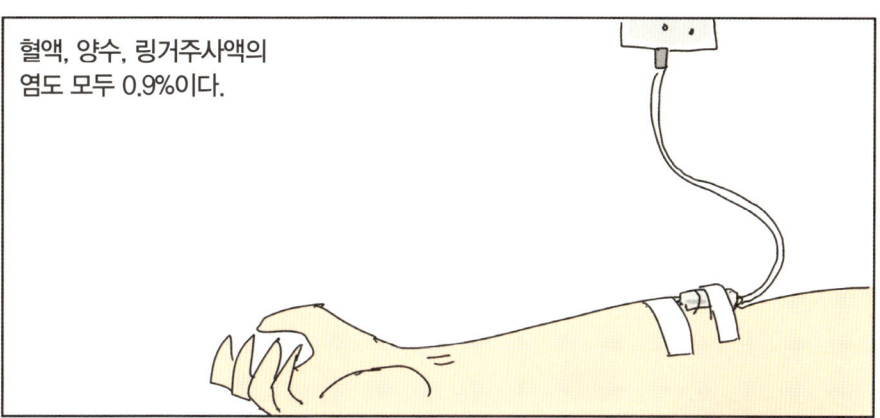

혈액, 양수, 링거주사액의 염도 모두 0.9%이다.

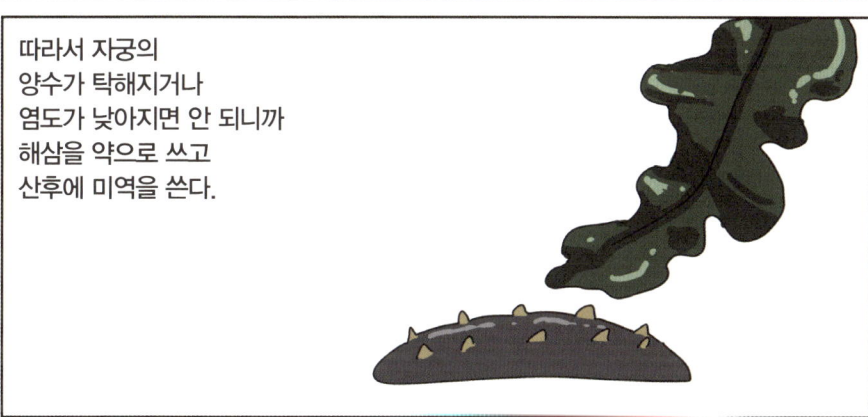

따라서 자궁의 양수가 탁해지거나 염도가 낮아지면 안 되니까 해삼을 약으로 쓰고 산후에 미역을 쓴다.

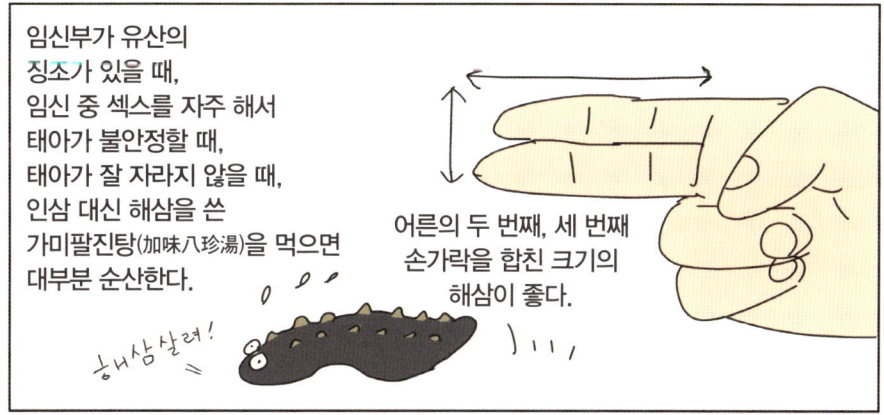

임신부가 유산의 징조가 있을 때, 임신 중 섹스를 자주 해서 태아가 불안정할 때, 태아가 잘 자라지 않을 때, 인삼 대신 해삼을 쓴 가미팔진탕(加味八珍湯)을 먹으면 대부분 순산한다.

어른의 두 번째, 세 번째 손가락을 합친 크기의 해삼이 좋다.

해삼살려!

36화 자연산 비아그라, 낙지

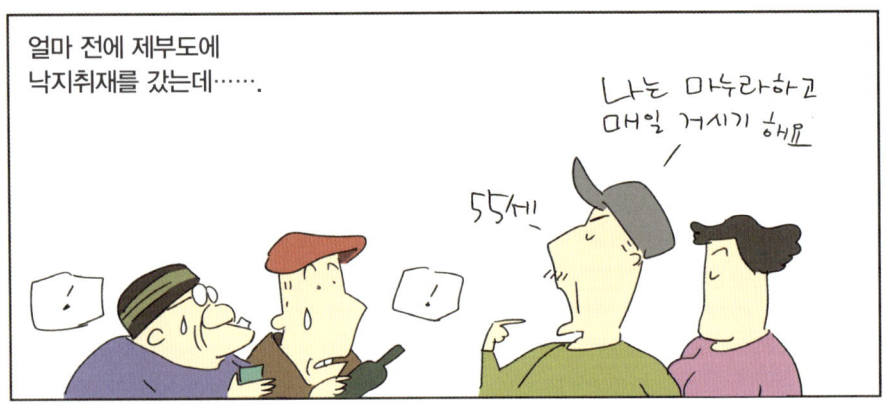

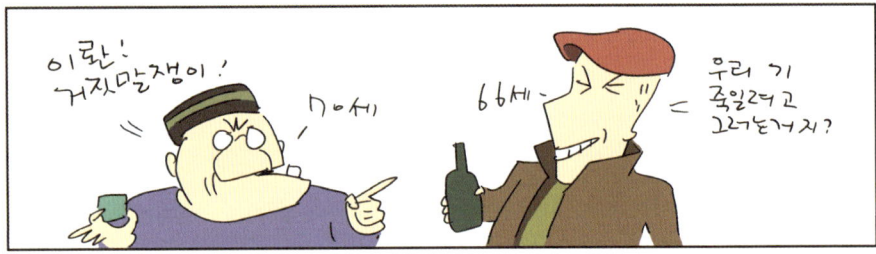

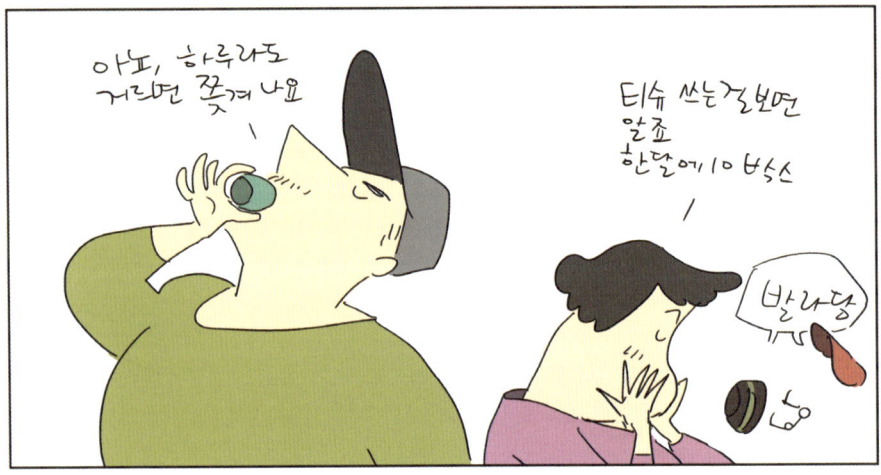

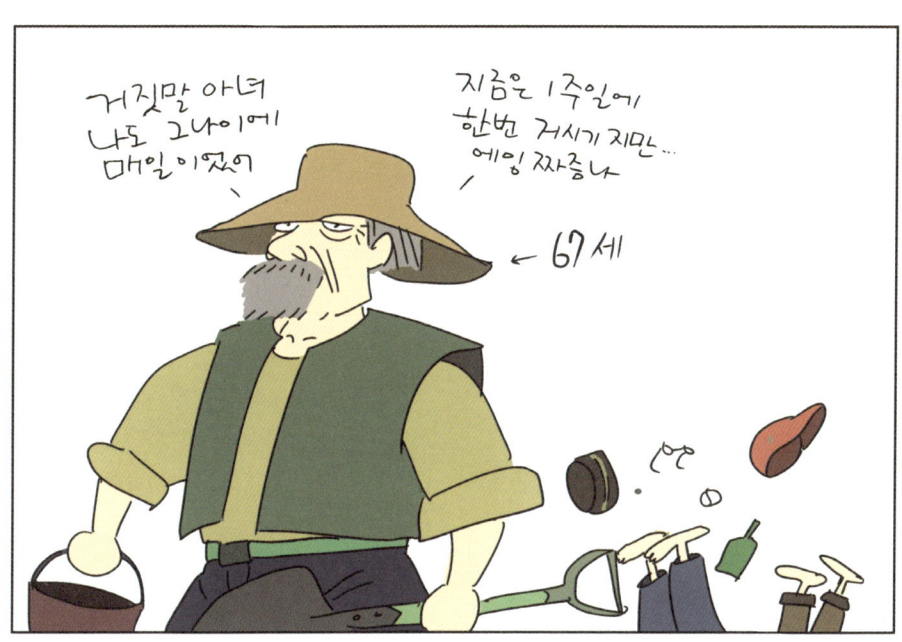
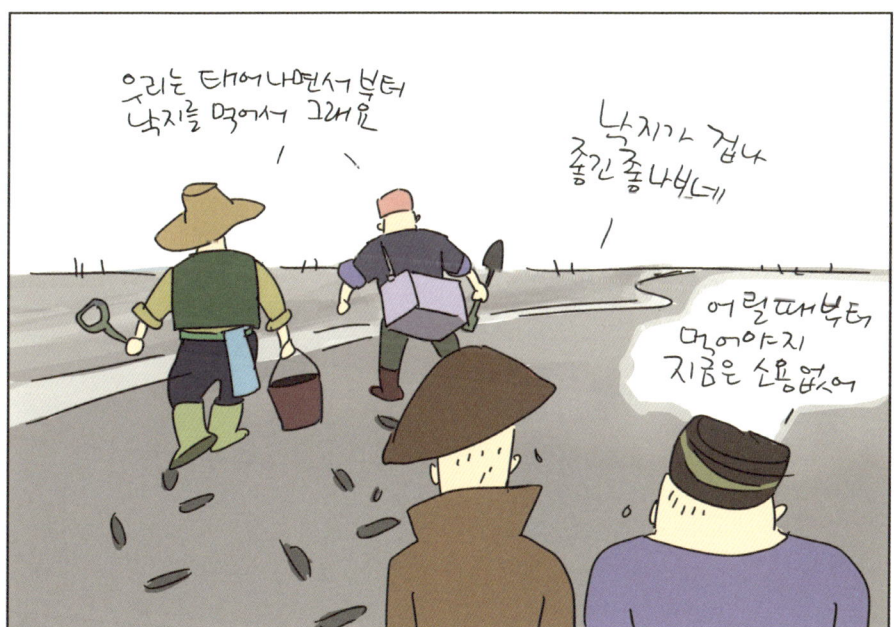

"질병을 치료코자 하면 먼저 그 마음을 다스려야 한다.
마음을 바로잡는 것은 반드시 도에 바탕을 두어야 한다."

-〈내경편(內景篇)〉, 도로써 병을 다스린다(以道療病) 중에서

마음 다스리기

"욕치기병(欲治其病), 선치기심(先治其心)."
"네 병을 다스리고자 한다면 먼저 네 마음을 다스려라."

《동의보감》의 모든 가르침은 이 한 마디에 담겨 있다.
그러나 마음을 다스리는 일은 누구나 할 수 있는 일이 아니다.
오죽하면 신부님들은 결혼을 버리고 스님들은 세속을 버릴까.
의학이 존재하는 이유는 바로 여기에 있다.
마음을 비우고 좋은 것만 먹고 무리하지 않으면서 바른 생활을 하면
누가 병에 걸리겠는가. 그러지 못하기 때문에 의학은
병든 사람에게 위안이 된다.
그래도 마음 다스리기를 버려서는 안 된다.
온갖 나쁜 짓은 다 해놓고 의사와 약을 돈으로 사는 것은
가장 나쁜 일이다. 그런 일은 나에게 해가 될 뿐만 아니라
다른 사람과 나아가 자연에도 해가 될 것이기 때문이다.

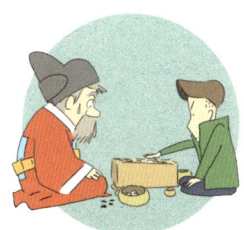

37화 모든 병의 근원은 마음

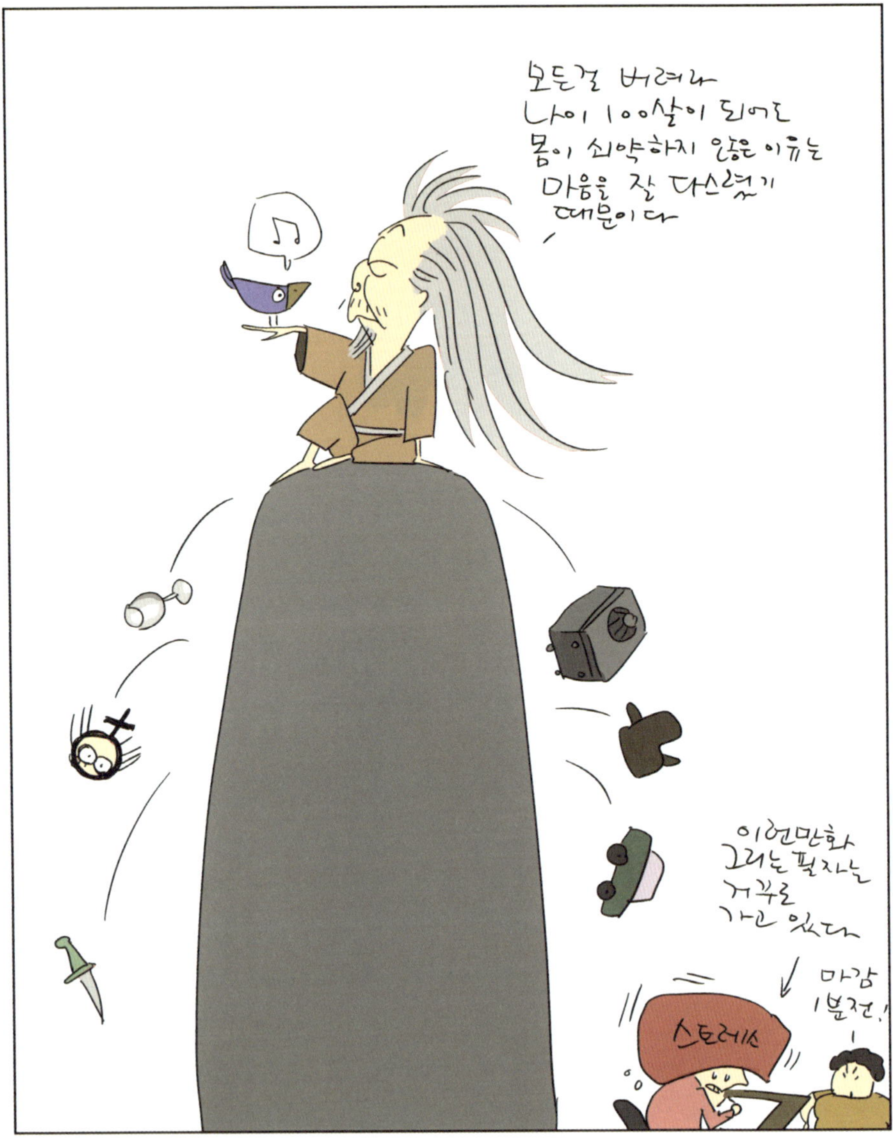

요즘은 겉으로 보이는 병만 치료한다.
근본을 무시한다.
골병든 몸통은 놔두고
부러진 가지만 치료하니
어리석다.

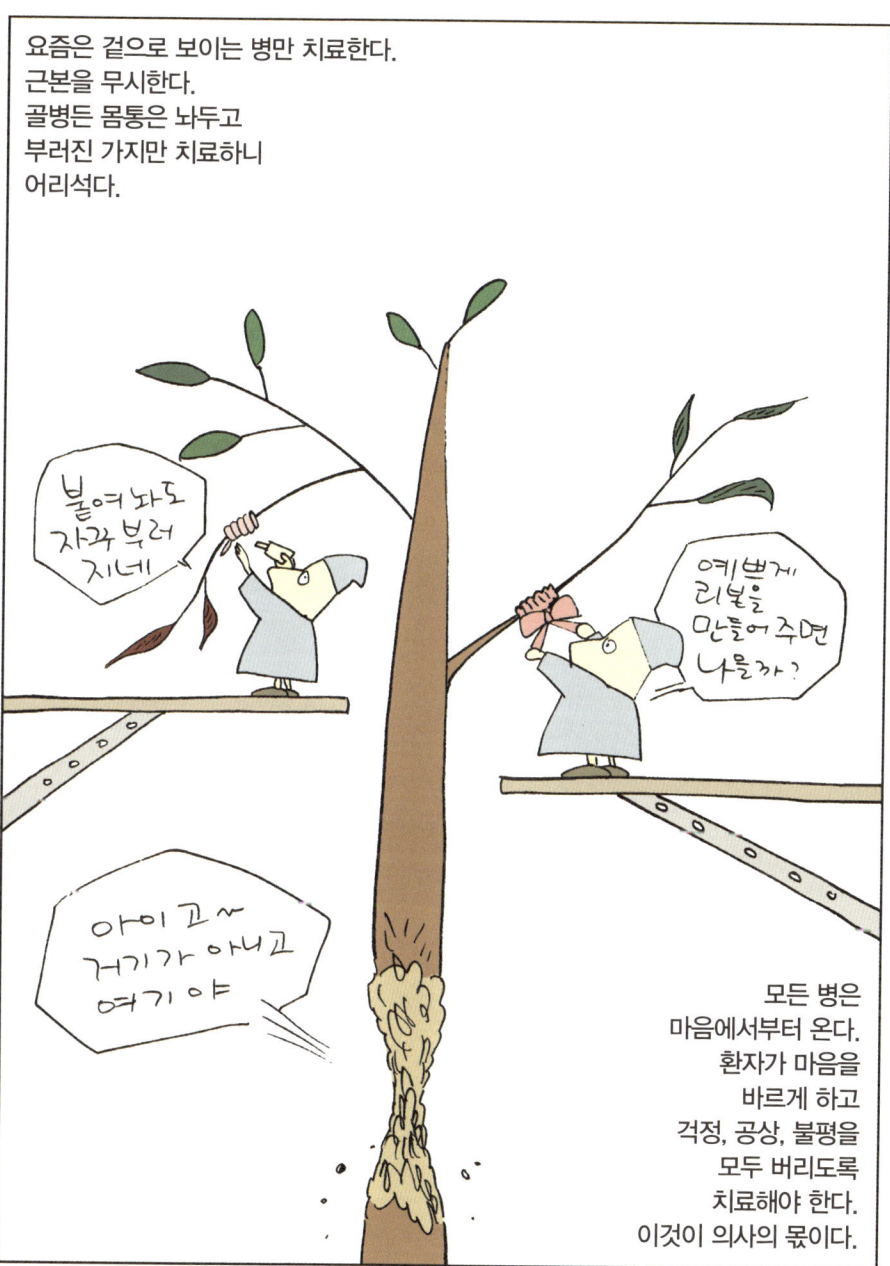

모든 병은
마음에서부터 온다.
환자가 마음을
바르게 하고
걱정, 공상, 불평을
모두 버리도록
치료해야 한다.
이것이 의사의 몫이다.

38화 도인과 의원의 차이

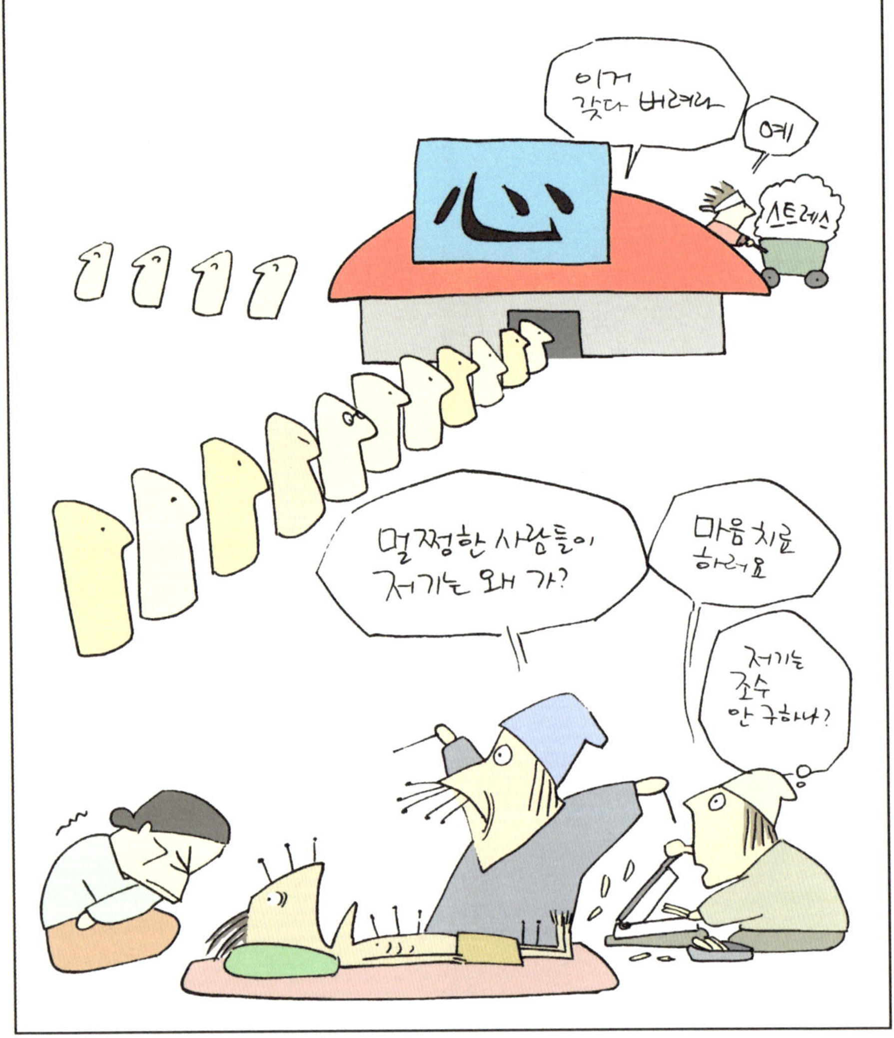

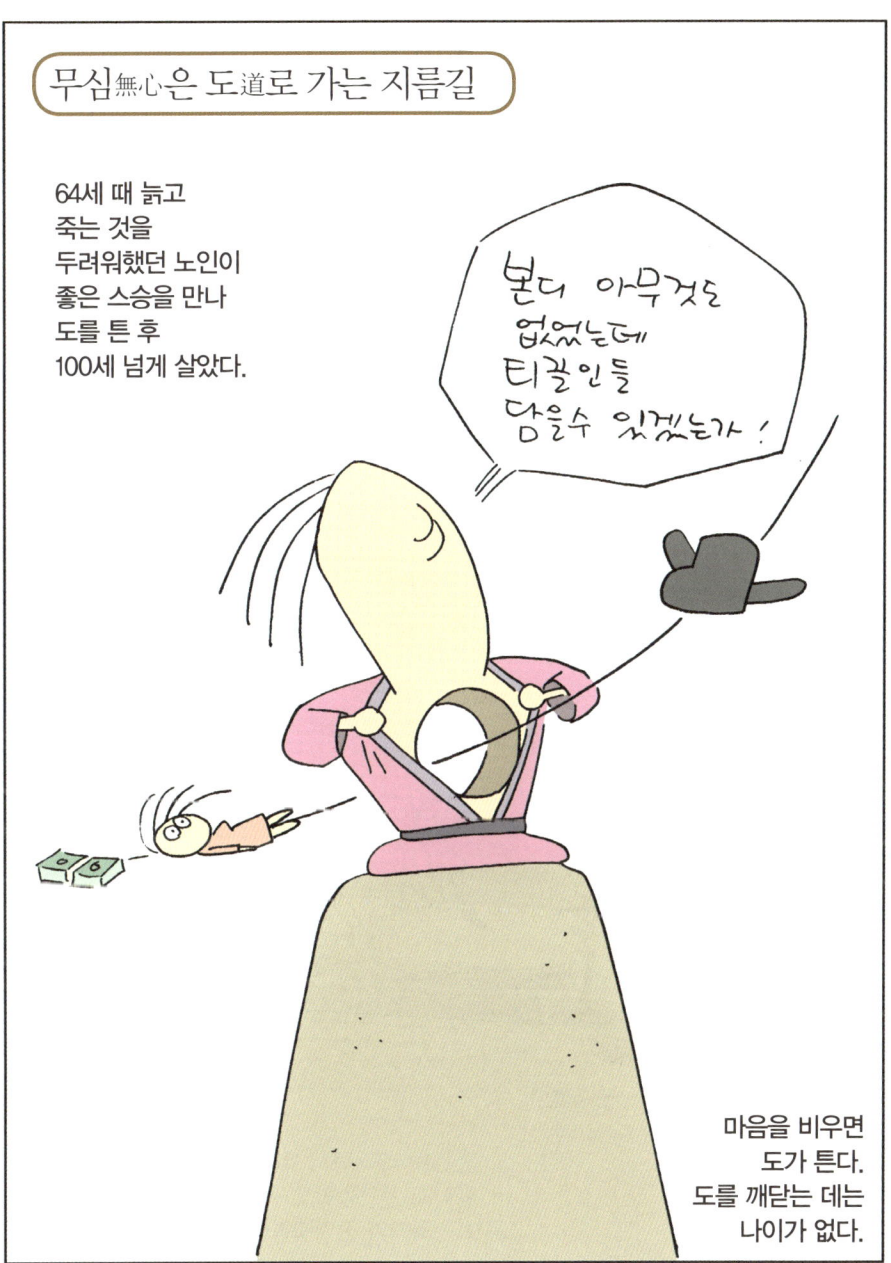

39화 사람의 진기는 1근

사람의 몸에 있는 진기(眞氣)는 1근.
어지러운 욕정으로 정을 없애고
생각을 많이 해서 신이 상하고
피로가 지나쳐 기가 빠진다면
이미 1근의 진기를 다 써버린 것이다.
좋은 직장에 취직한들 제 몫을 하겠는가.

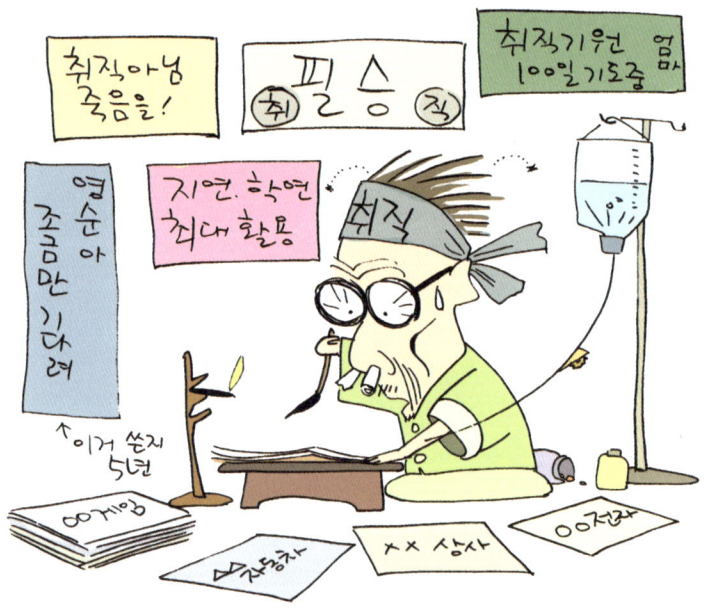

인간이 태어나서 유아원→유치원→초등학교
→중학교→고등학교→대학교→대학원→유학.
공부만 하다가 진기 바닥난다. 이게 사는 꼴인가!

마음이 도道, 도道가 마음

도 닦는중

40화 소박하라

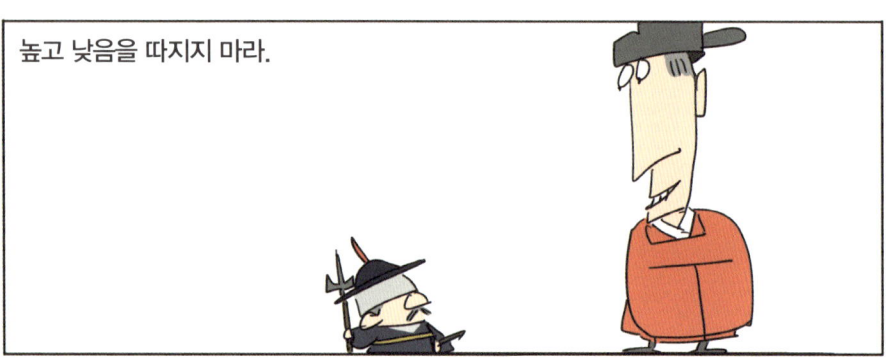

높고 낮음을 따지지 마라.

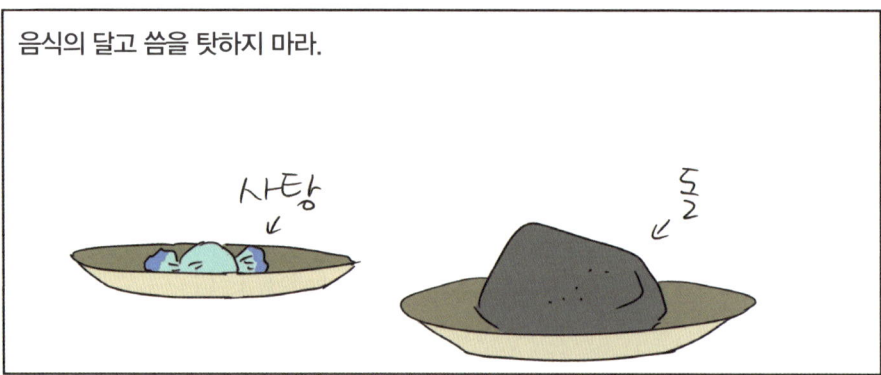

음식의 달고 씀을 탓하지 마라.

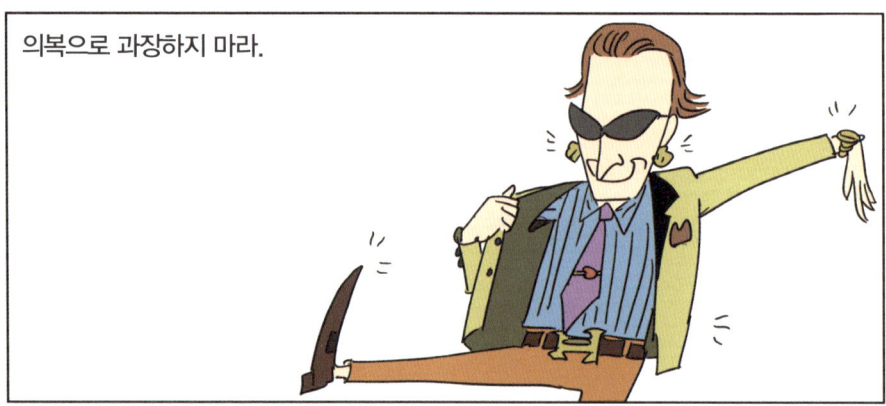

의복으로 과장하지 마라.

화려하게 말고 수수하게 살아라.
이것이 소박(素朴)이다.

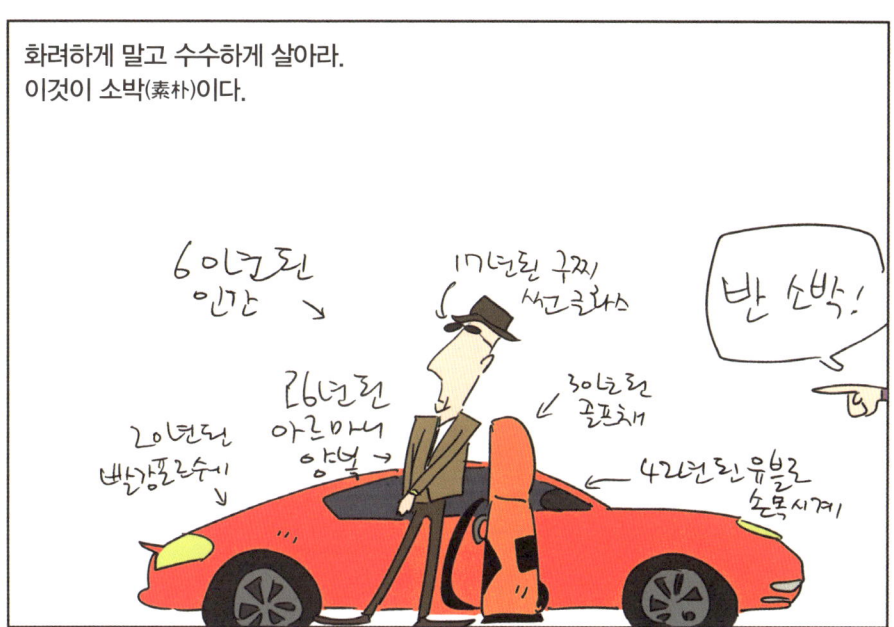

소박하면 욕심과 잡념이 사라지고
마음과 정신이 안정되어서
오래 살고 사물에 대해
조금도 겁내지 않게 된다.

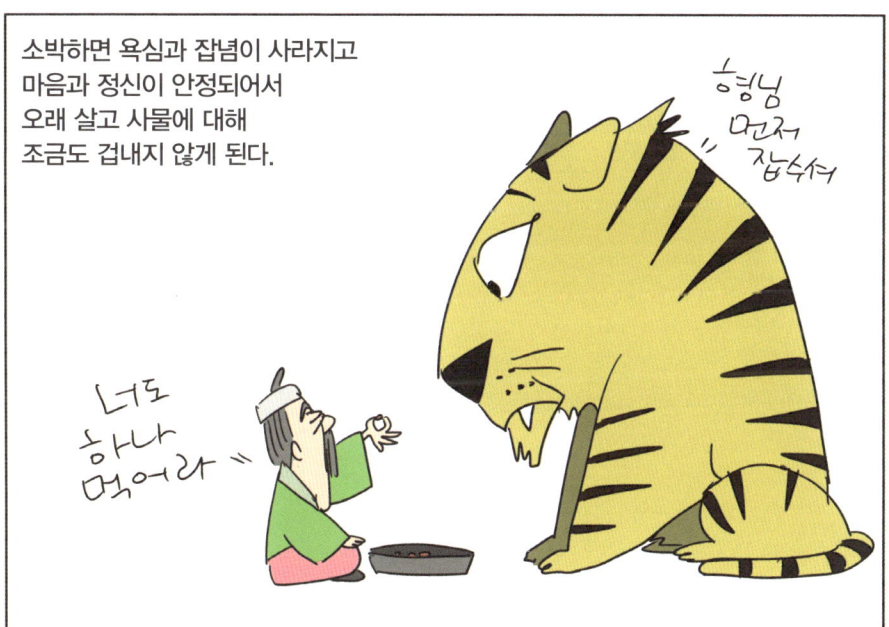

"비유하자면 오래된 나무라도 어린 가지를 접붙이면 다시 살아날 수 있는 것과 같다.
사람이 늙었어도 진기(眞氣)를 돌려서 보하면 노인이 아이로 돌아갈 수 있는 것이다."

– 〈내경편(內景篇)〉, 배우는 데는 빠르고 늦은 것이 없다(學道無早晚) 중에서

양생법의 원칙

양생(養生)이란 생명을 기르는 일이다.
삶을 살리는 일이다.
삶을 온전히 살리려면
자연의 이치에 따라, 몸의 이치에 따라 살아야 한다.
이치는 어려운 것이 아니다.
다만 실천하지 못하기 때문에 어려운 것이다.

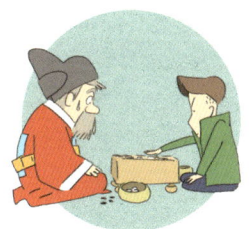

41화 진정한 수명

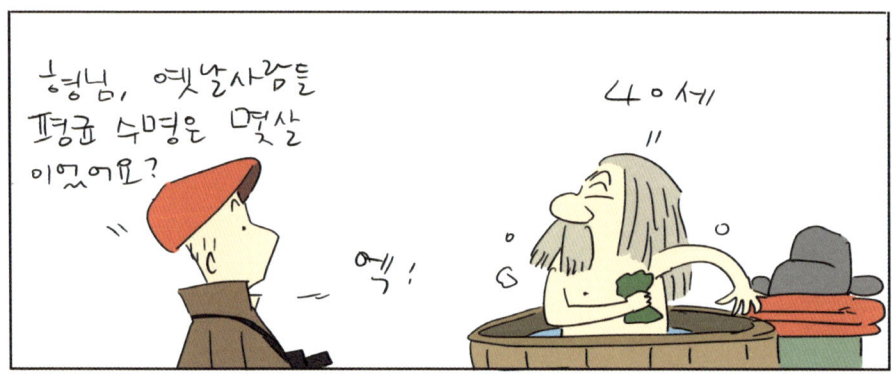

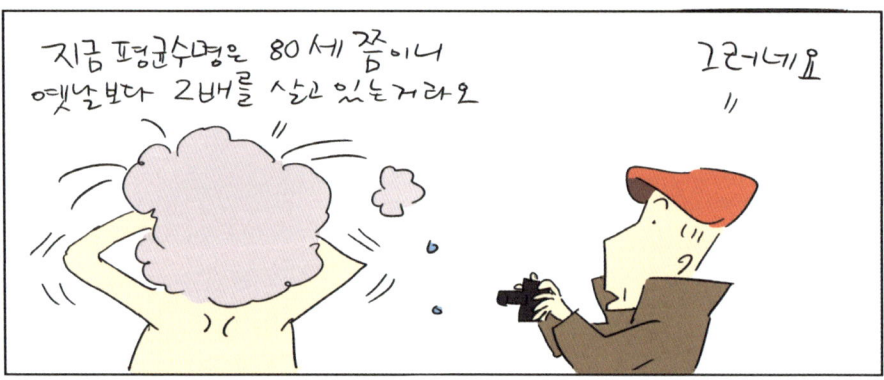

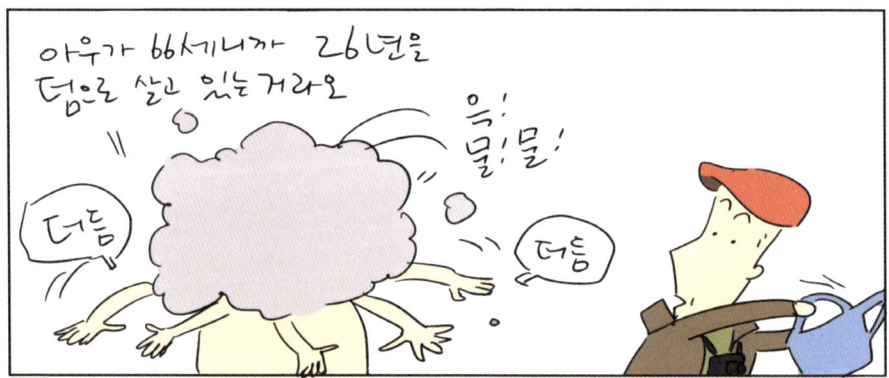

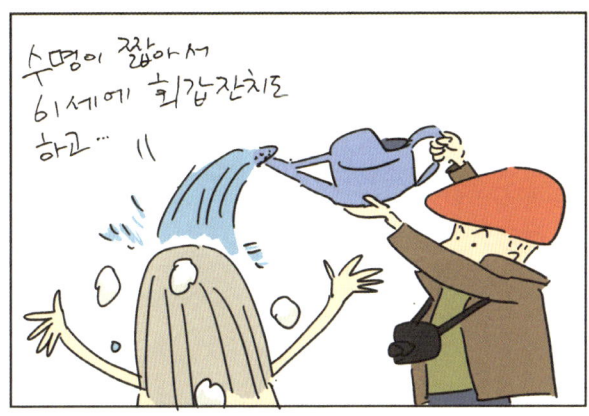
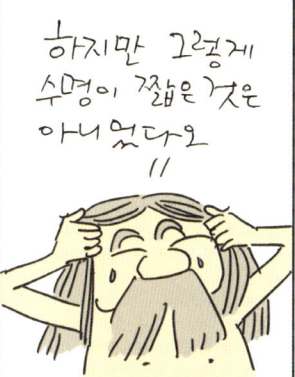
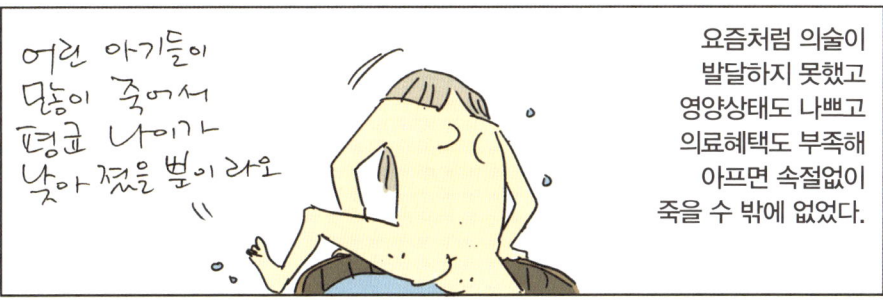
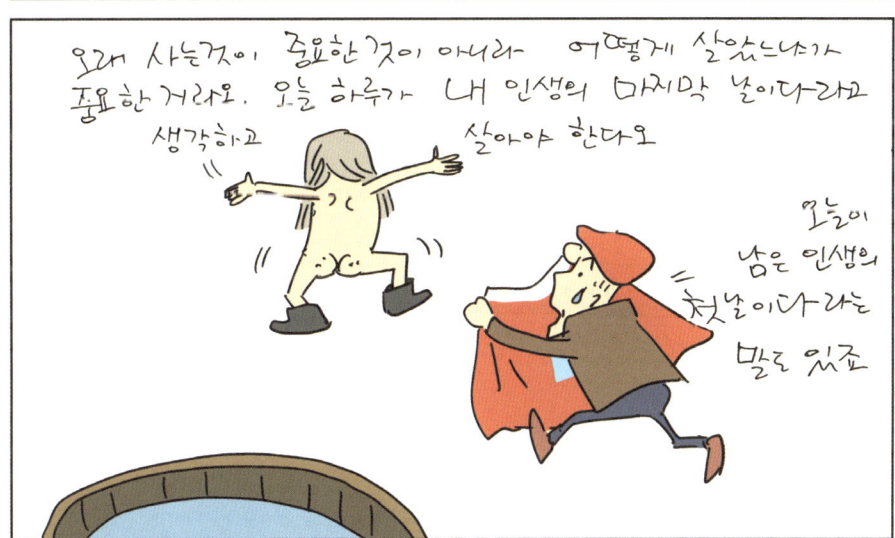

42화 숟가락과 술잔을 내려놓아라

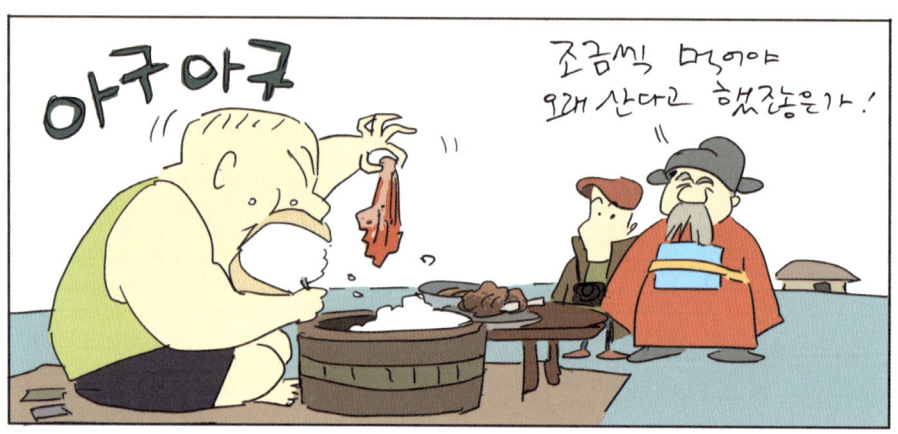

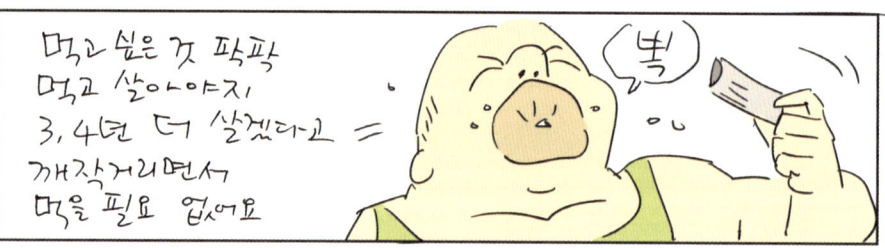

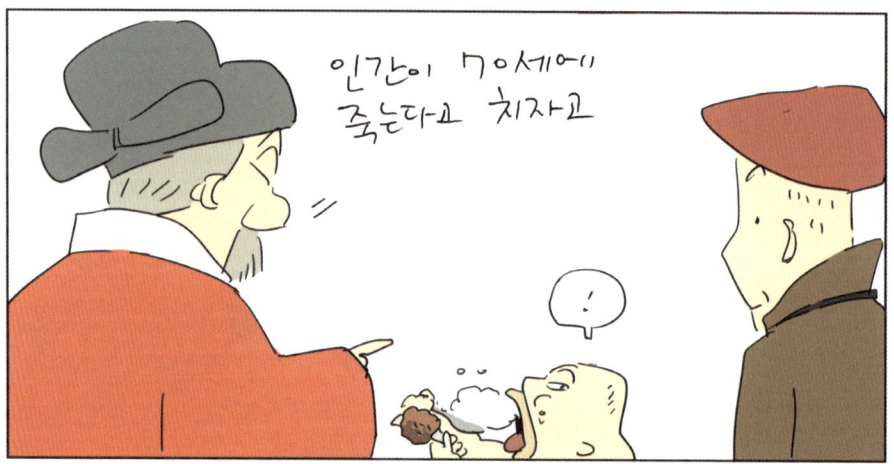

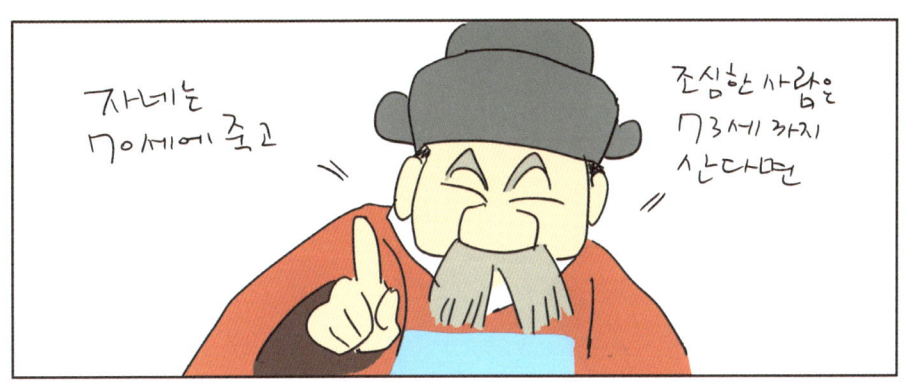
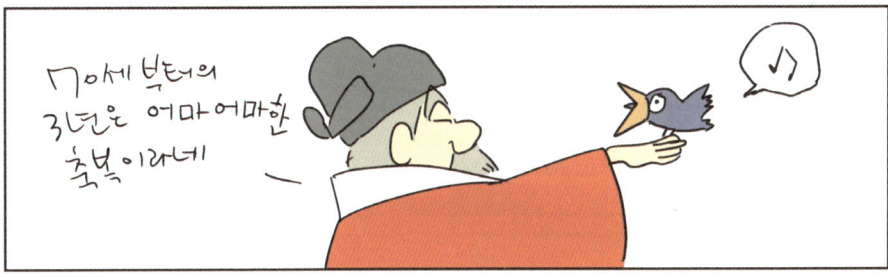
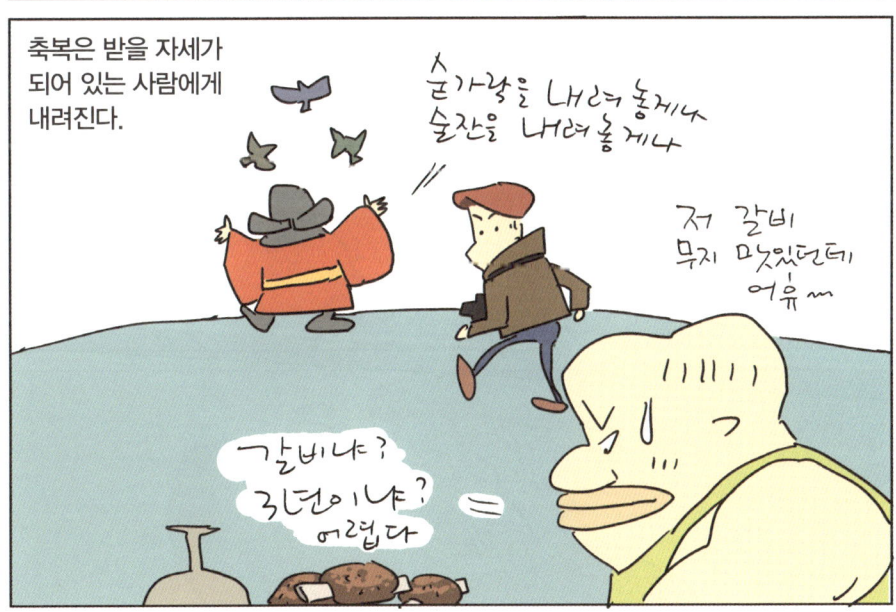

43화 삭발해주세요

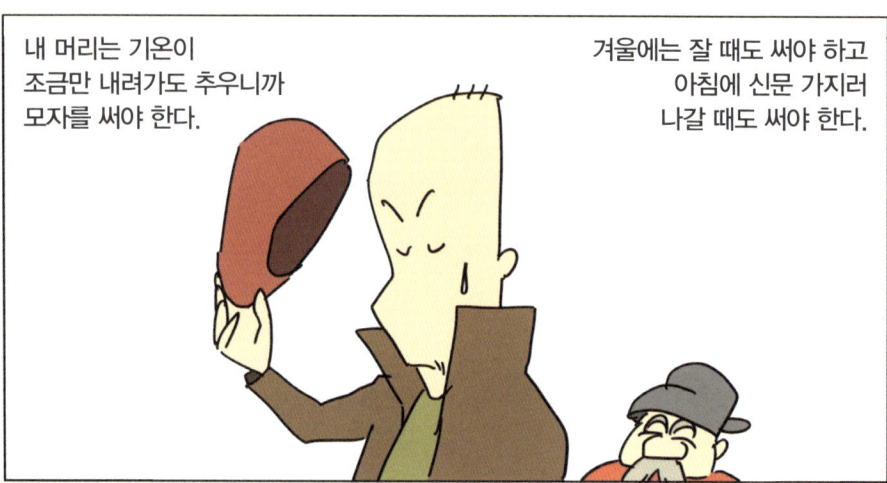

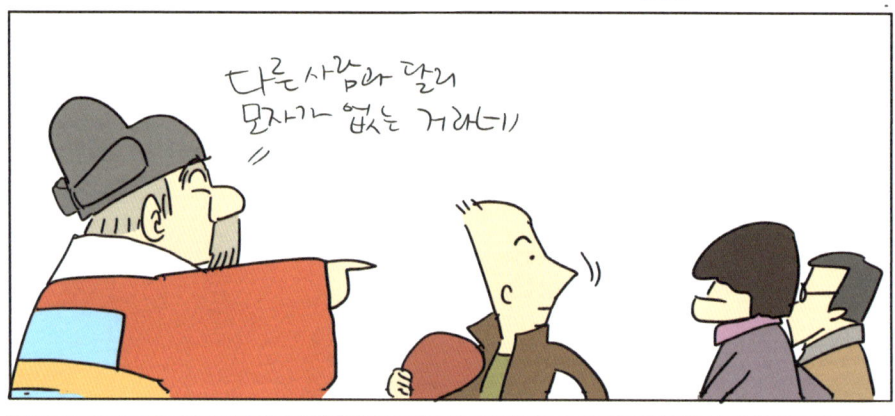

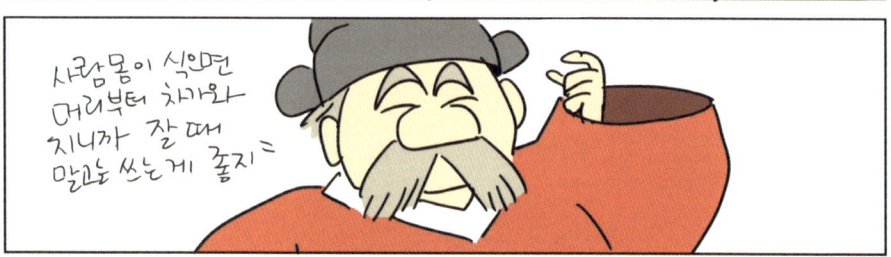

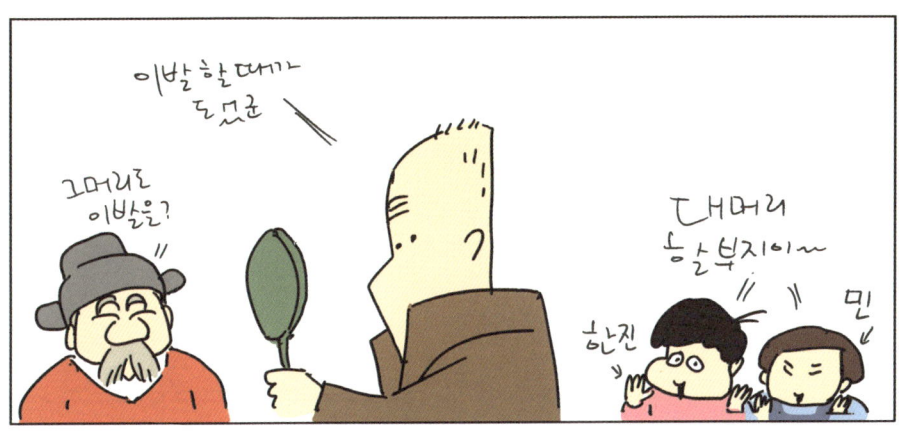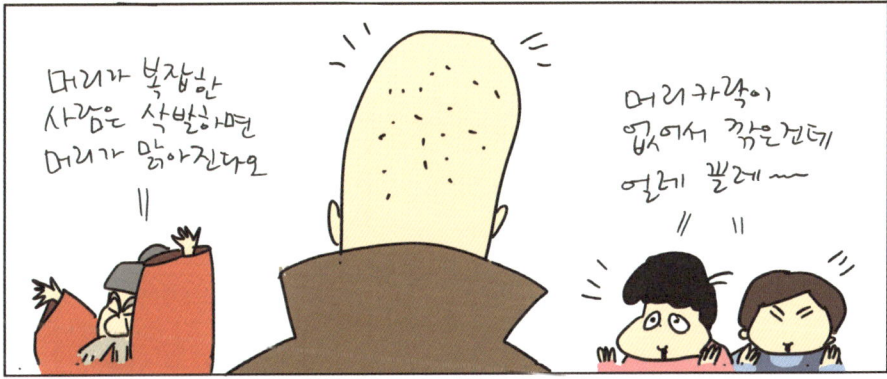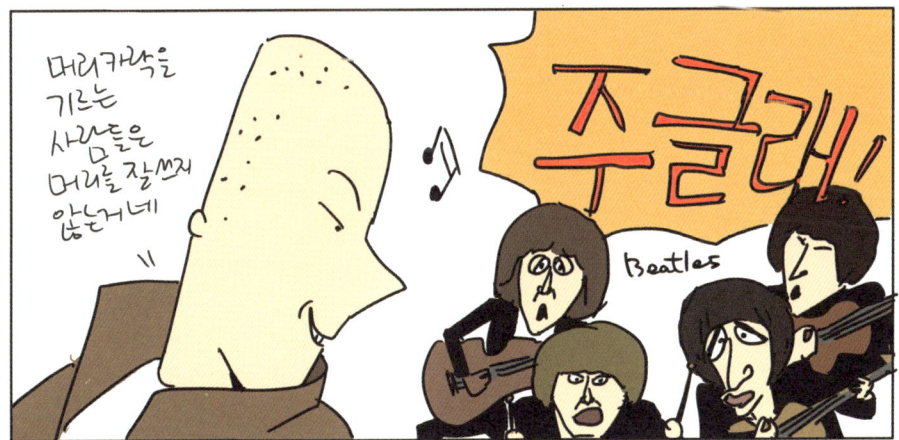

44화 권장 교접 횟수

20대 4일에 한 번

30대 8일에 한 번

40대 16일에 한 번

60대 30일에 한 번

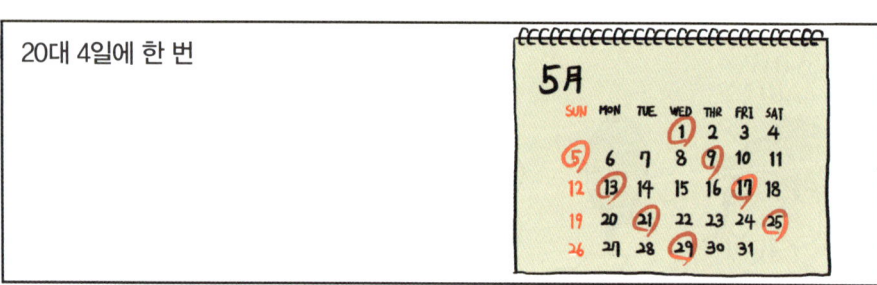

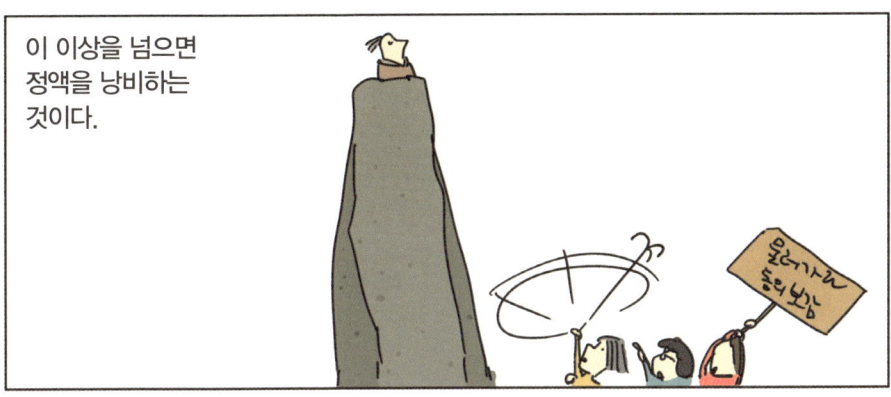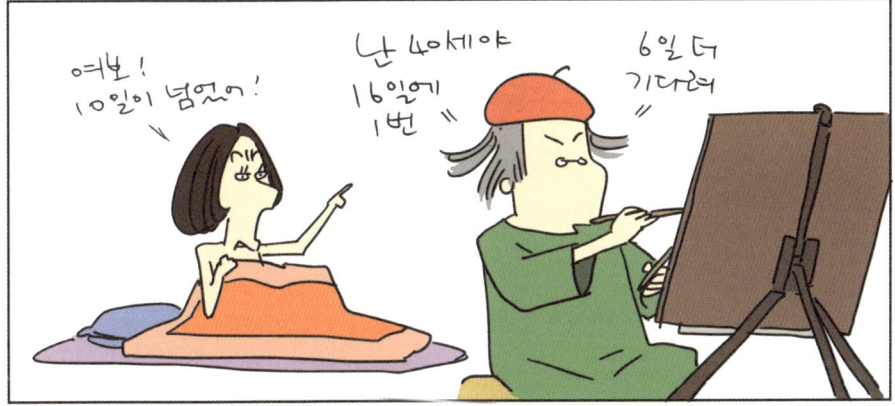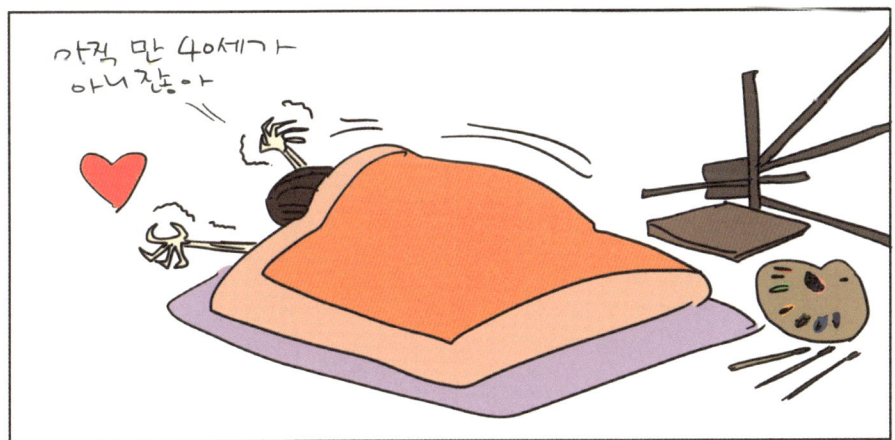

45화 매일은 무리야

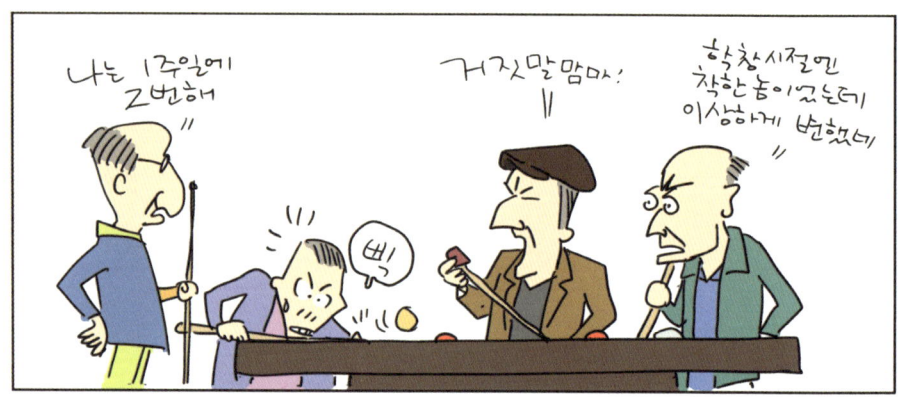

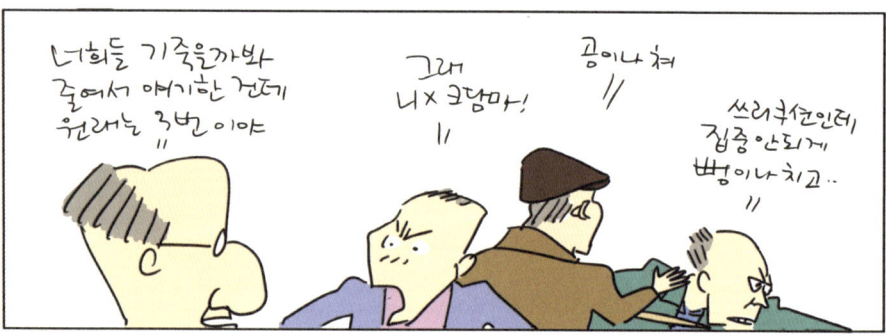

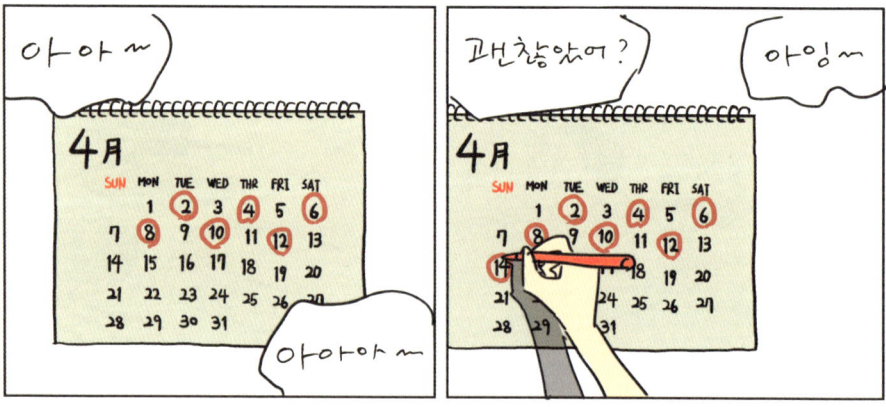

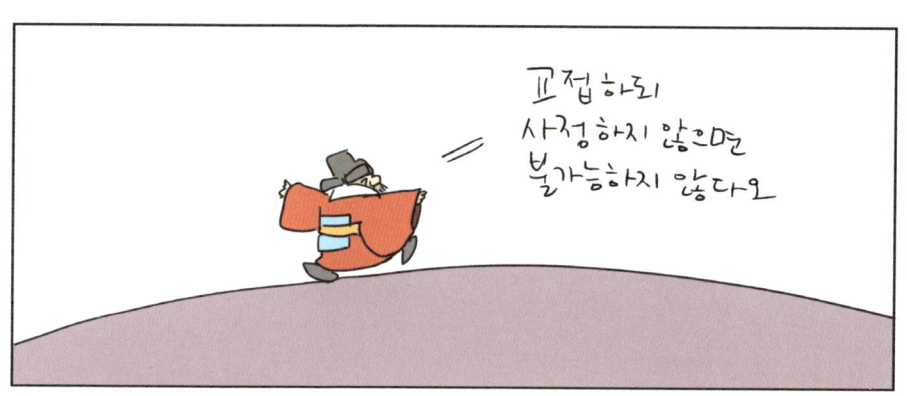
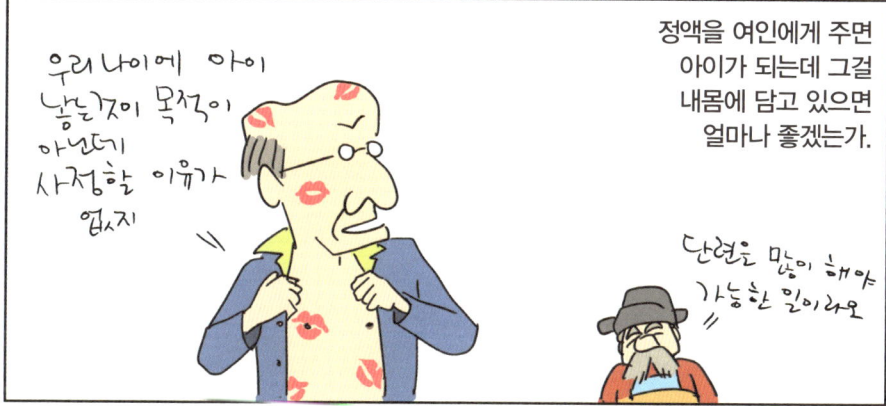
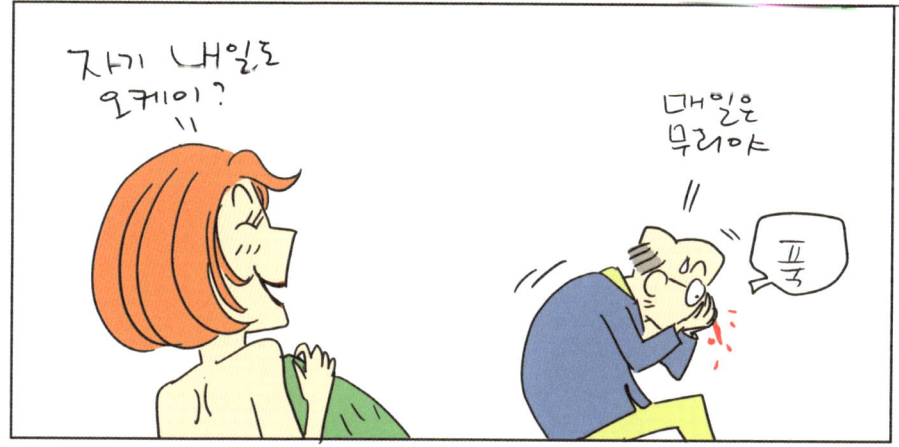

46화 맛있는 음식은 가난한 사람이 먹는다

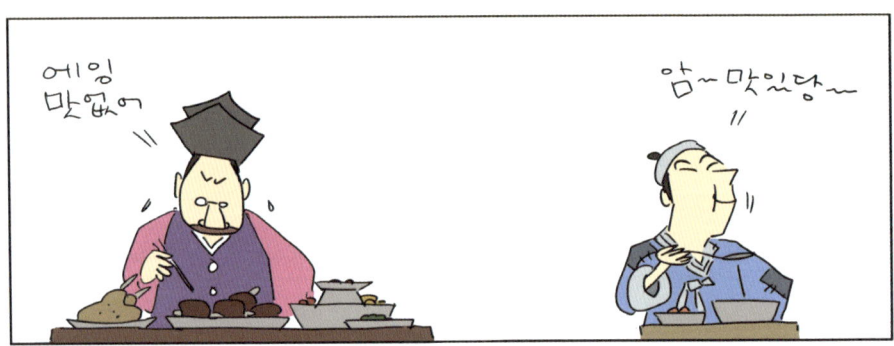

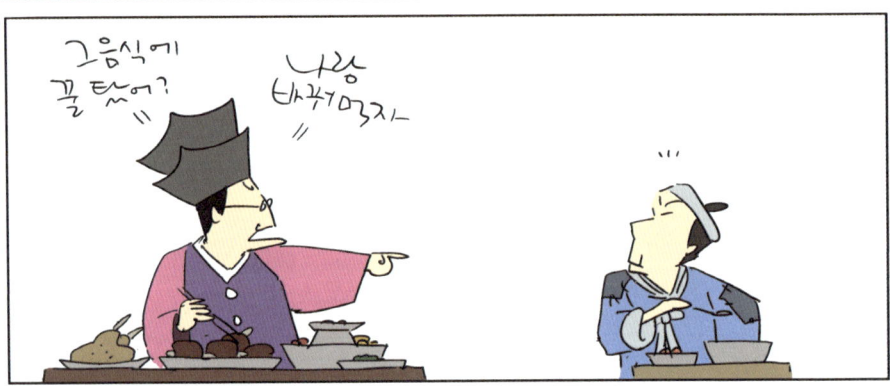

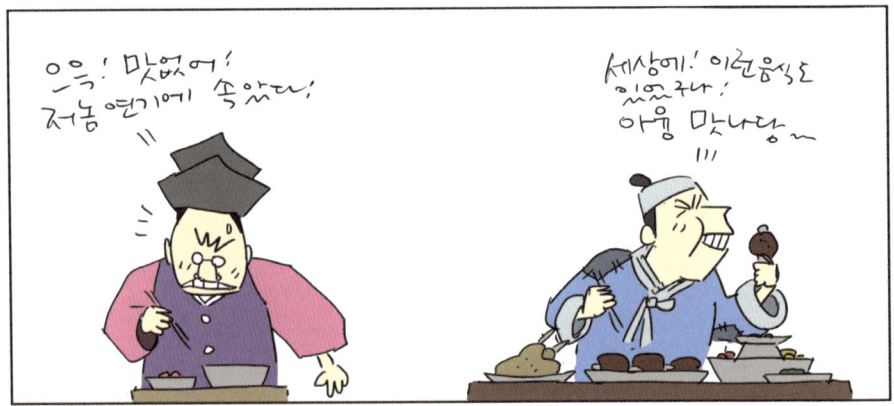

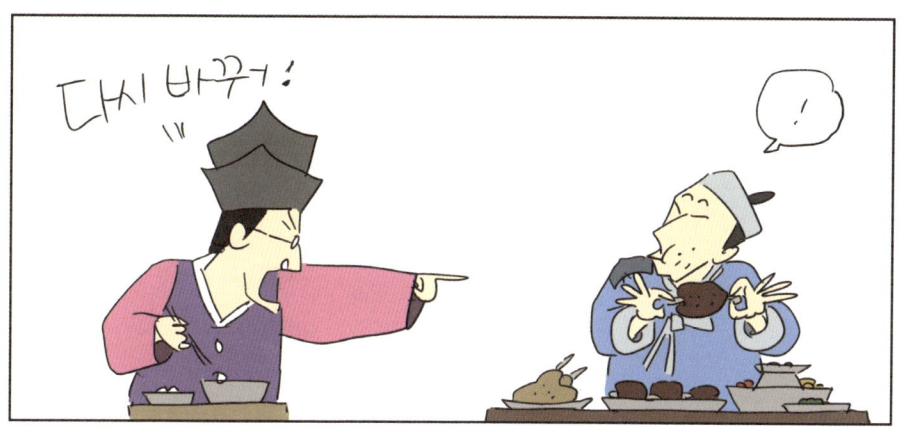
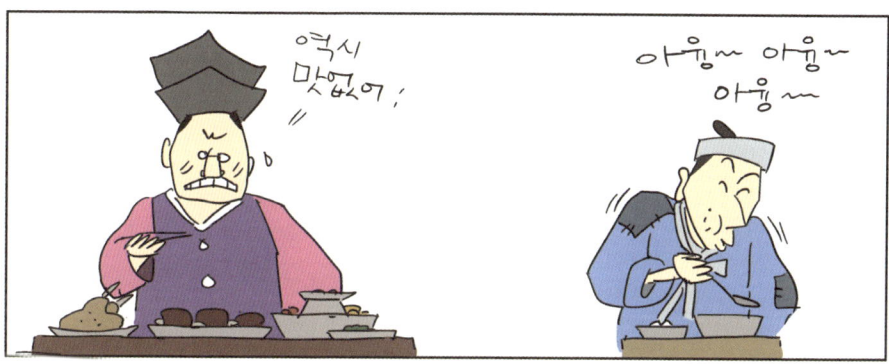
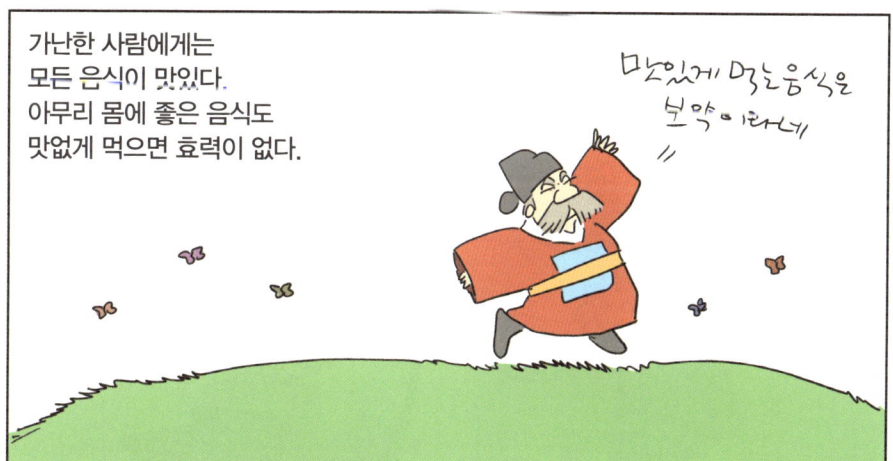

건강할 때 보약을 챙겨라

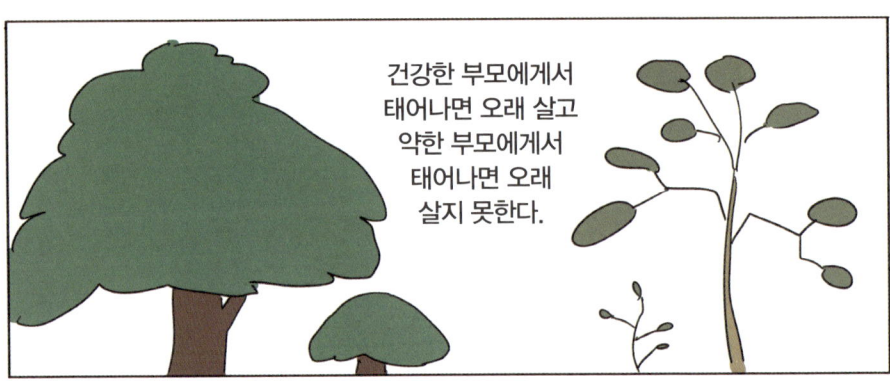

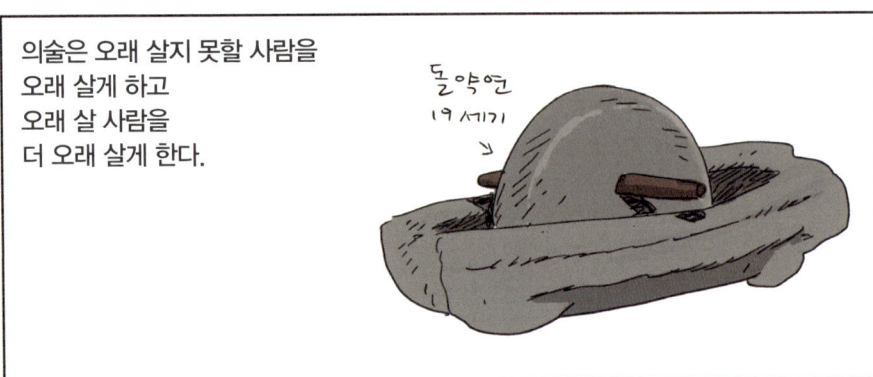

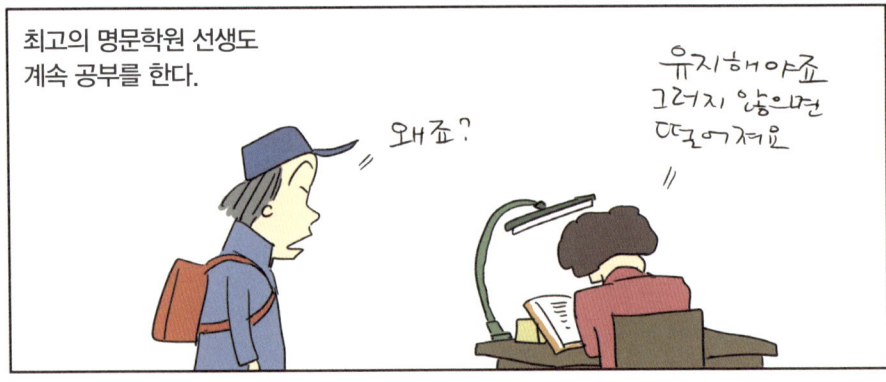

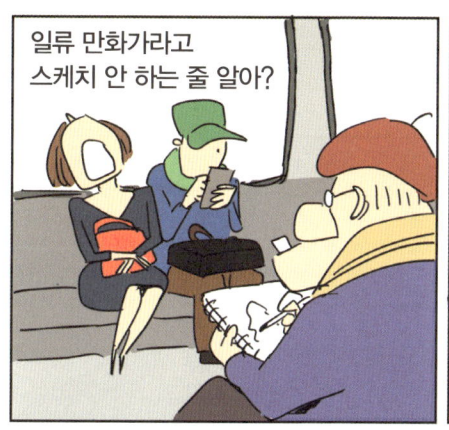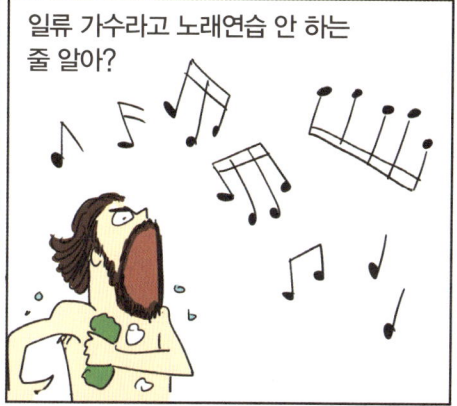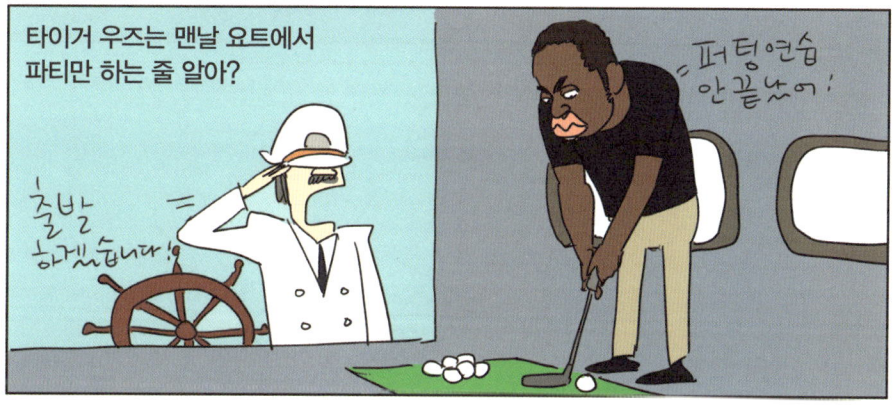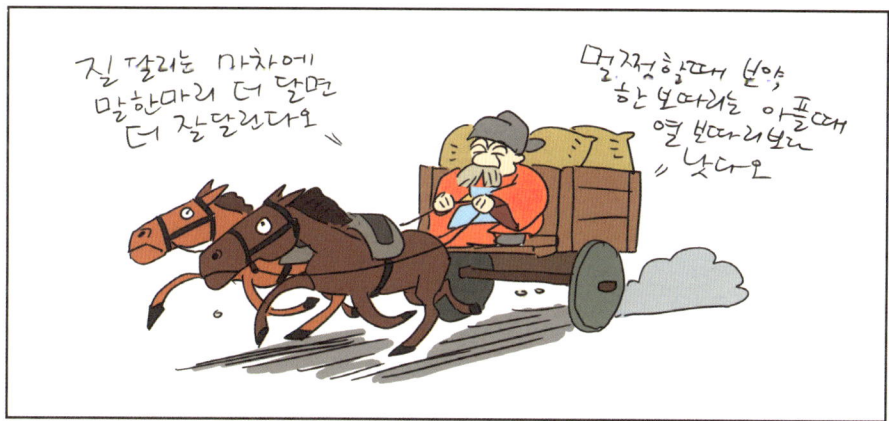

48화 발뒤꿈치로 숨 쉬기

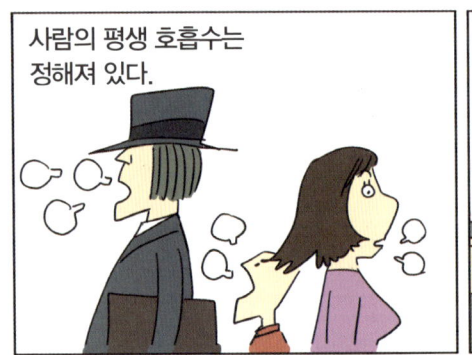

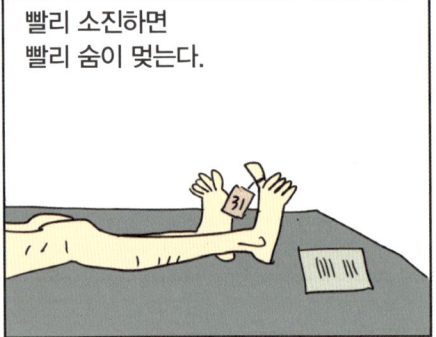

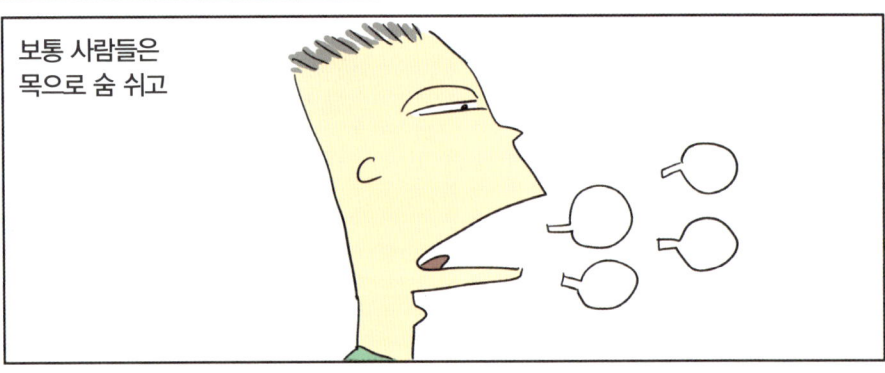

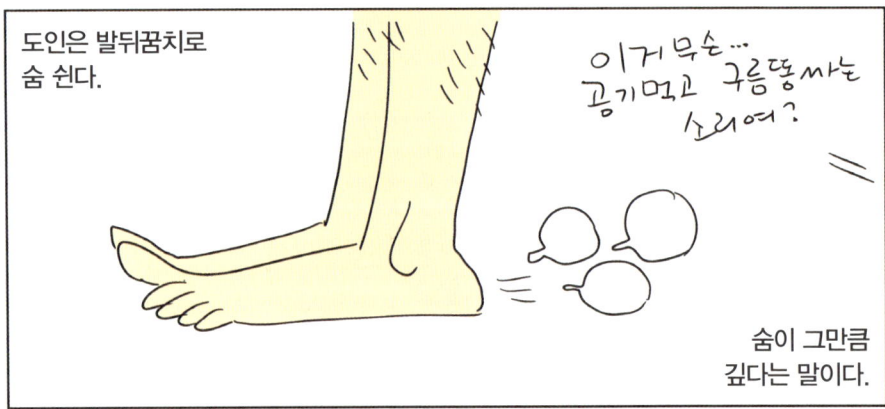

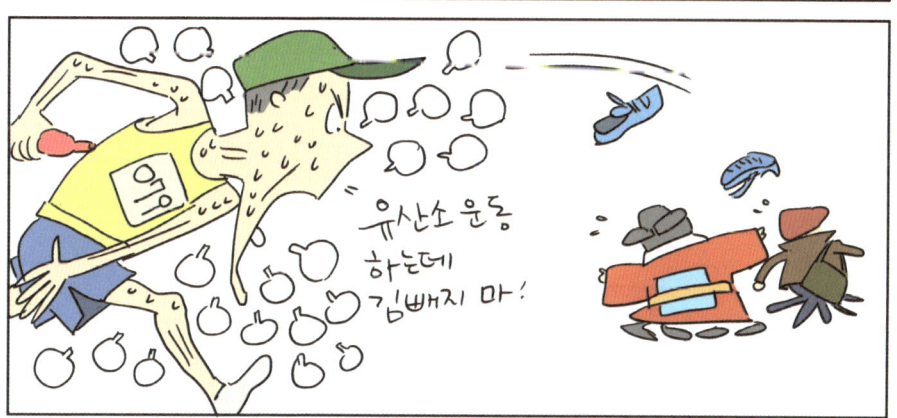

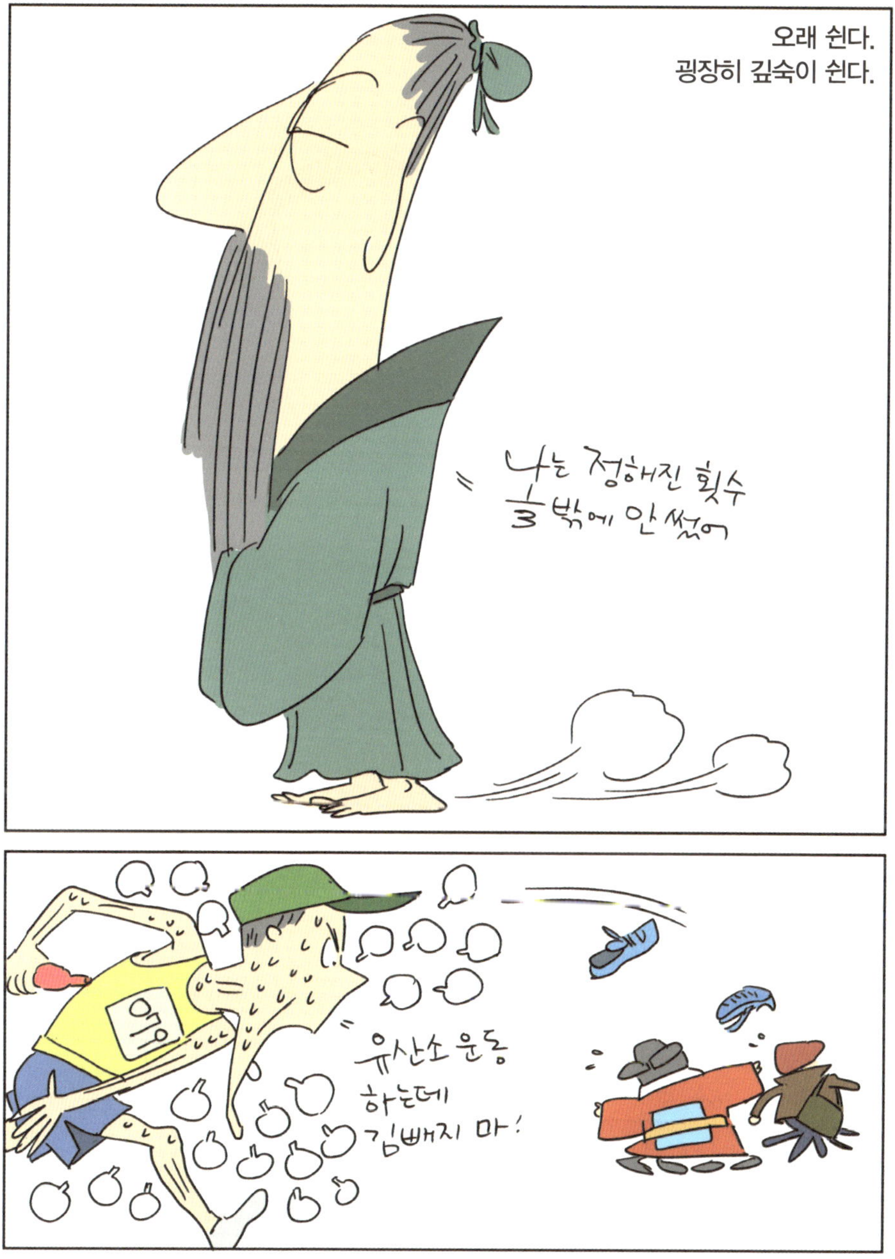

49화 침 뱉지 마라

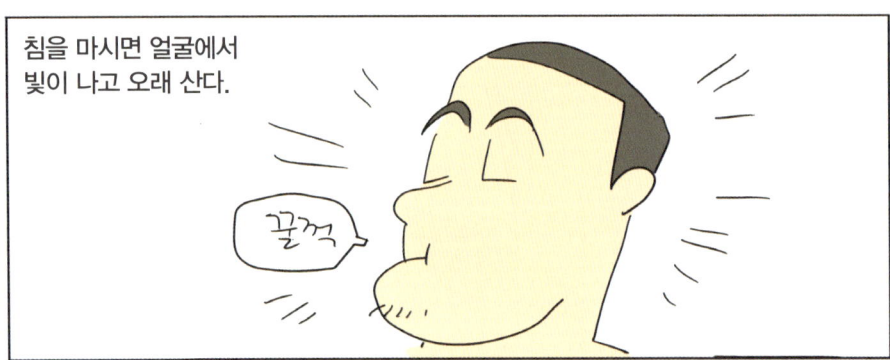

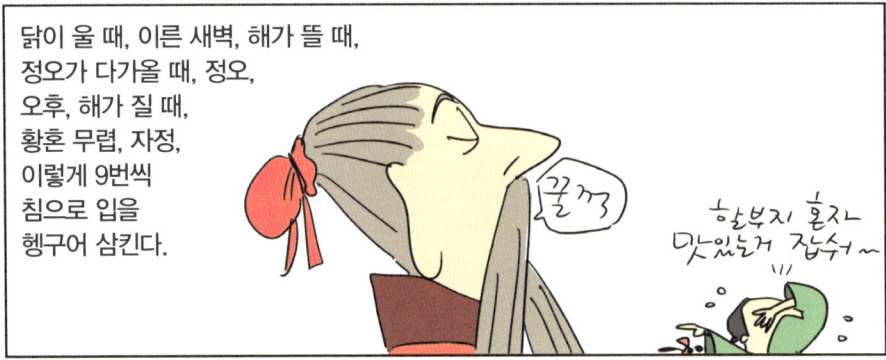

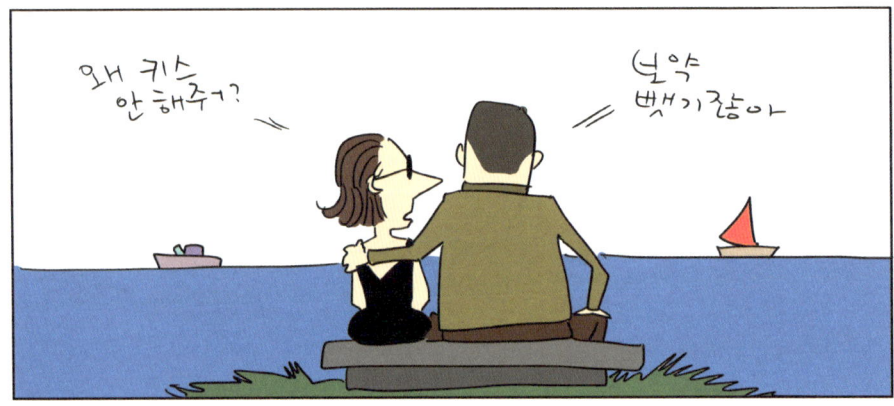

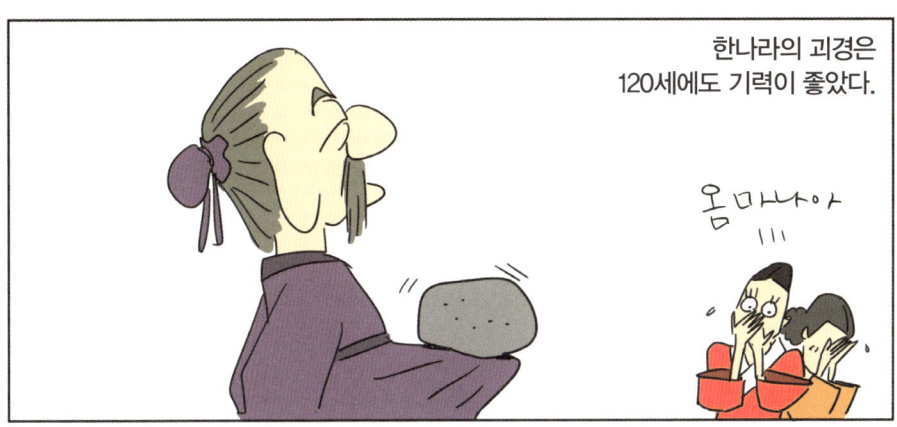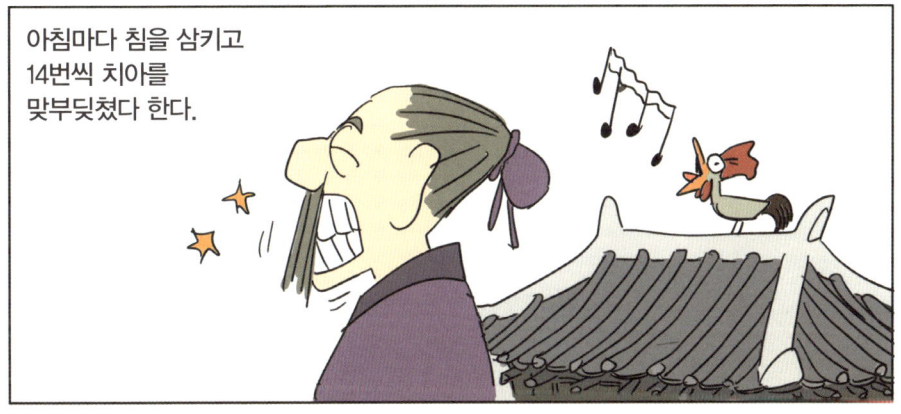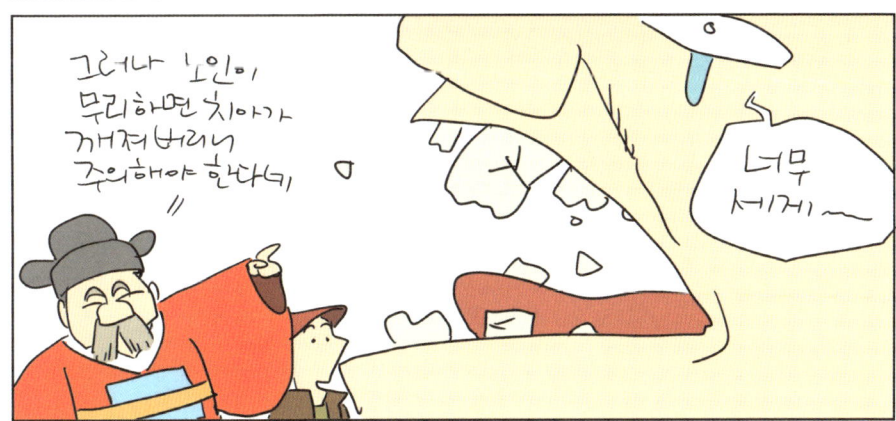

50화 히말라야에서는

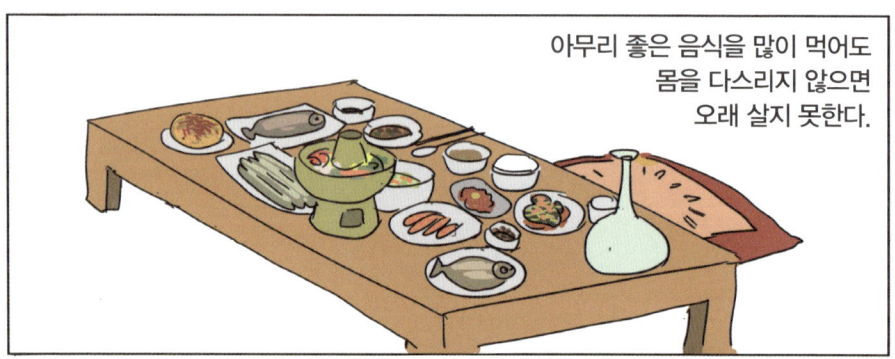

아무리 좋은 음식을 많이 먹어도
몸을 다스리지 않으면
오래 살지 못한다.

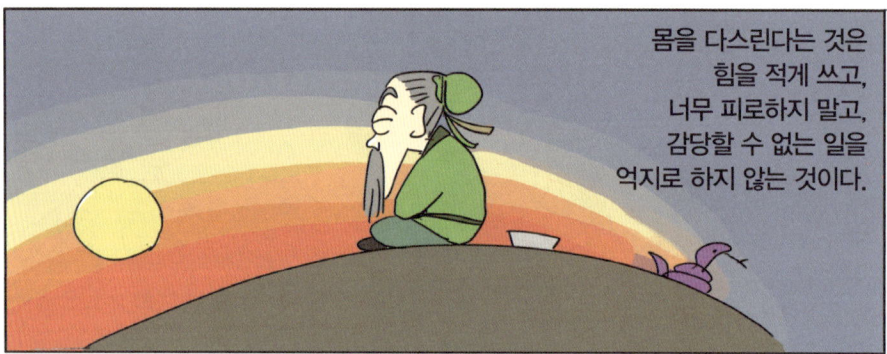

몸을 다스린다는 것은
힘을 적게 쓰고,
너무 피로하지 말고,
감당할 수 없는 일을
억지로 하지 않는 것이다.

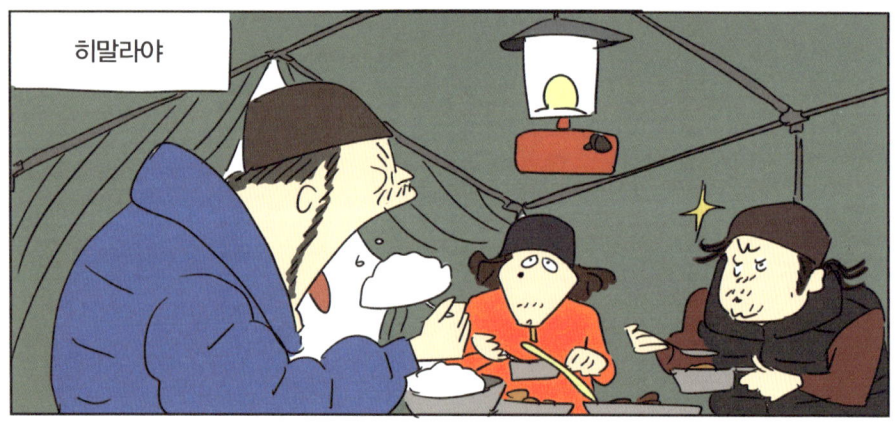

히말라야

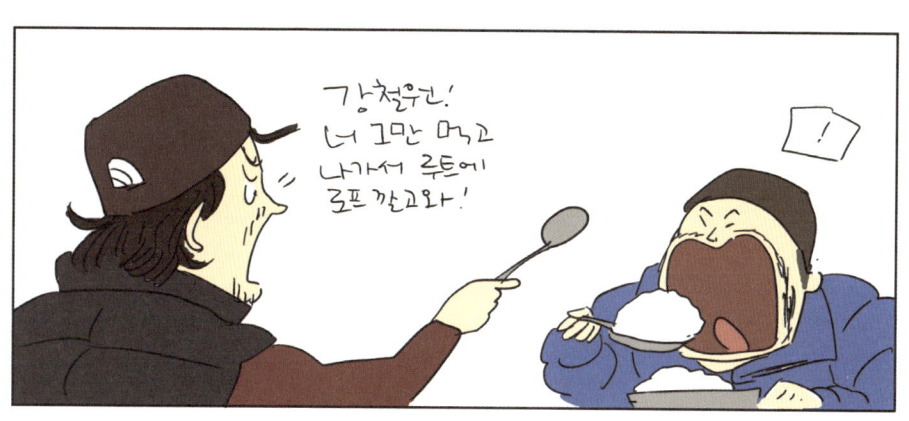

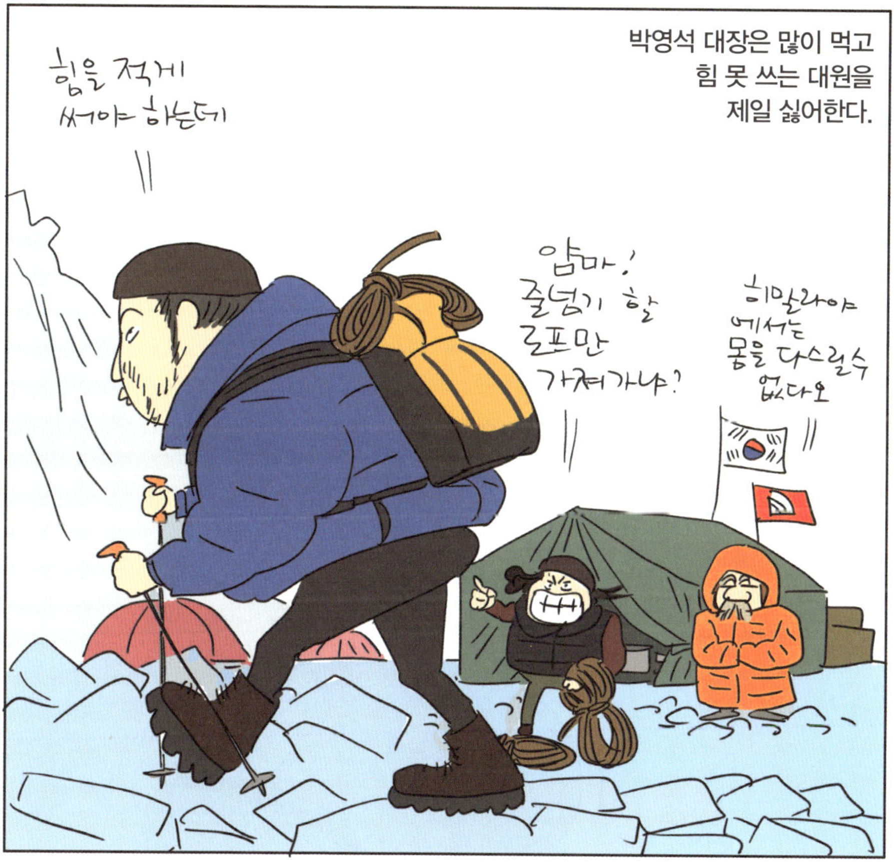

51화 다섯 가지 맛

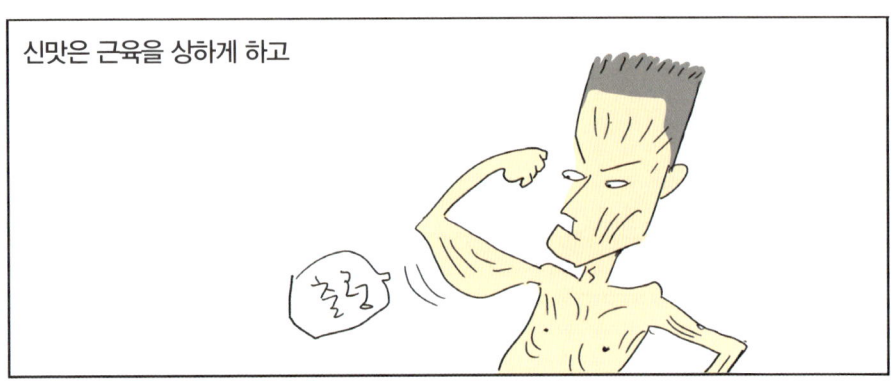

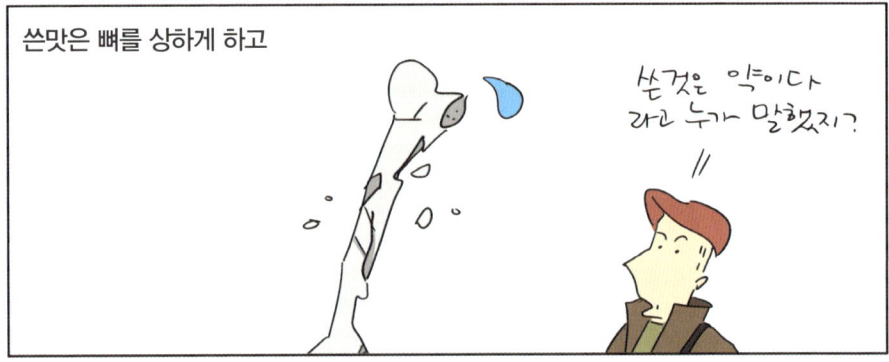

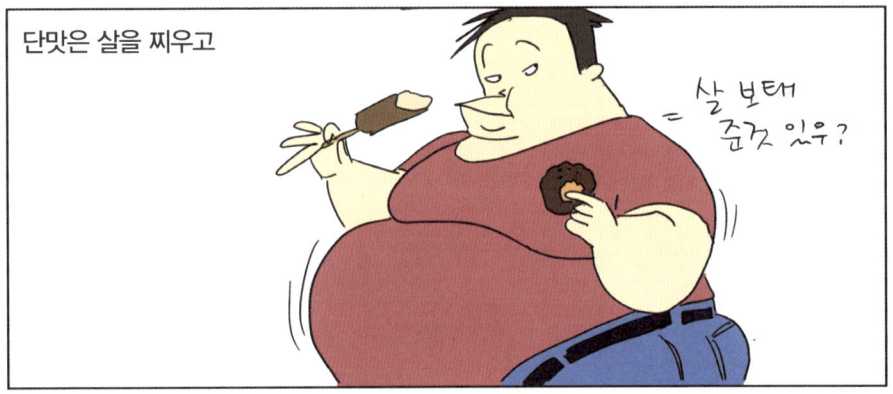

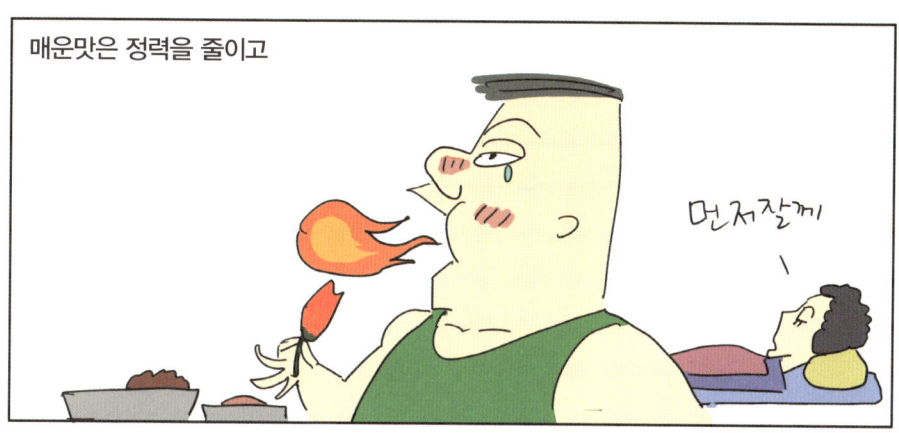

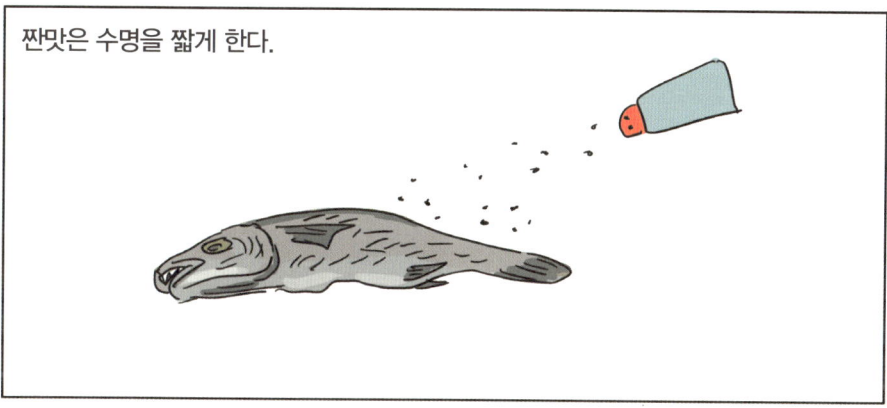

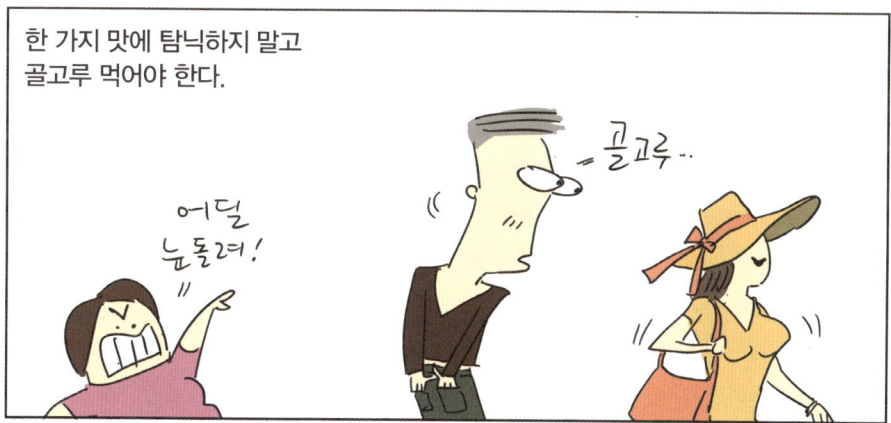

52화 홀아비는 오래 살겠네?

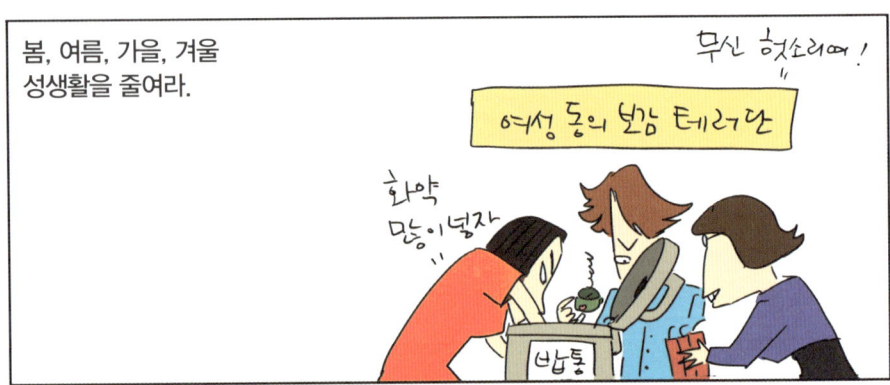

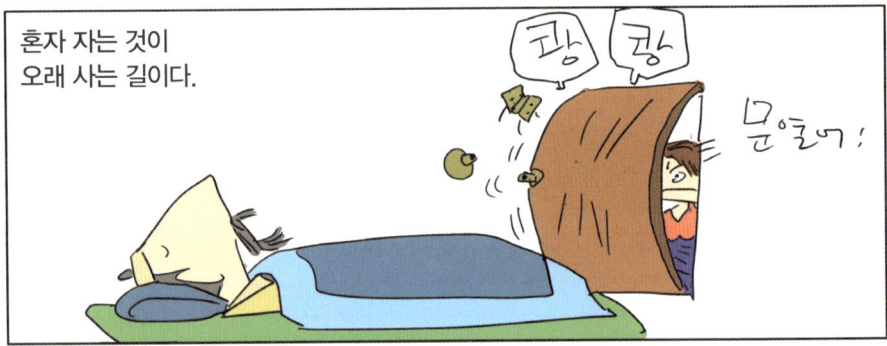

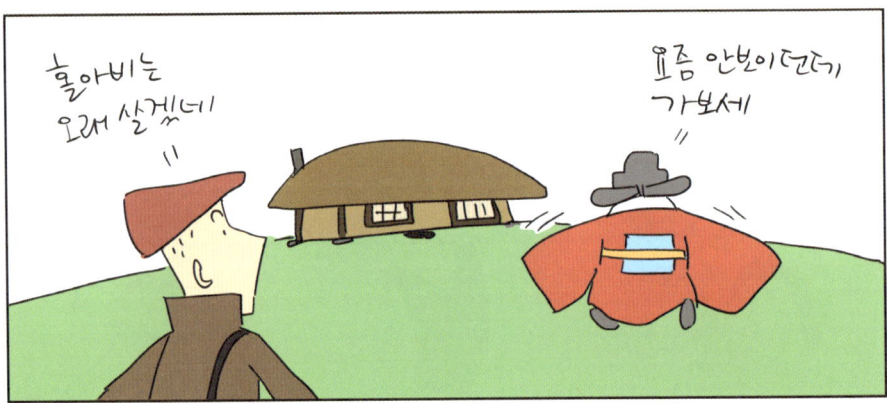

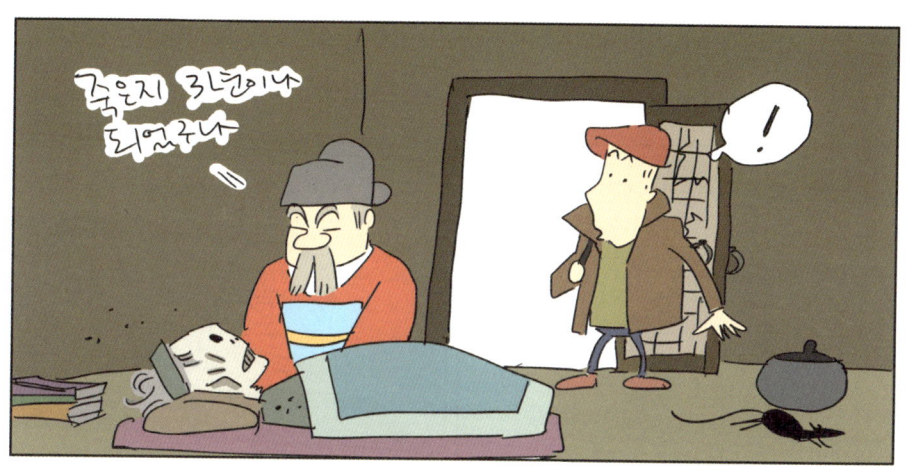

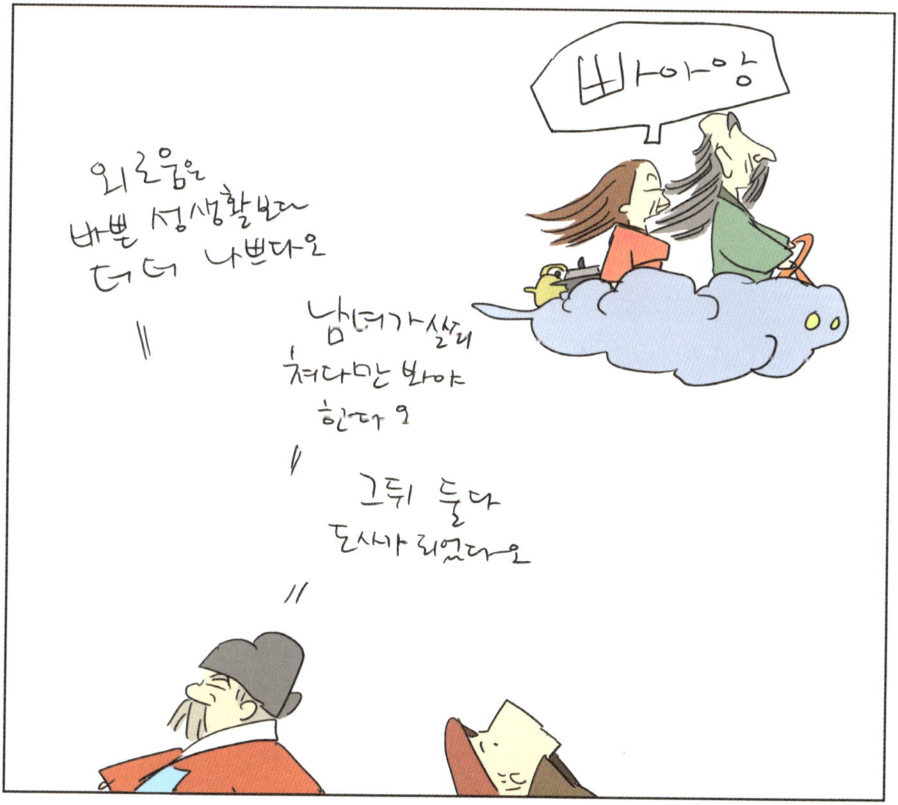

53화 재물 욕심

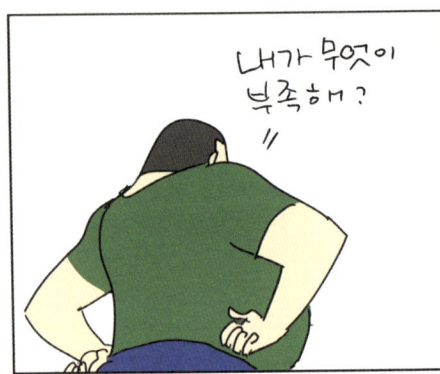
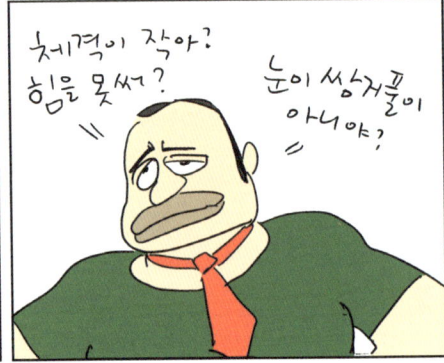
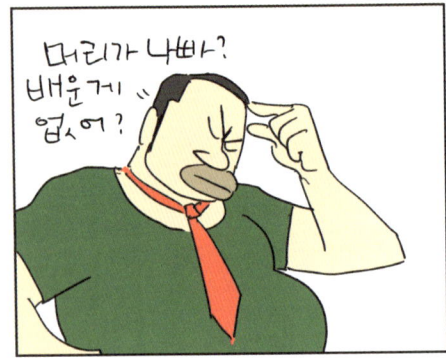
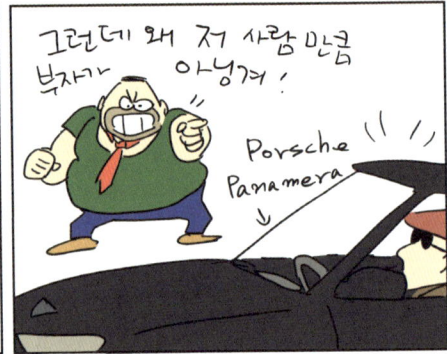
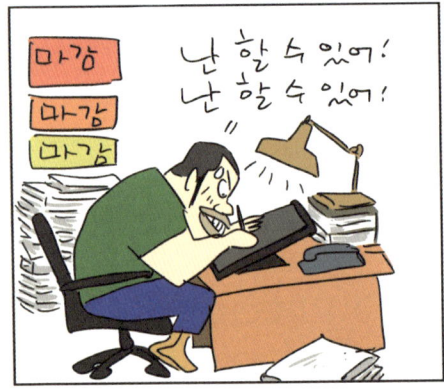
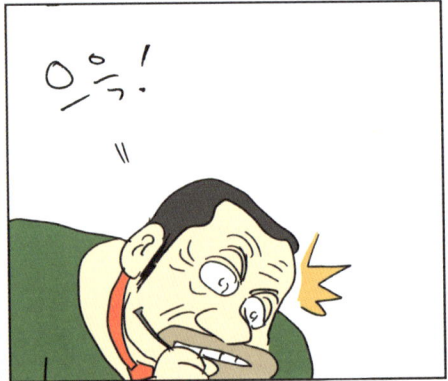

재물은 밥상이다.
남의 밥상 큰 것만 보다가는
내 밥 쉬어터진다.

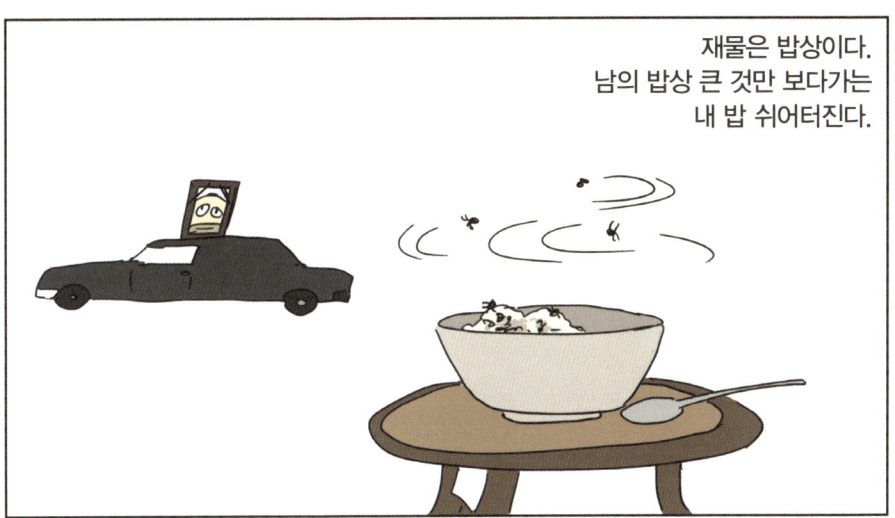

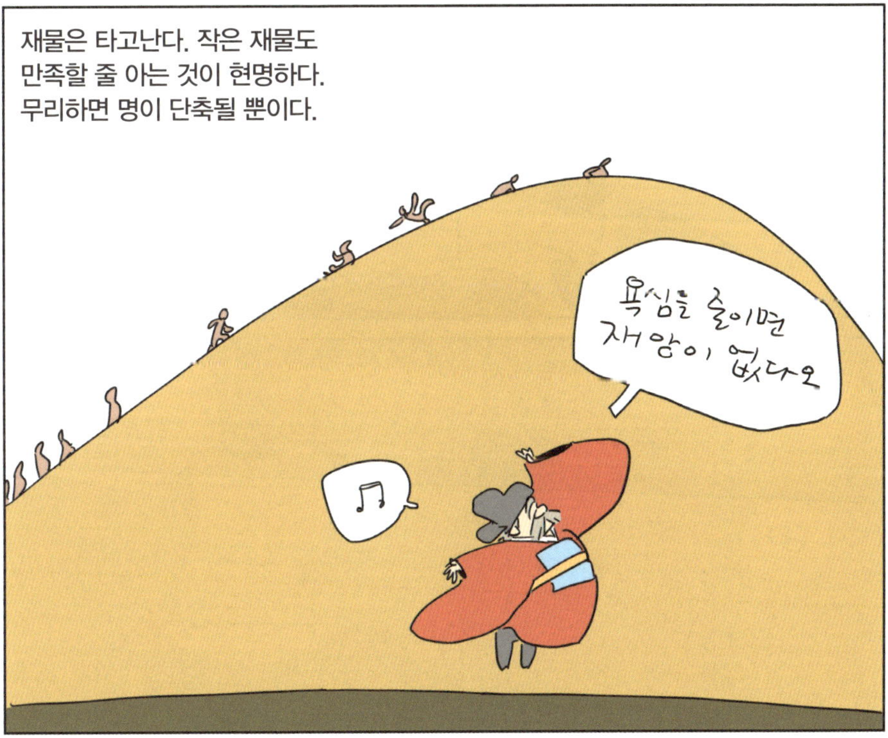

재물은 타고난다. 작은 재물도
만족할 줄 아는 것이 현명하다.
무리하면 명이 단축될 뿐이다.

54화 새벽에는 참아라

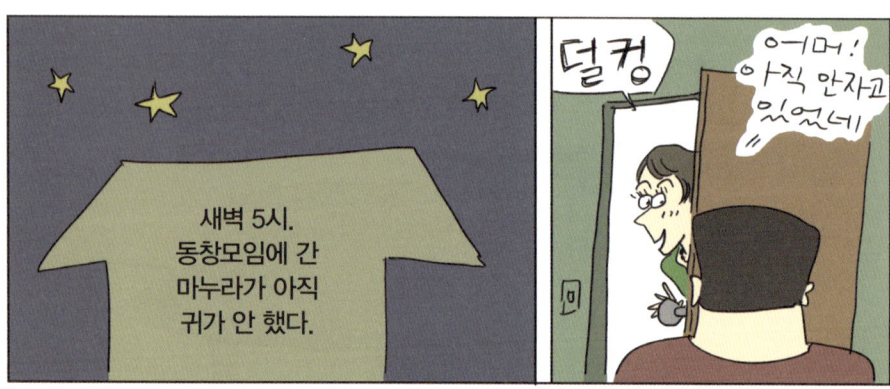

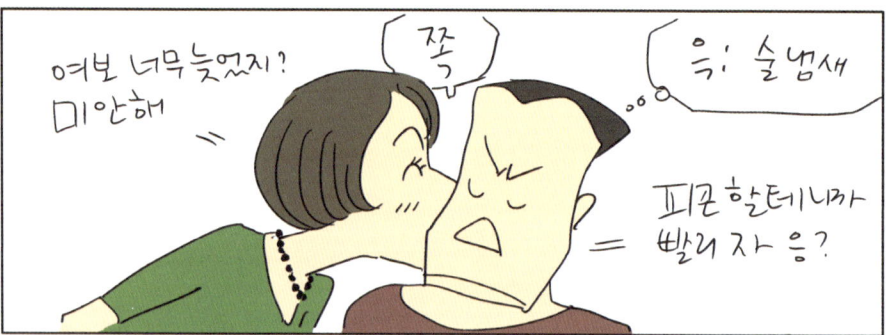

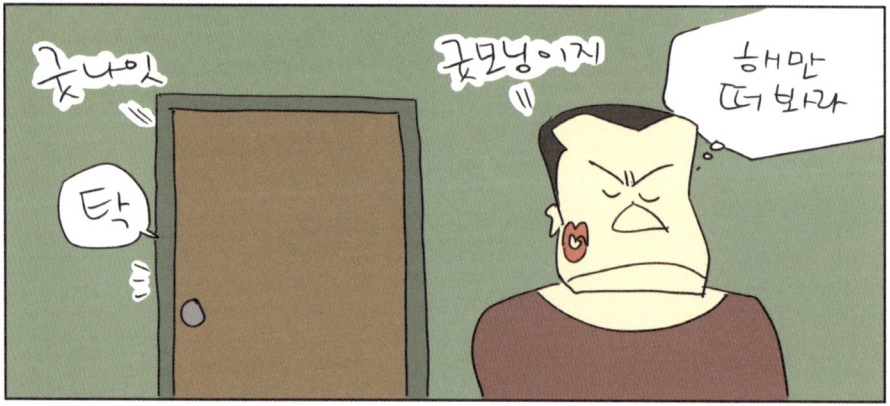

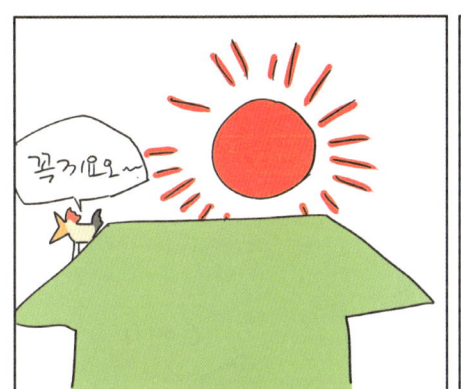
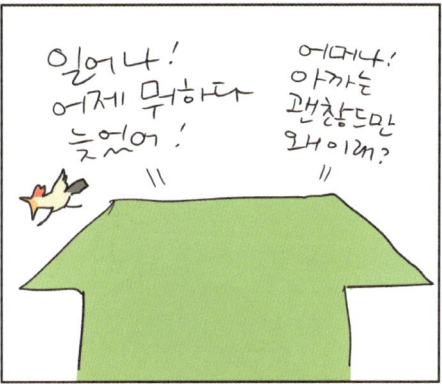

성내지 마라. 특히 새벽에 성내는 것을 꼭 참아라. 이것도 많은 수양이 필요하다. 이 남자는 오래 살려고 마누라 새벽 귀가를 화내지 않고 해가 뜰 때까지 참은 것이다.

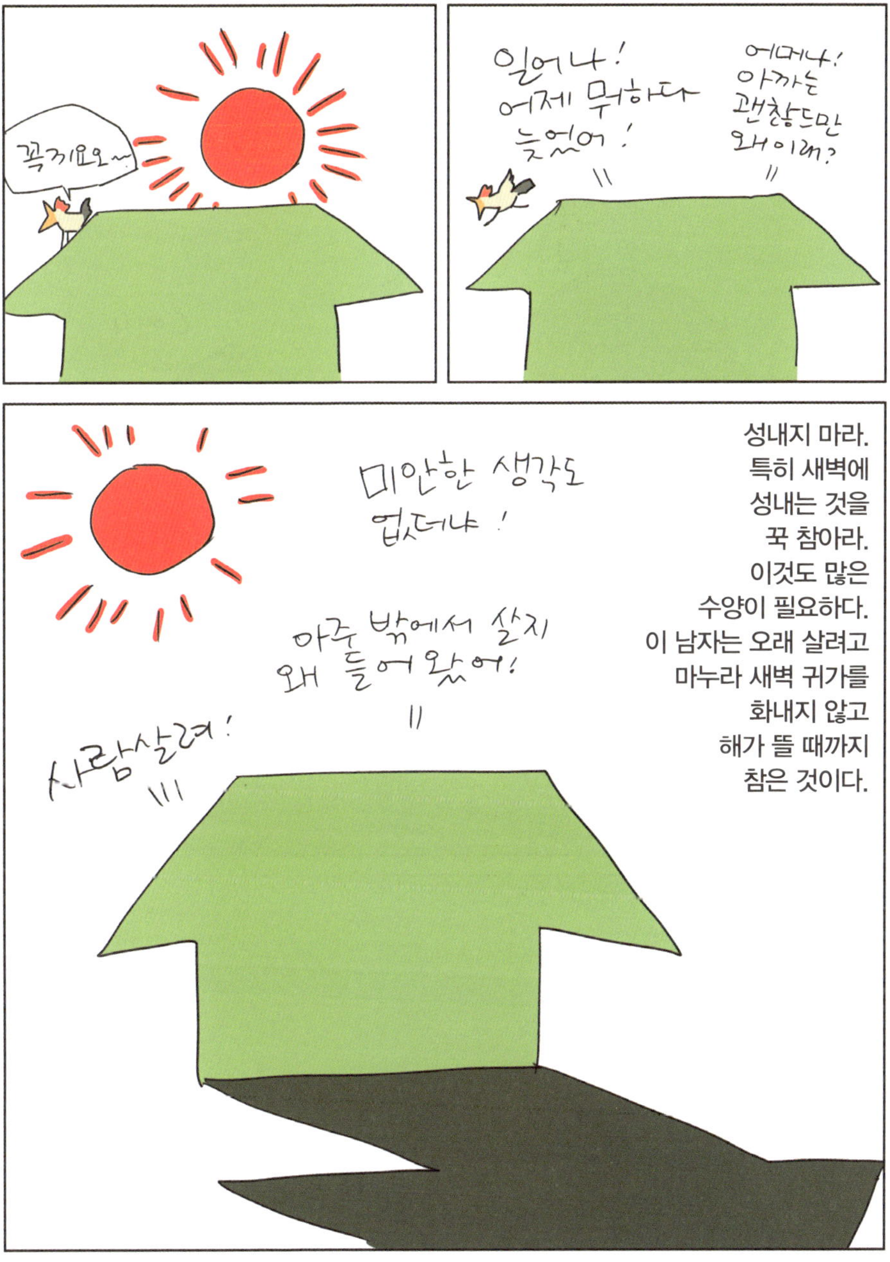

55화 감기는 고마운 병

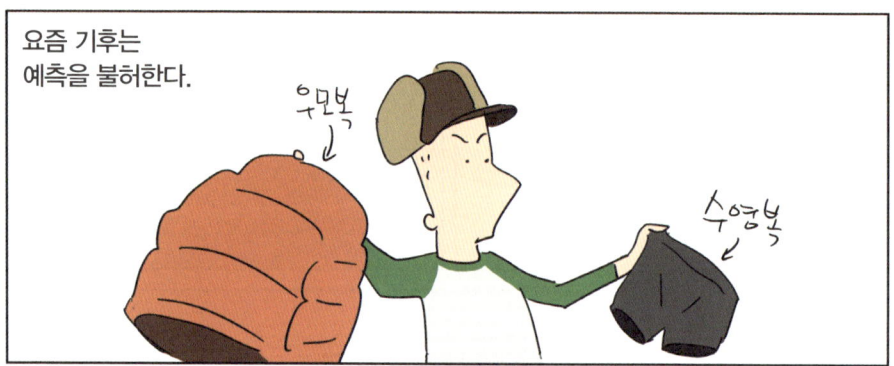

요즘 기후는 예측을 불허한다.

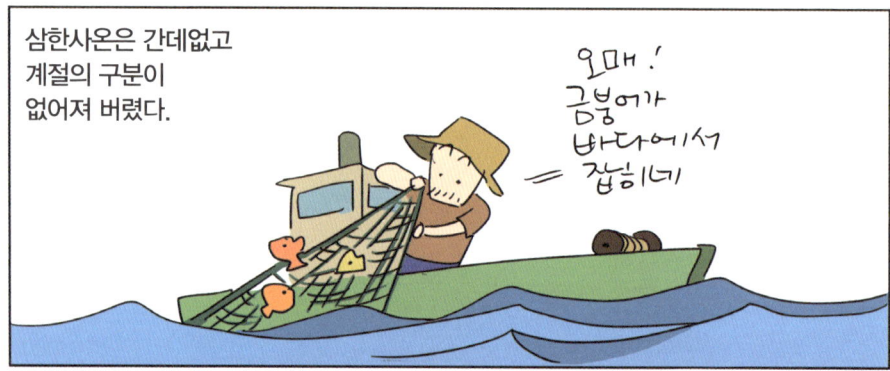

삼한사온은 간데없고 계절의 구분이 없어져 버렸다.

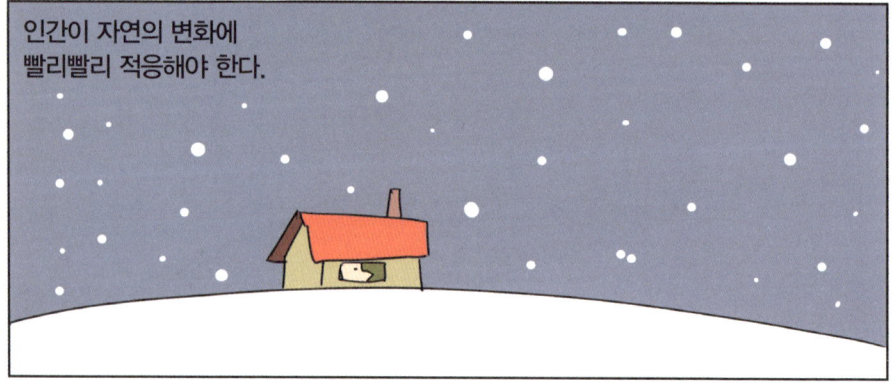

인간이 자연의 변화에 빨리빨리 적응해야 한다.

단기적인 적응에
실패했을 때
적응을 위해
앓게 되는 것이
감기다.

그래서 감기는
고마운 병이다.

다르게 보면 감기는 앓고
지나가야 한다.
그래야 면역력이 생긴다.

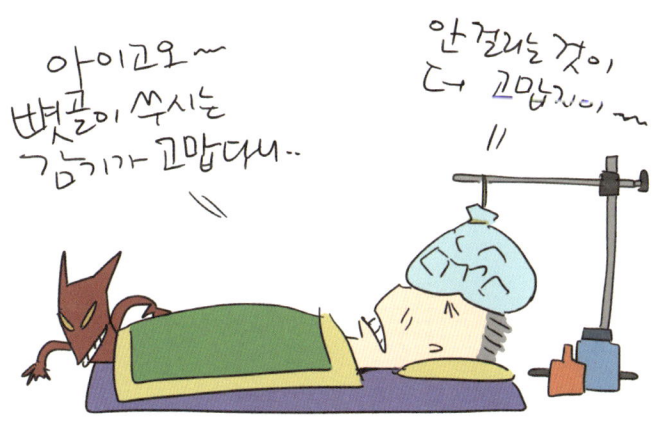

"사람의 질병은 모두 조리와 섭생의 잘못에서 생기는 것이므로
수양을 우선하고 약물은 그다음이어야 한다."

− 선조(조선 제14대 왕, 재위 1567∼1608)

양생법의 실천

인류의 수명이 늘어난 데에는 의학의 역할보다는
음식과 환경의 영향이 더 컸다.
음식은 단순히 배를 채우거나 입맛을 만족시키기 위한 것이 아니다.
제대로 먹지 않으면 내 몸을 위한 음식이 나를 해친다.
무엇을 어떻게 먹는지와 더불어
자고 일어나 활동하는 모든 것이 올바르지 않을 때 병이 생긴다.
올바로 사는 것, 그것이 바로 양생이며 한 마디로 모든 병은
양생을 잘못한 데서 오는 것이다. 양생을 잘 하면 병은 생기지 않는다.
양생은 병이 생기기 전에 미리 병을 막는 것이다.

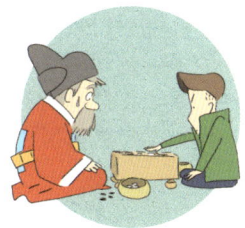

56화 양생법의 총칙

양생법을 잘 따라하면 맥이 고르고 피의 순환이 잘된다.
나쁜 기운이 감히 다가오지 못하고
잘 때 정신을 잃지 않는다.
추위와 더위를 느끼지 않고
병과 재앙이 머물지 않는다.

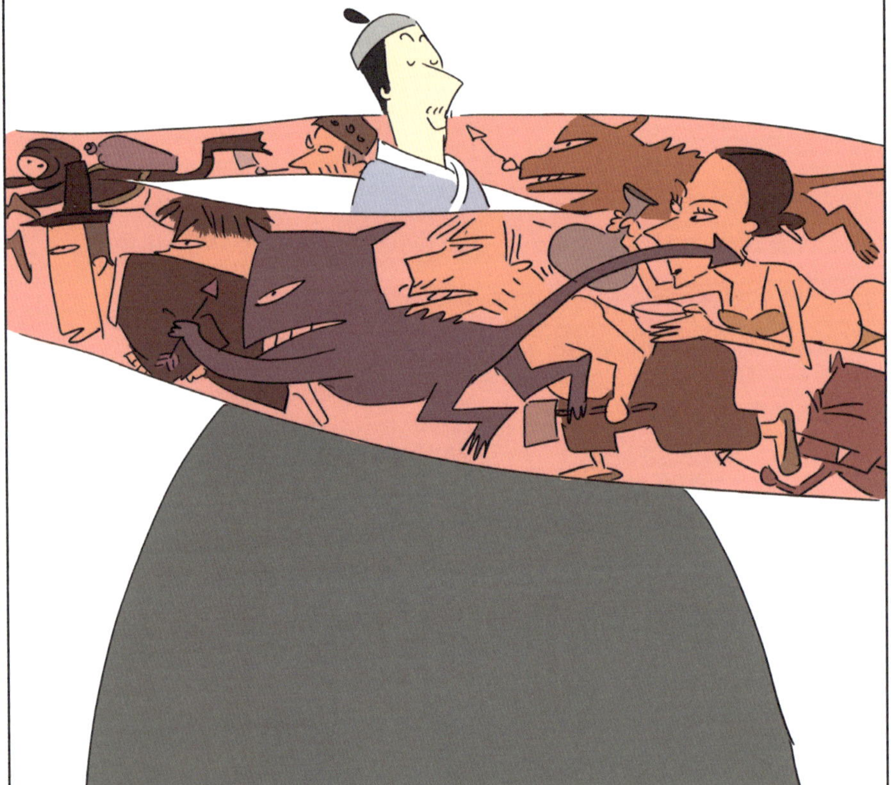

57화 오장 양생법

간장

성내지 않아
간의 기운을 기른다.

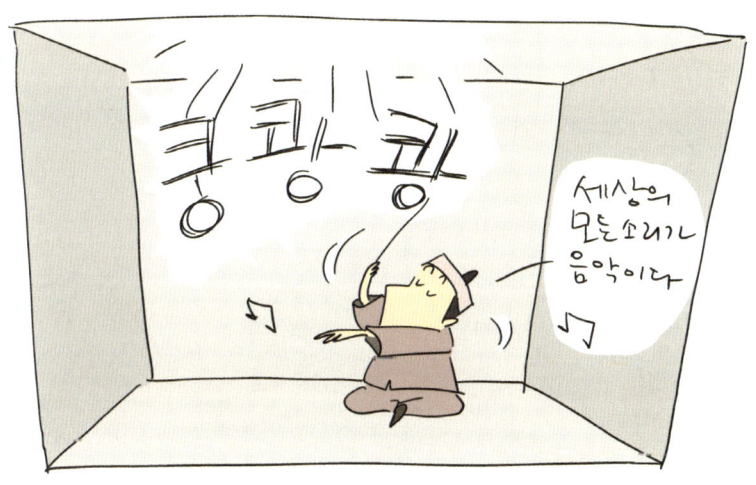

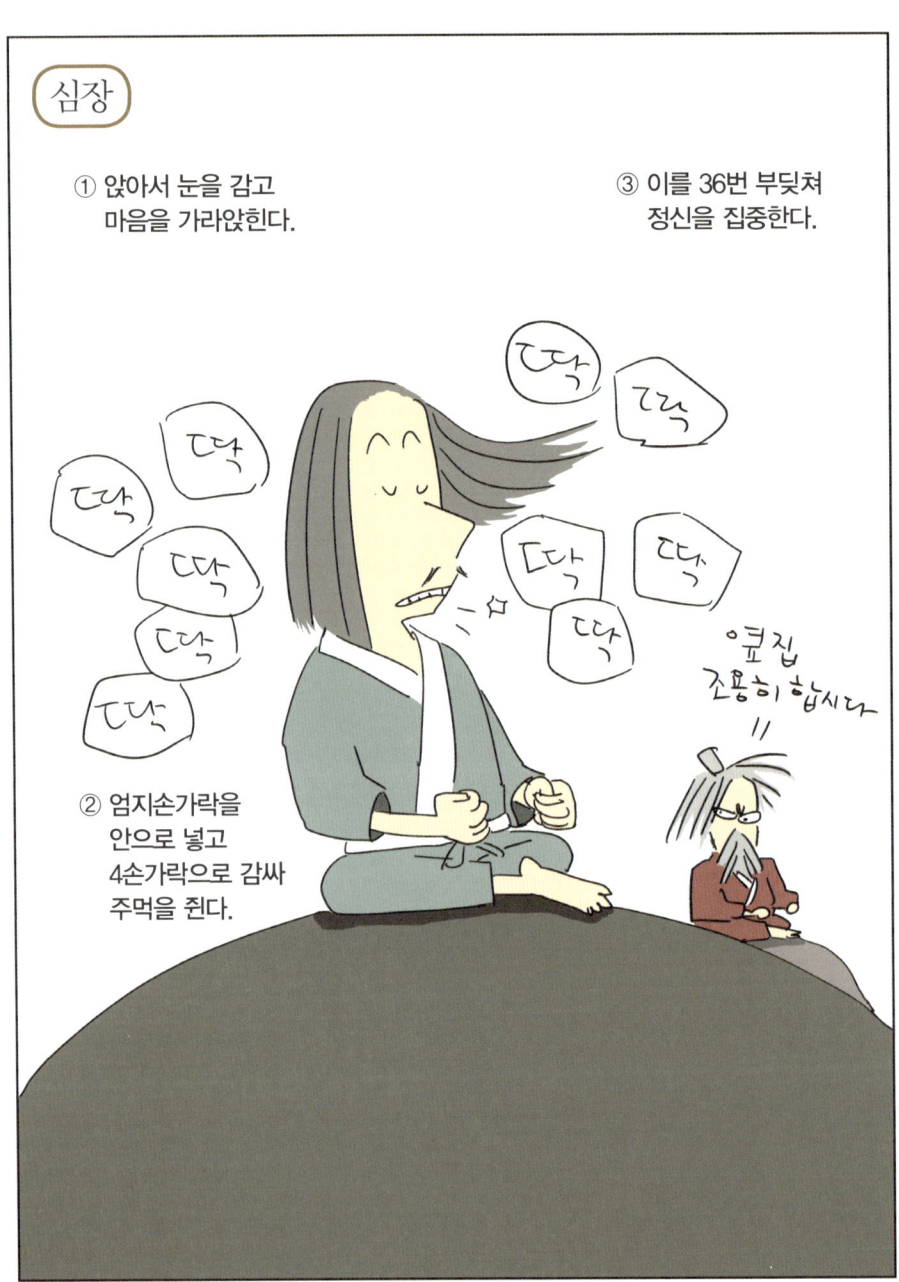

생각을 적게 해
심장의 기운을 기른다.

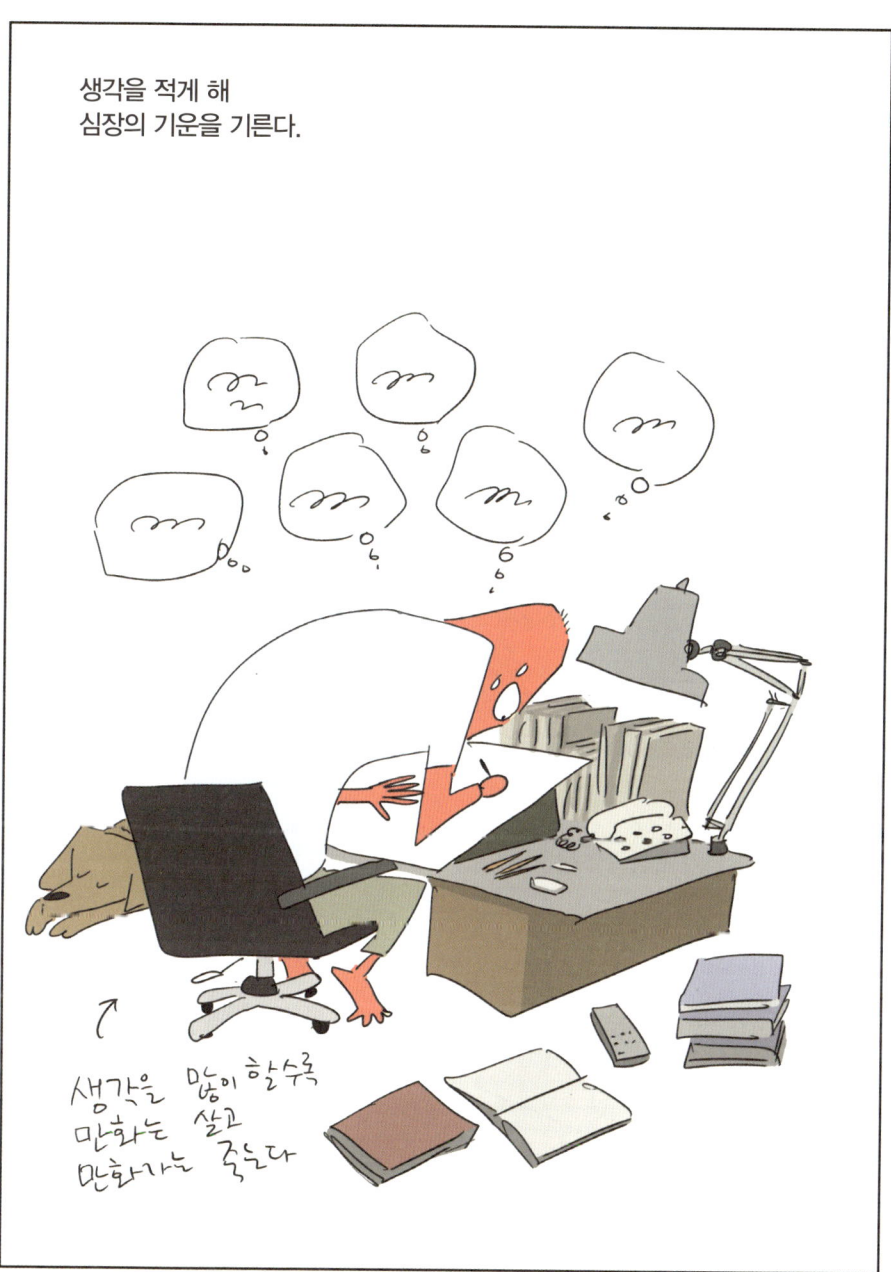

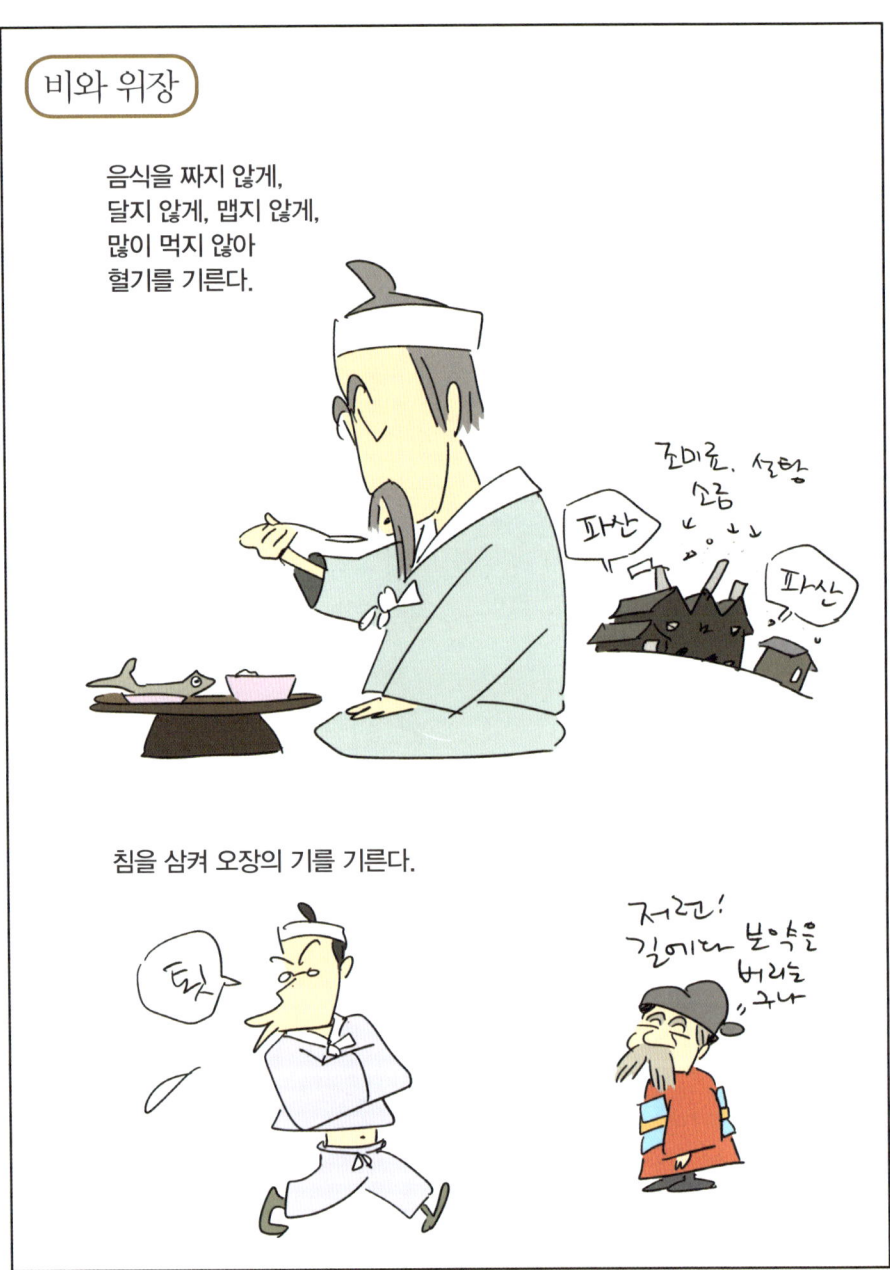

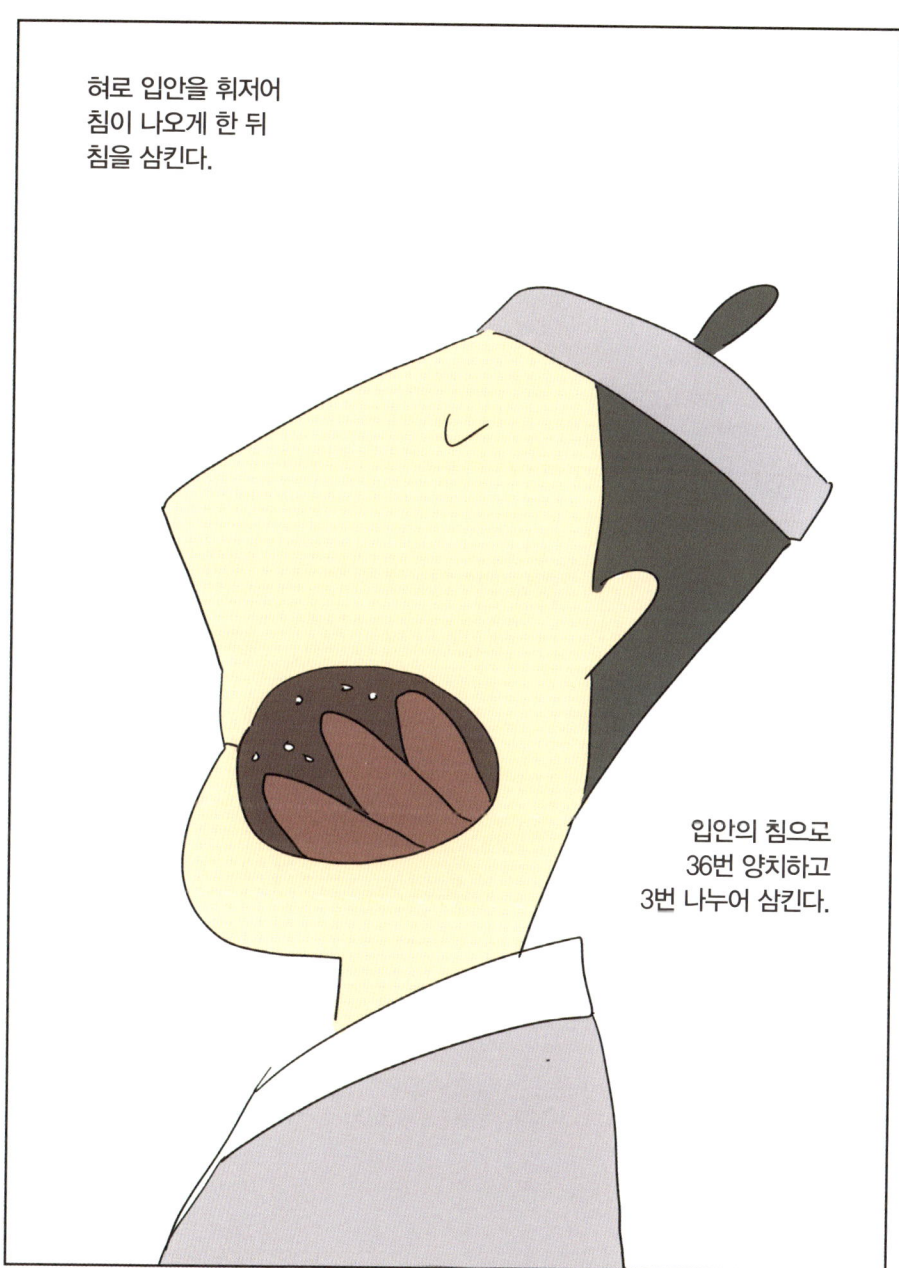

아침 식사 후
마당을 100걸음 걷고
낮에는 죽을 먹고
손으로 배를 문지르고
300걸음 걷는다.

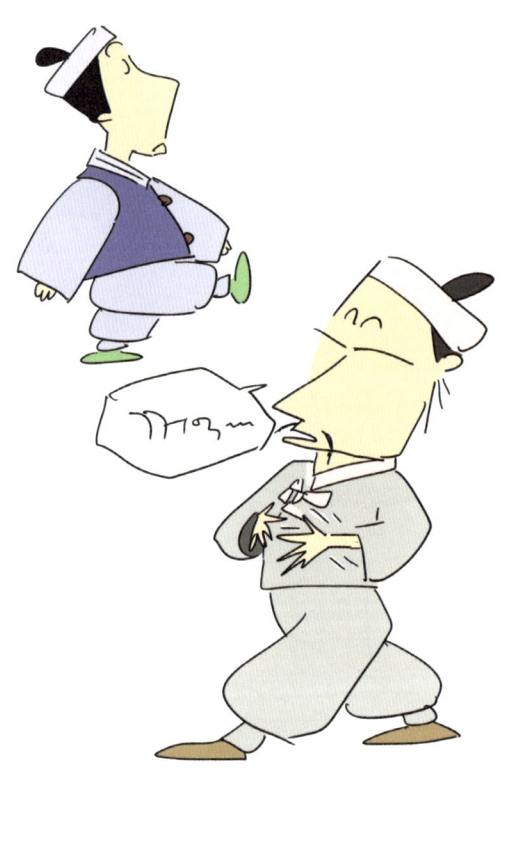

음식을 맛있게 먹어서
위의 기운을 기른다.

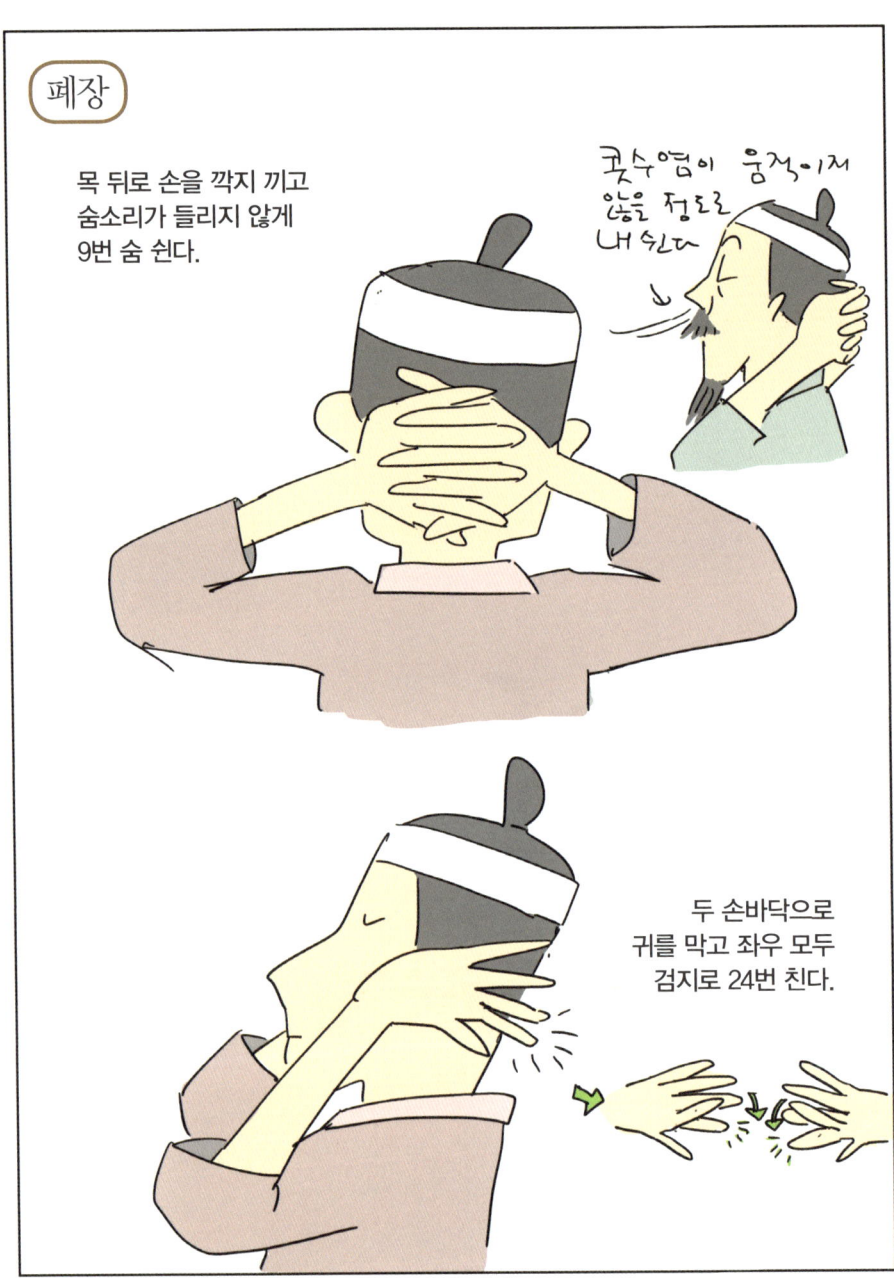

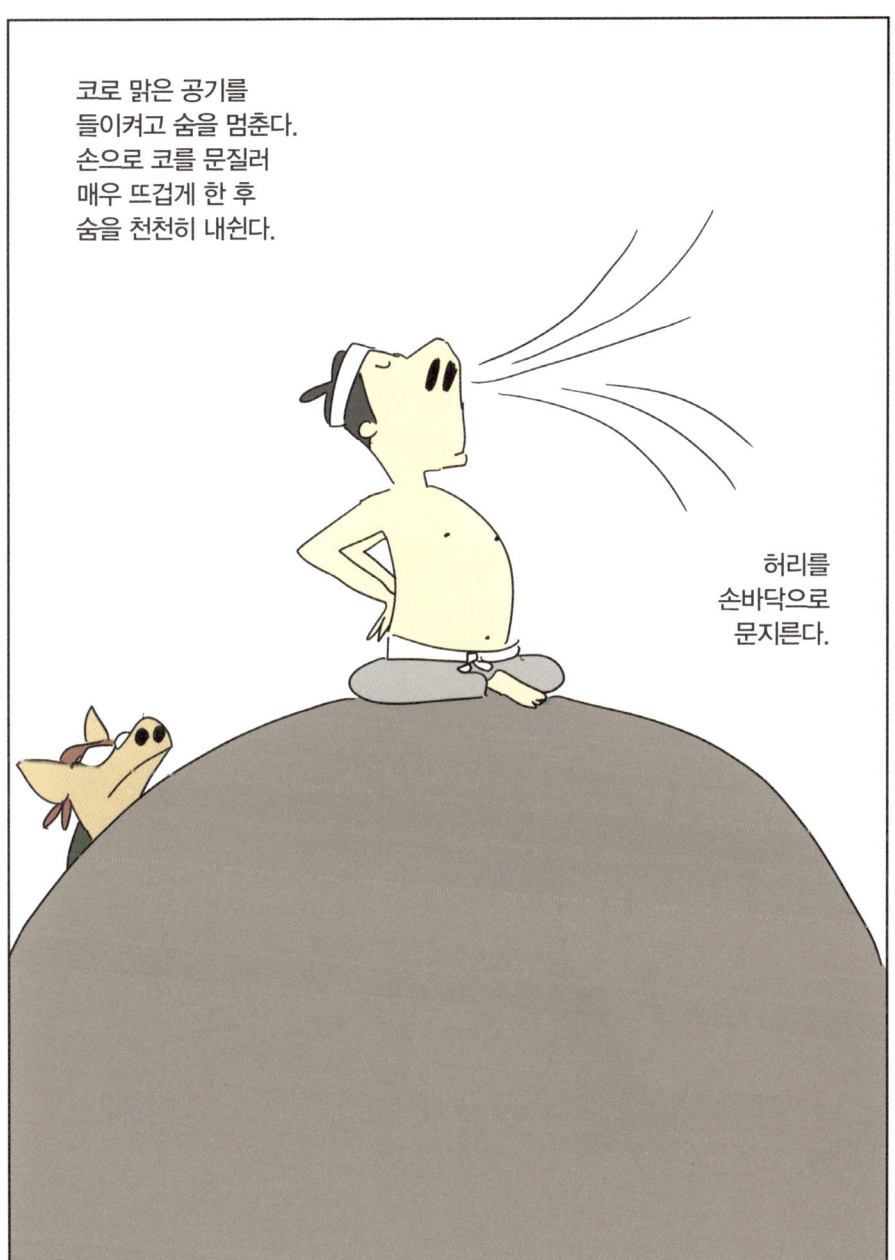

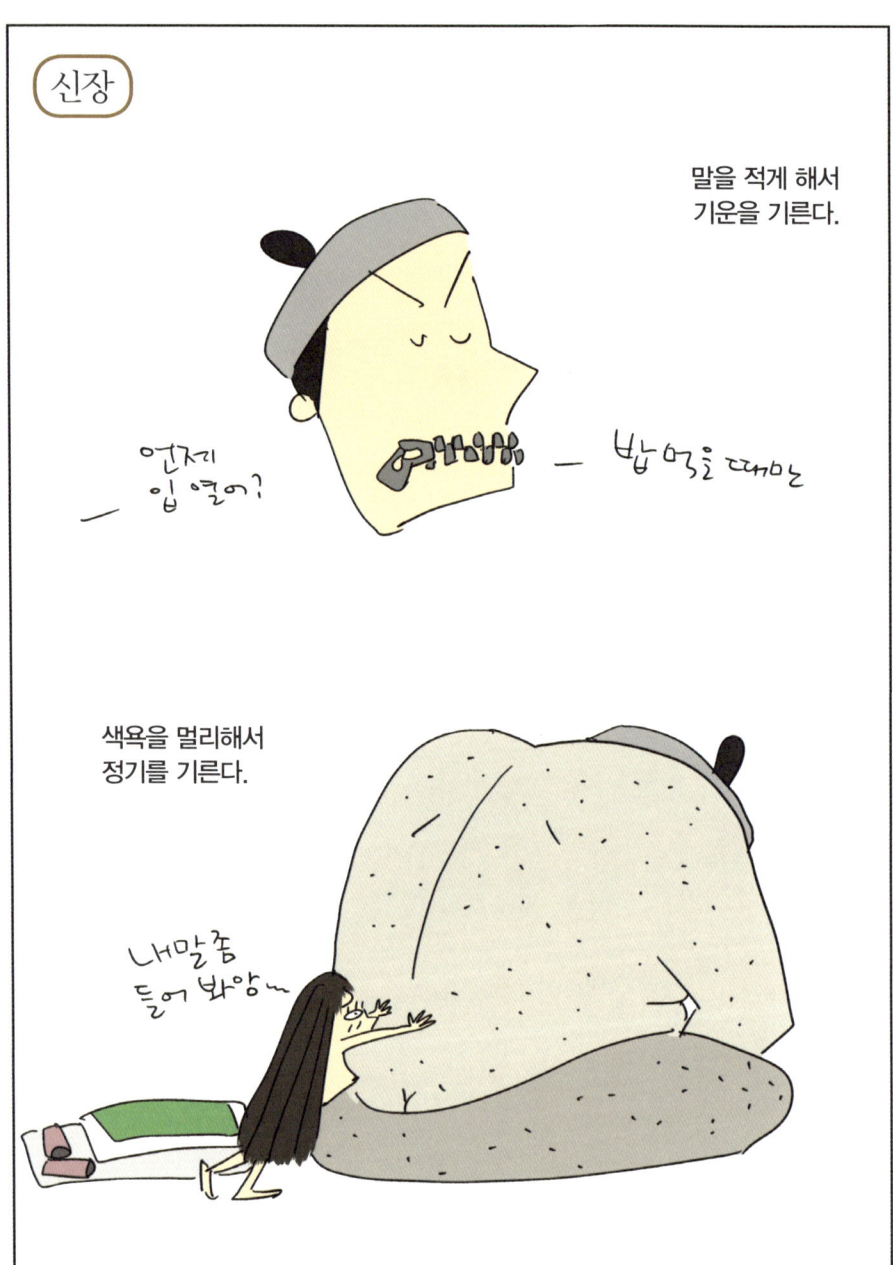

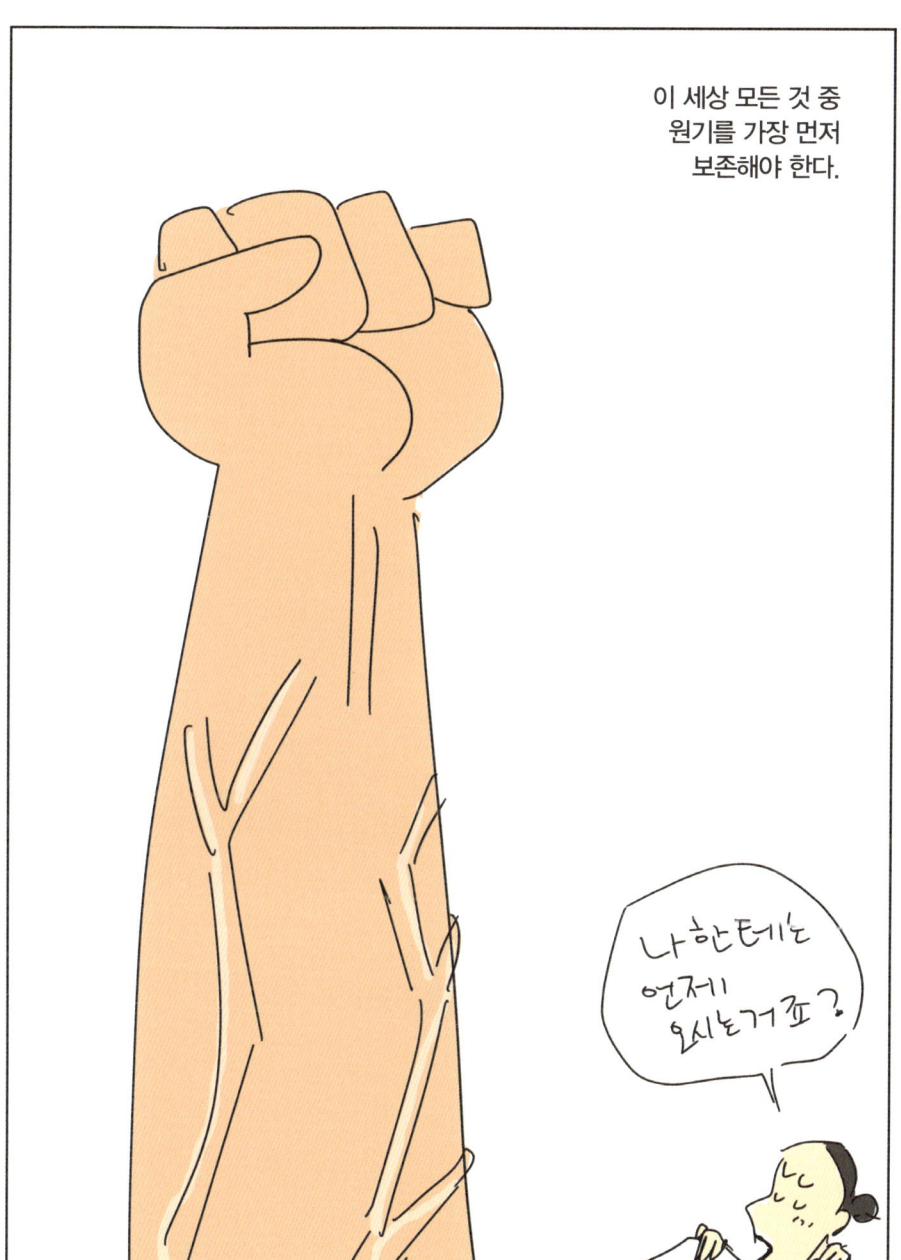

오관과 얼굴 양생법

열이 나도록 두 손바닥을 비벼
양쪽 눈에 대고 비비기를 20번 하면
눈이 맑아지고 풍을 예방한다.

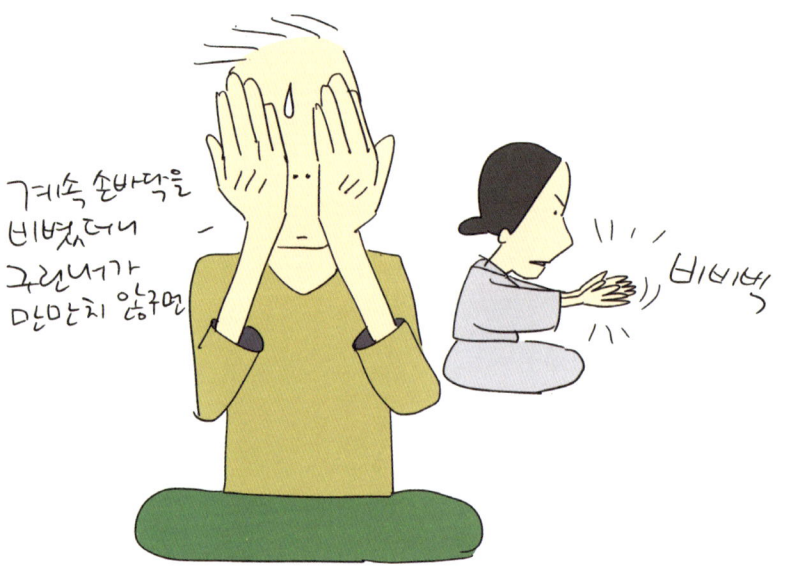

계속 손바닥을
비볐더니
쭈글내가
만만치 않구먼

오관: 눈, 코, 귀, 입, 치아

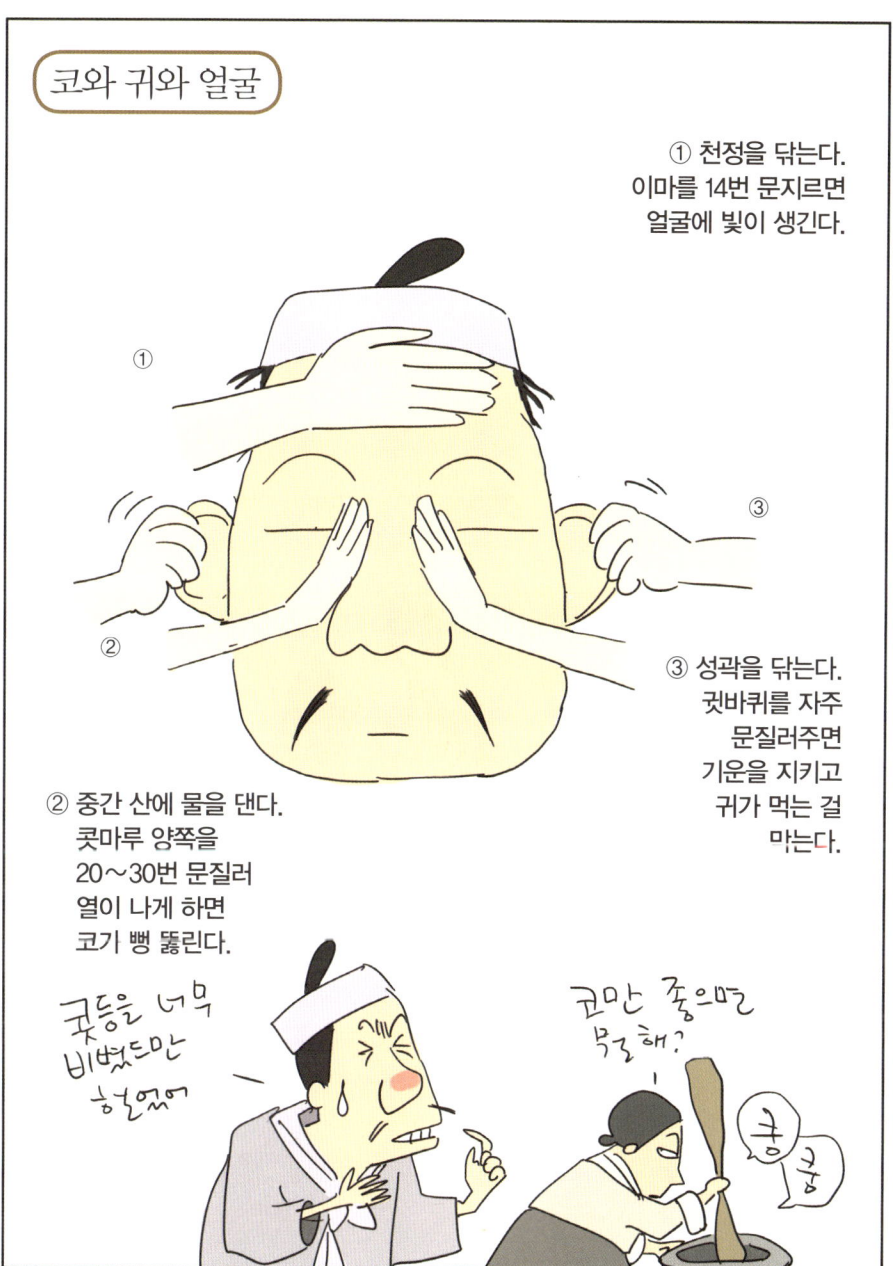

얼굴

그대가 오래 살고자 한다면
머리에 신경 써라.
빗질을 많이 하고 손으로
얼굴을 자주 쓰다듬어라.

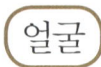

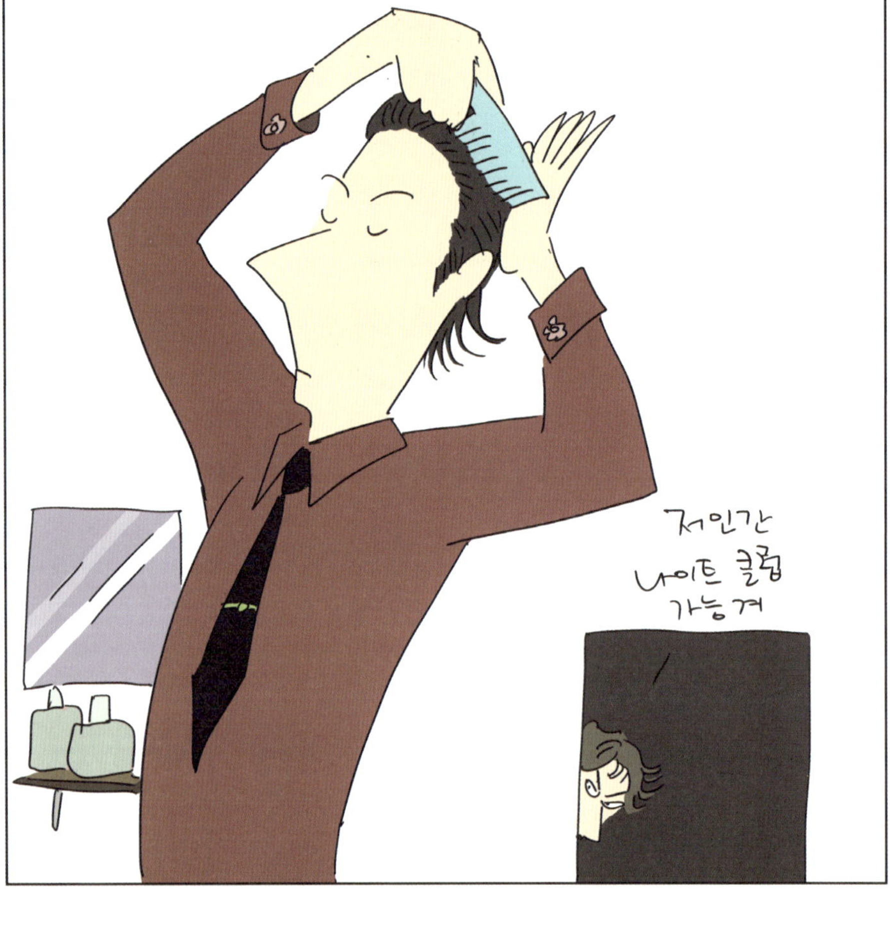

치아

반드시 입을 다물고
치아를
자주 맞부딪쳐라.

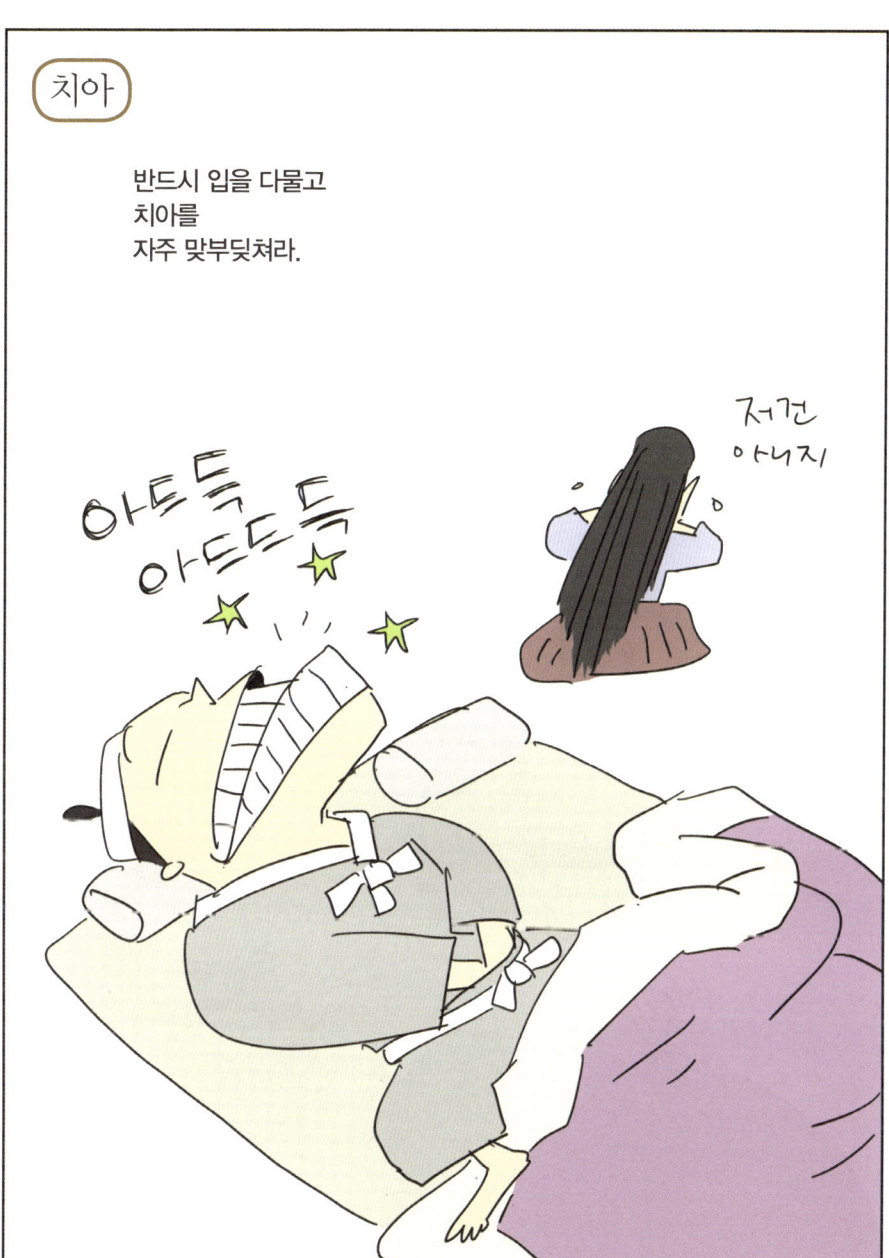

어깨와 허리 양생법

어깨

고개와 어깨를
좌우로 24번 돌린다.

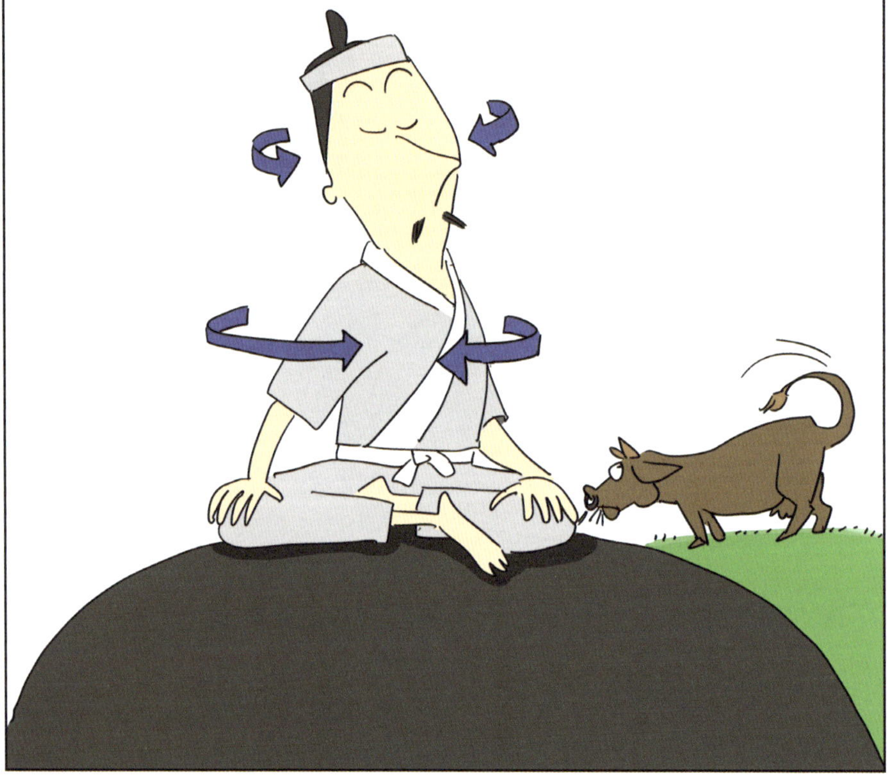

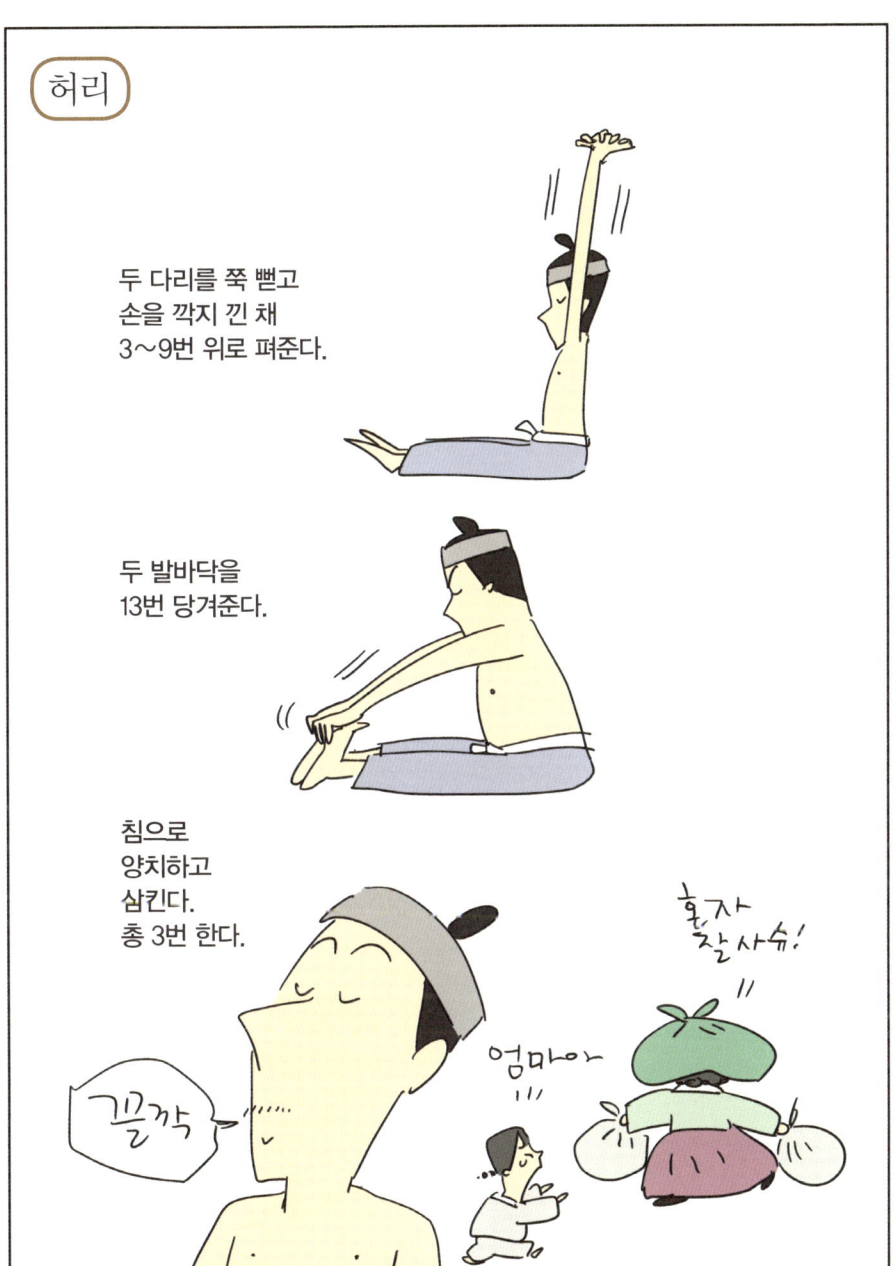

60화 허영만의 양생법 도전기

닭이 울 때 곧바로 일어나 앉아
이불로 몸을 싸고 숨을 고른 뒤
이를 수십 번 부딪치면 침이 생기고
그 침으로 양치질하듯 입안을 가신 뒤
꿀꺽 삼키면 보약이 따로 없다.

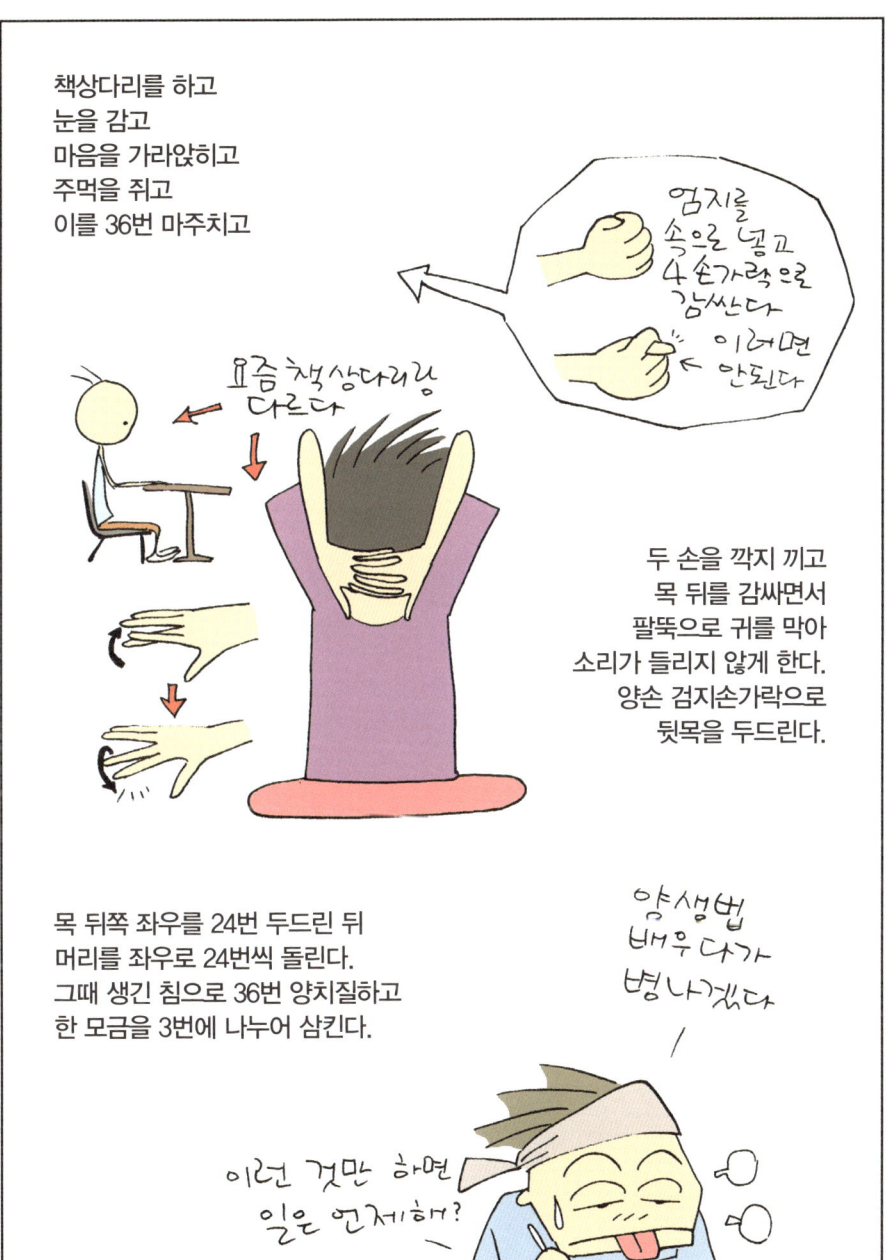

"양생에서는 몸에 손해가 되는 일을 하지 않는 것이 장수하는 방법이다.
편안할 때 위태로울까 걱정하는 것은 위험의 싹이 나기 전에 막으려는 것이다."

— 〈내경편(內景篇)〉, 양생하는 데 가장 긴요한 방법(攝養要訣) 중에서

꼭 알고 지켜야 할 것들

한의학은 짧게는 몇 백 년, 길게는 1, 2천년의
임상 경험을 통해 검증된 것이다.
더군다나 《동의보감》과 같이 국가에서 편찬한 의학서적에는
검증되지 않은 것들을 함부로 담지 않았다.

사소하게 보이는 것도 양생에 큰 영향을 미치므로
가볍게 여겨서는 안 된다.
그리고 무엇보다 중요한 것은 이런 방법을 일상에서
꼭 지켜야 한다는 것이다.
건강은 나 스스로의 꾸준한 노력을 통해 얻어지는 것이지
약 한 번 먹거나 침 한 번 맞는 것으로 얻을 수는 없다.

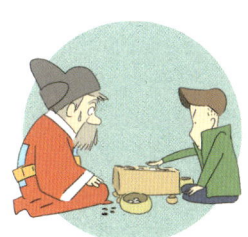

61화 쉬운 듯 어려운 마음 양생법

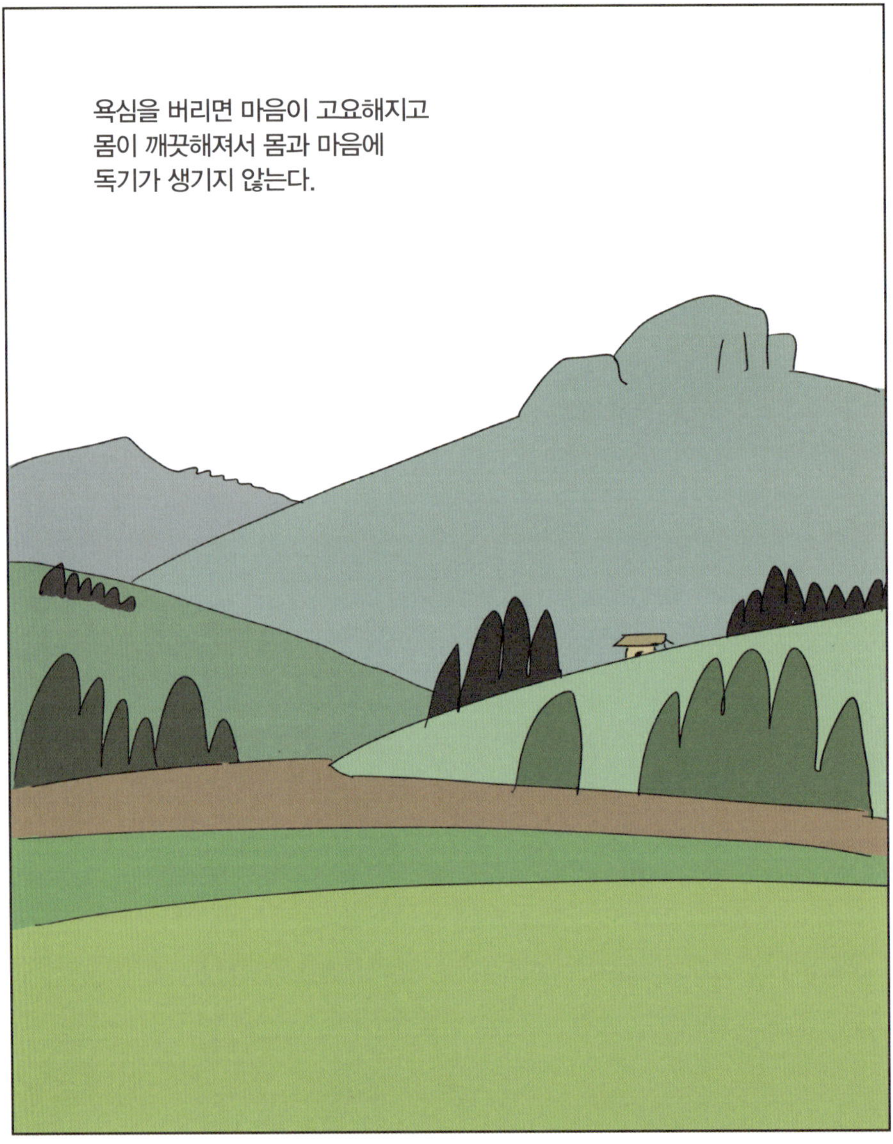

욕심을 버리면 마음이 고요해지고
몸이 깨끗해져서 몸과 마음에
독기가 생기지 않는다.

명예와 금전 욕심을
버려라.

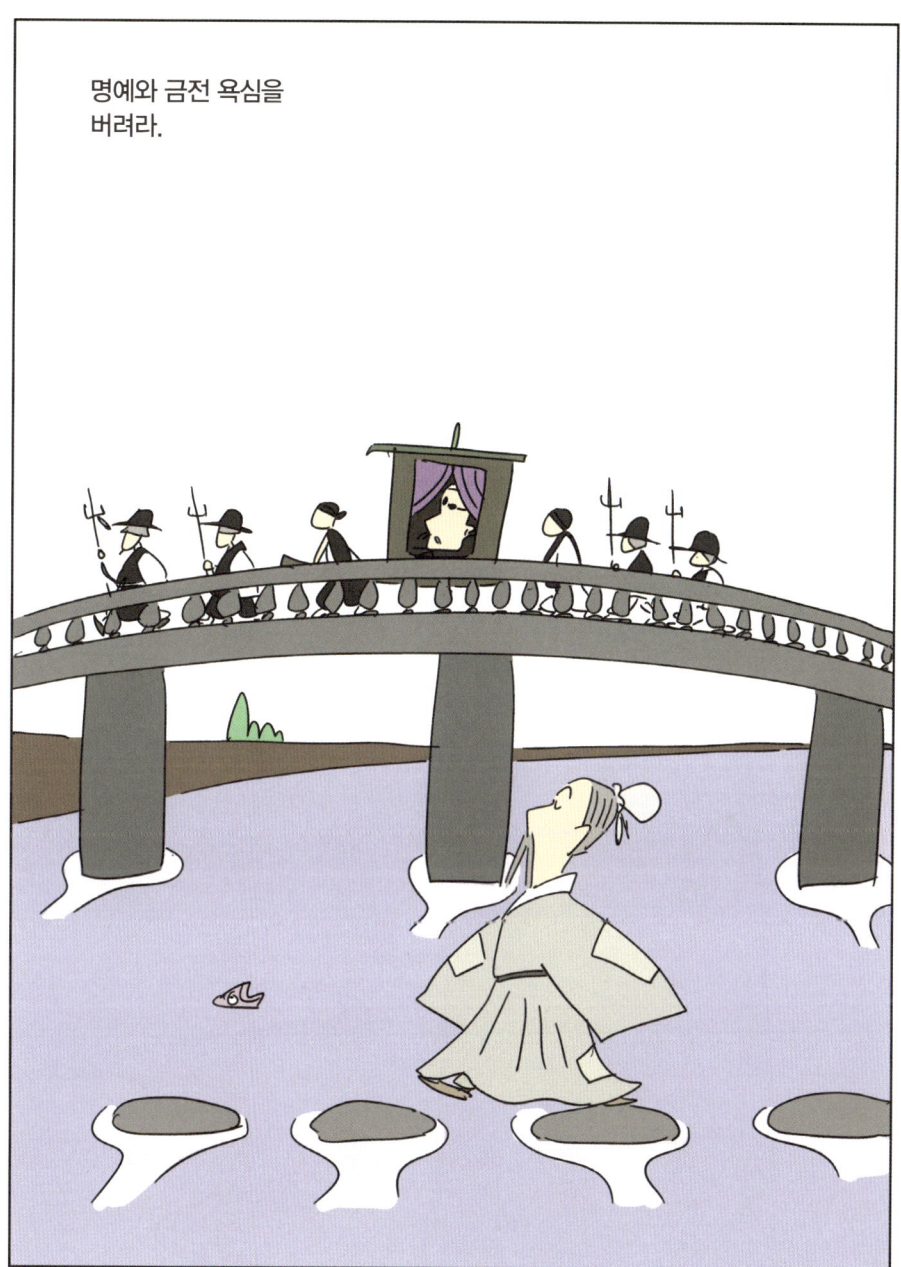

조금만 슬퍼하고
조금만 기뻐하고
조금만 노하자.

물살이 급하면
흐르는 속도가 빠르다.
개울의 흐름을 본받자.

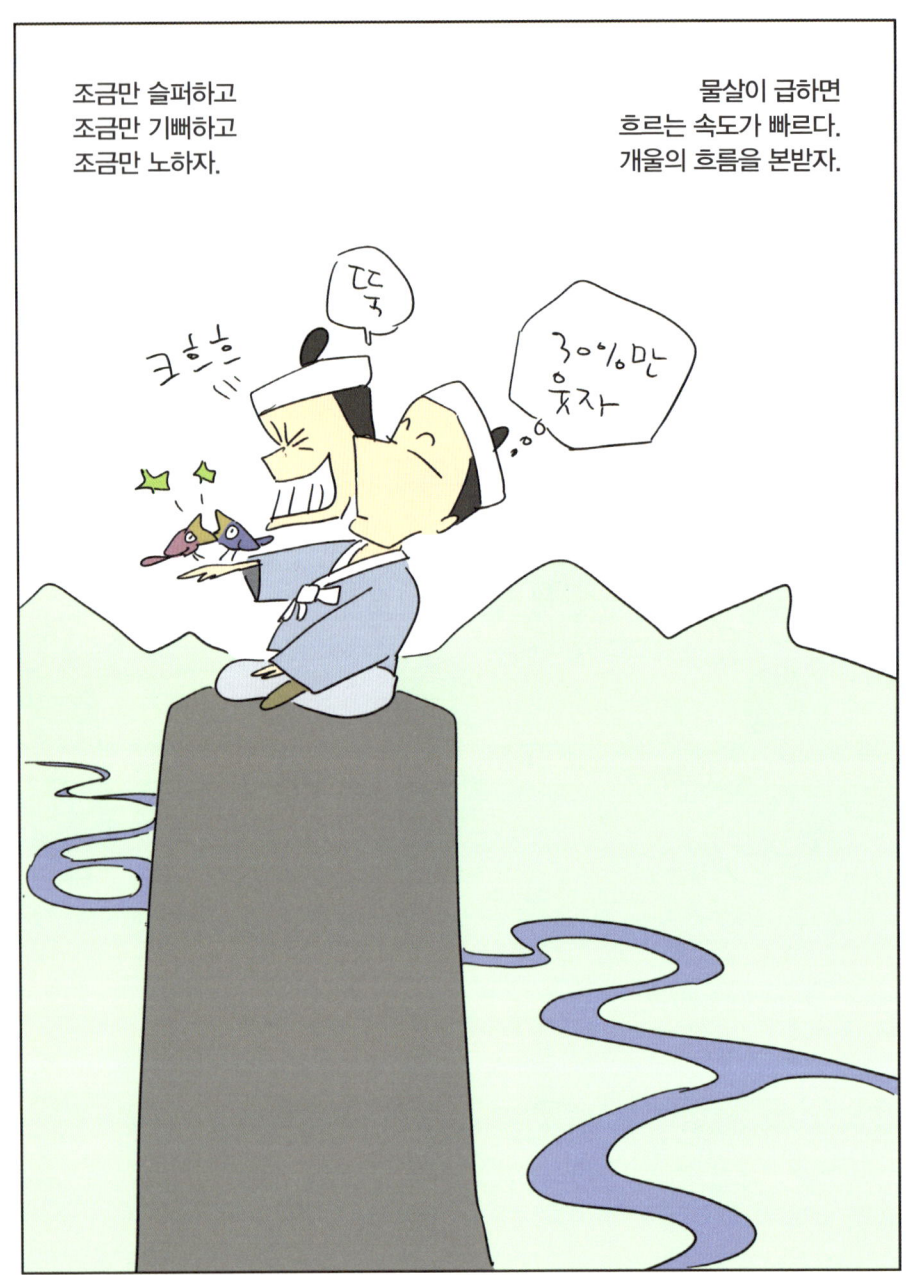

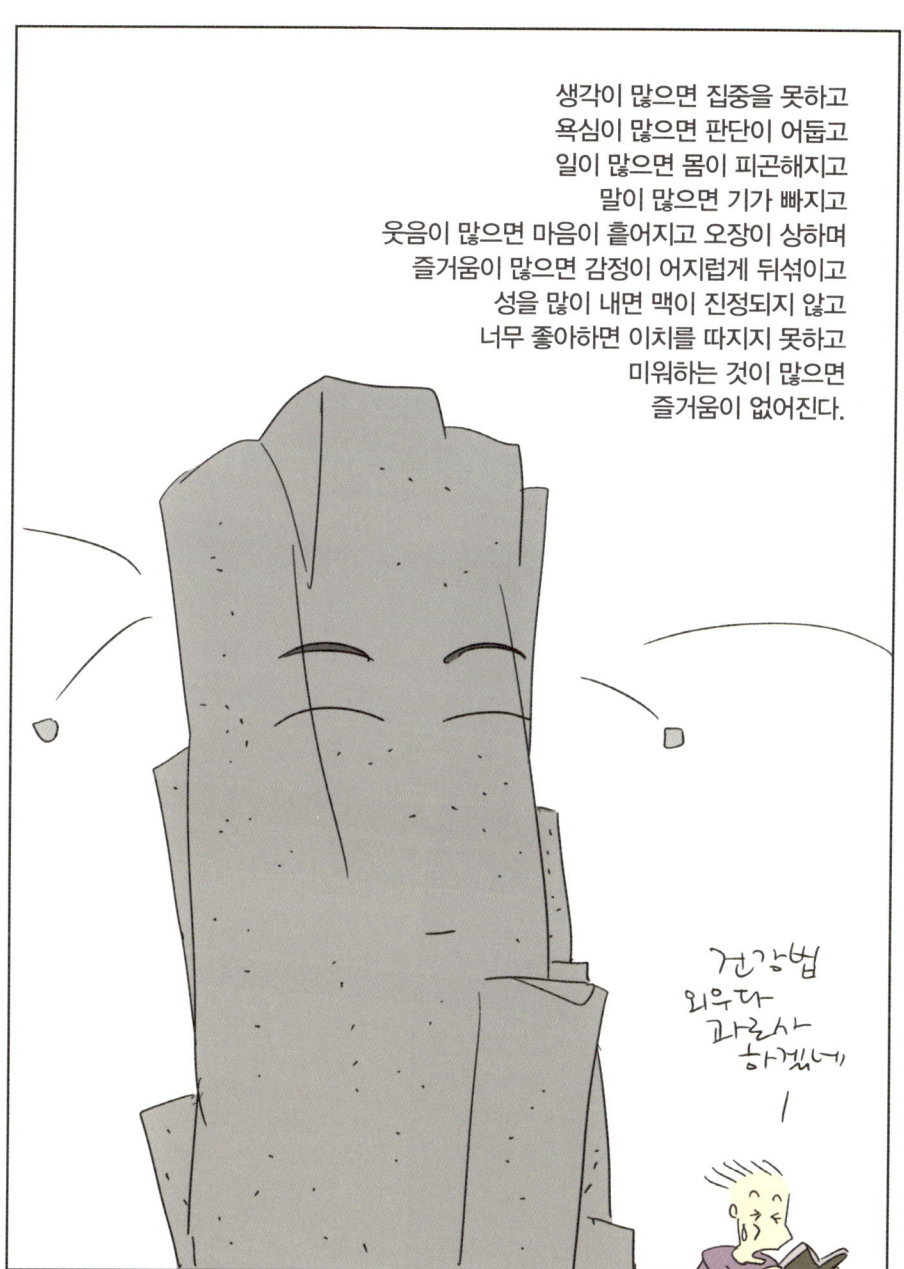

생각이 많으면 집중을 못하고
욕심이 많으면 판단이 어둡고
일이 많으면 몸이 피곤해지고
말이 많으면 기가 빠지고
웃음이 많으면 마음이 흩어지고 오장이 상하며
즐거움이 많으면 감정이 어지럽게 뒤섞이고
성을 많이 내면 맥이 진정되지 않고
너무 좋아하면 이치를 따지지 못하고
미워하는 것이 많으면
즐거움이 없어진다.

생활 습관 양생법

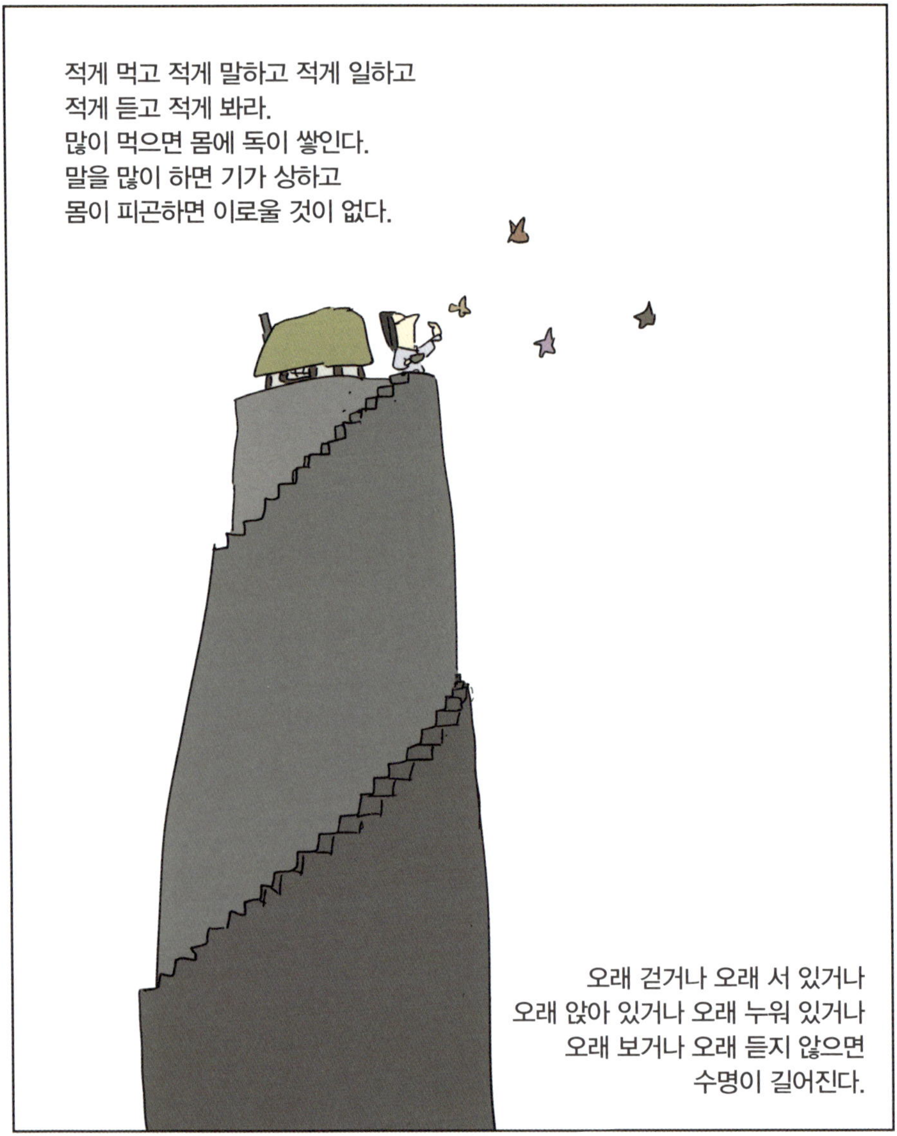

적게 먹고 적게 말하고 적게 일하고
적게 듣고 적게 봐라.
많이 먹으면 몸에 독이 쌓인다.
말을 많이 하면 기가 상하고
몸이 피곤하면 이로울 것이 없다.

오래 걷거나 오래 서 있거나
오래 앉아 있거나 오래 누워 있거나
오래 보거나 오래 듣지 않으면
수명이 길어진다.

배가 고프기 전에 먹되
과식하지 말고
갈증이 나기 전에
물을 마시되
많이 마시지 마라.

기름진 음식을
멀리하라.

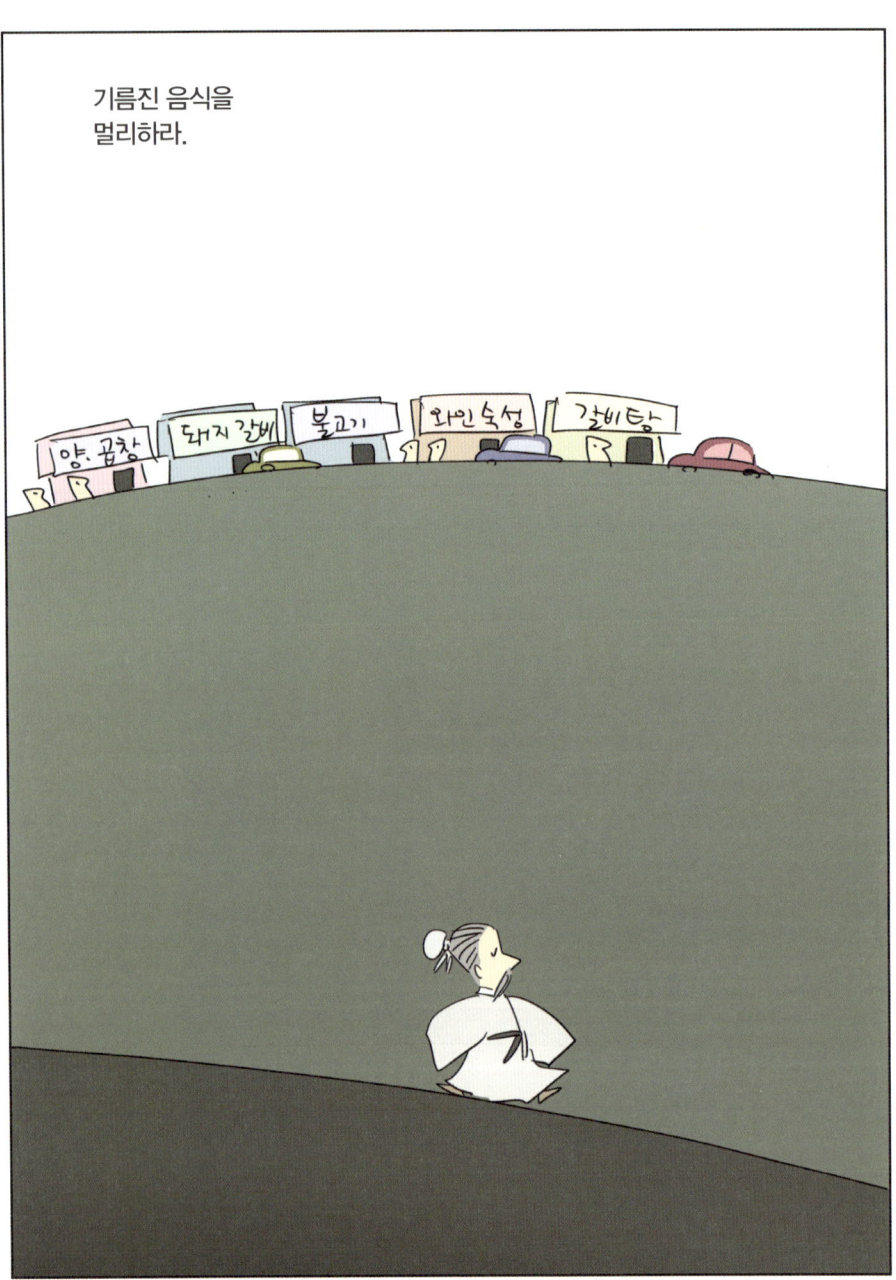

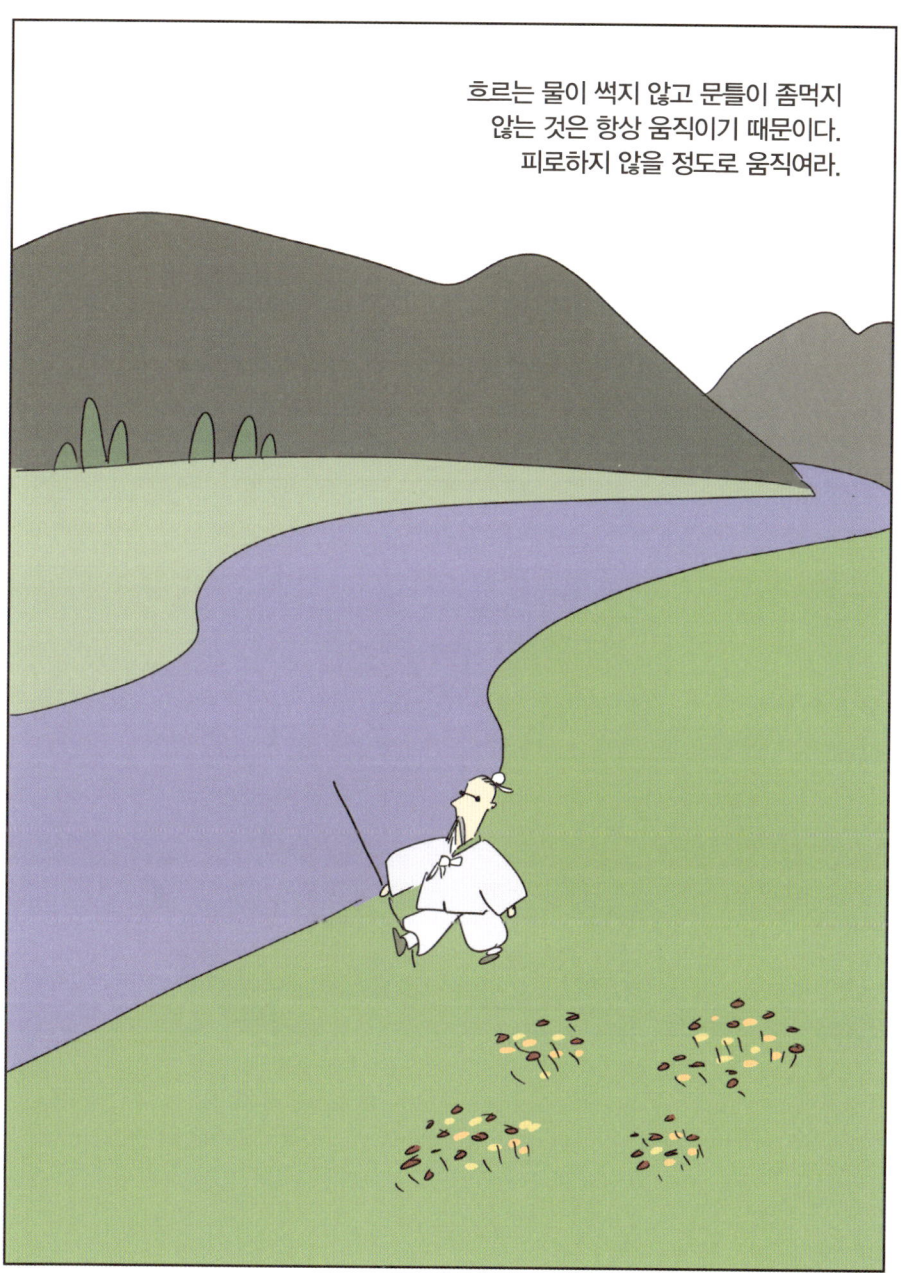

포식하지 말고
만취하지 마라.

　　　　⋮

그러나 주막에서
이걸 지키다가는 쫓겨난다.

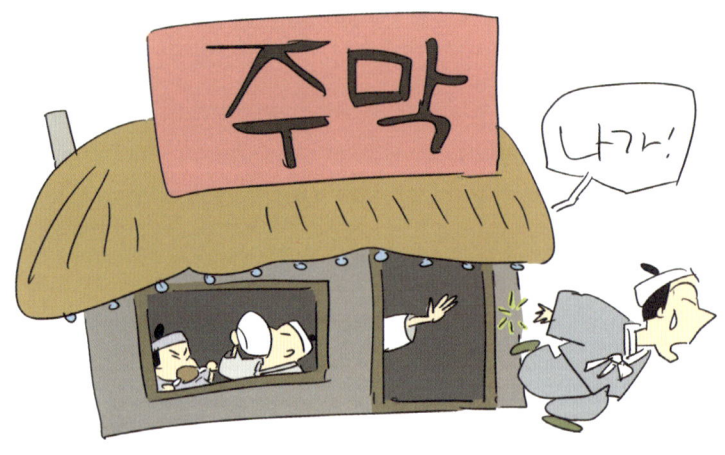

기쁨과 성냄은 판단을 흐리게 하고
슬픔은 성욕을 갉아먹고
화려함은 덕을 없애고
성생활은 우물을 마르게 한다.

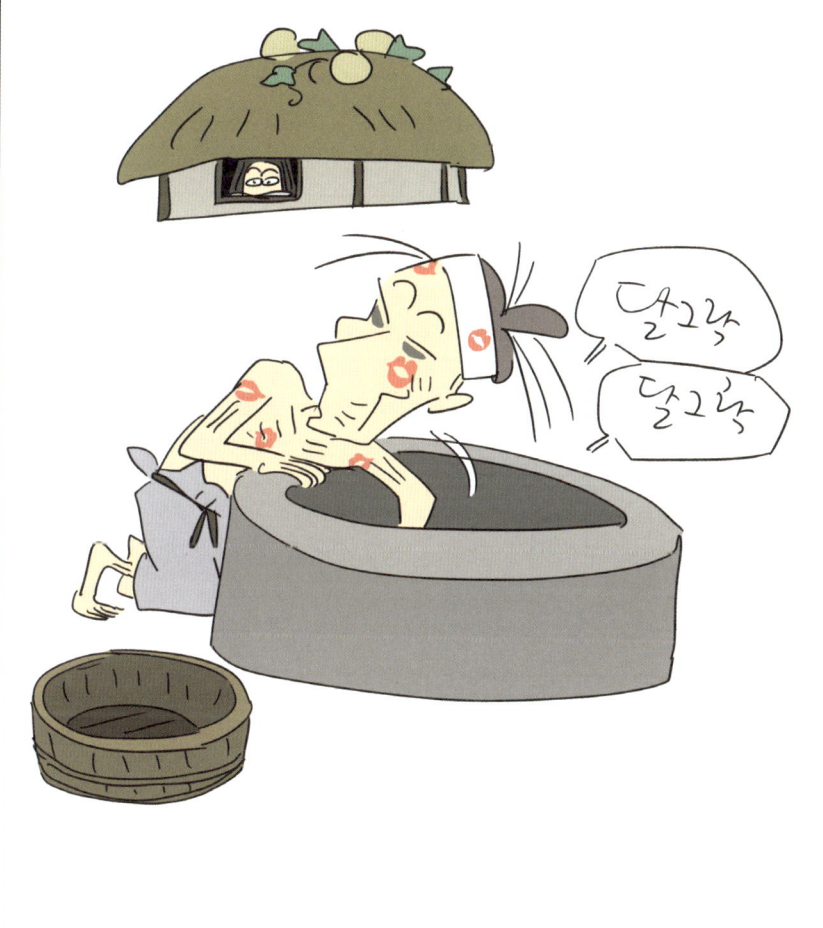

63화 오래 살게 하는 베개

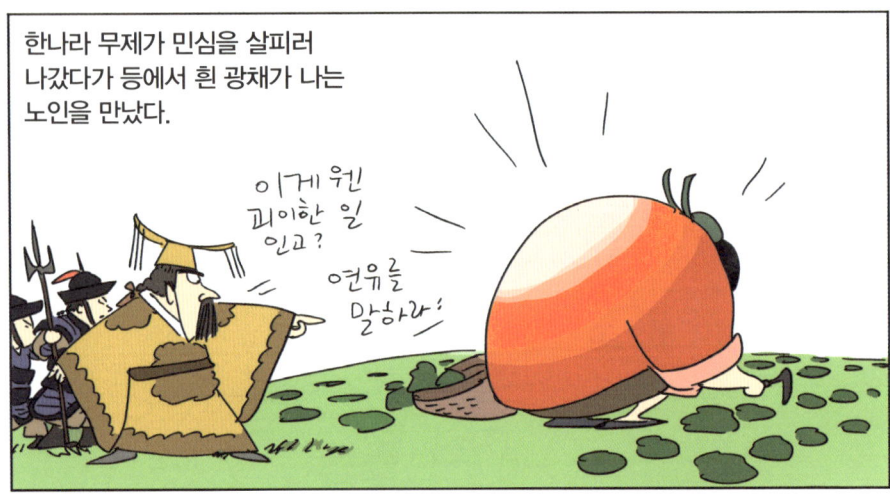

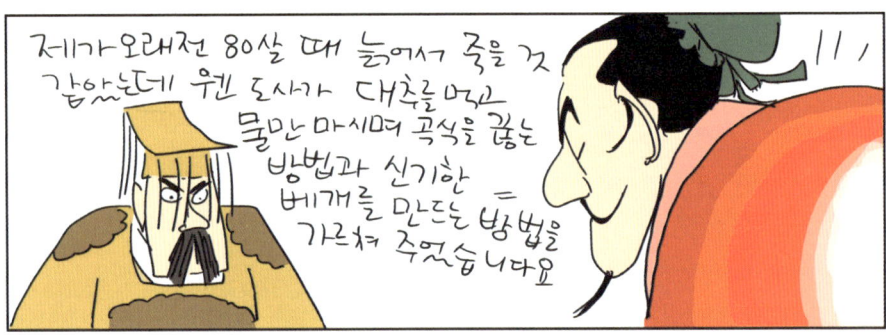

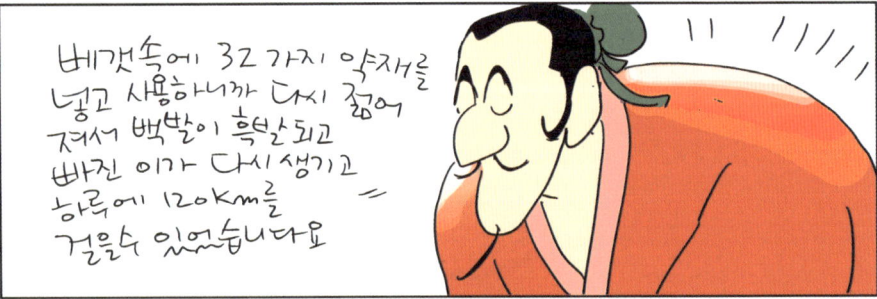

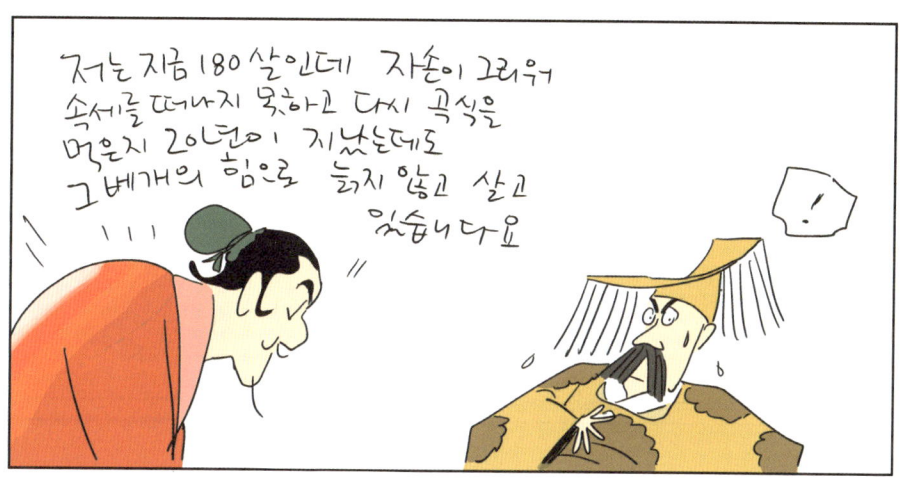

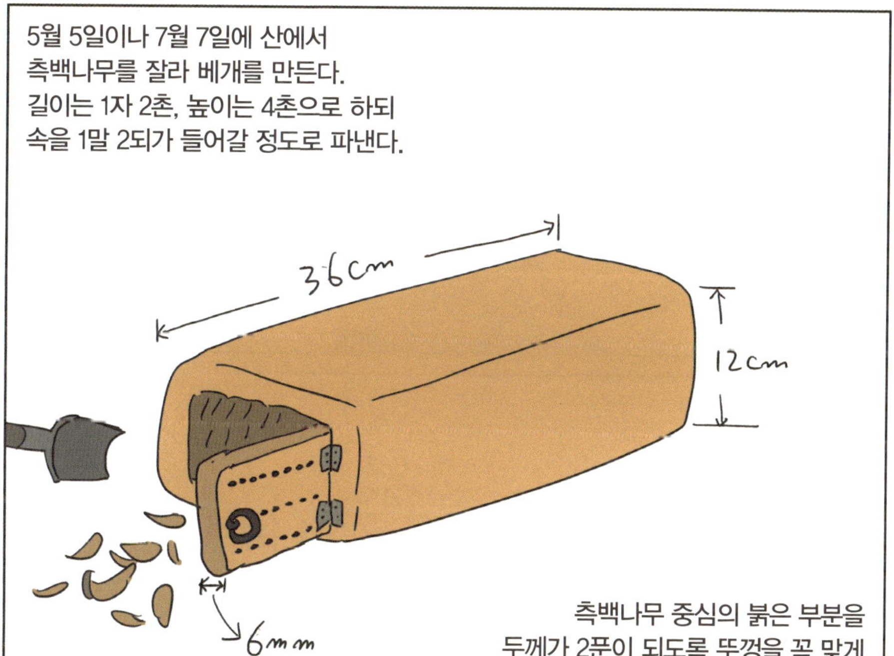

5월 5일이나 7월 7일에 산에서
측백나무를 잘라 베개를 만든다.
길이는 1자 2촌, 높이는 4촌으로 하되
속을 1말 2되가 들어갈 정도로 파낸다.

측백나무 중심의 붉은 부분을
두께가 2푼이 되도록 뚜껑을 꼭 맞게
만든 후 여닫을 수 있게 한다.
뚜껑에 좁쌀을 넣을 수 있는 구멍을
1줄에 40개씩 3줄을 만든다.

1자: 대략 30cm   1말: 1kg
1촌: 대략 3cm   1되: 100g
1푼: 3mm

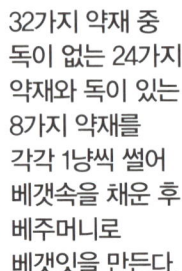
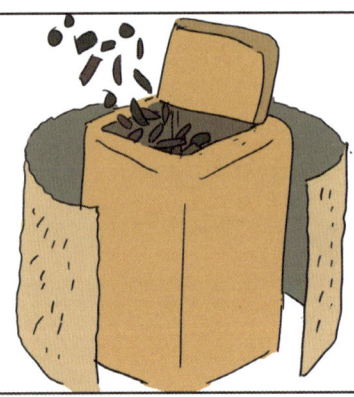

32가지 약재 중 독이 없는 24가지 약재와 독이 있는 8가지 약재를 각각 1냥씩 썰어 베갯속을 채운 후 베주머니로 베갯잇을 만든다.

베개를 가죽 주머니로 싸 두었다가 잘 때는 벗겨 내고 쓴다.

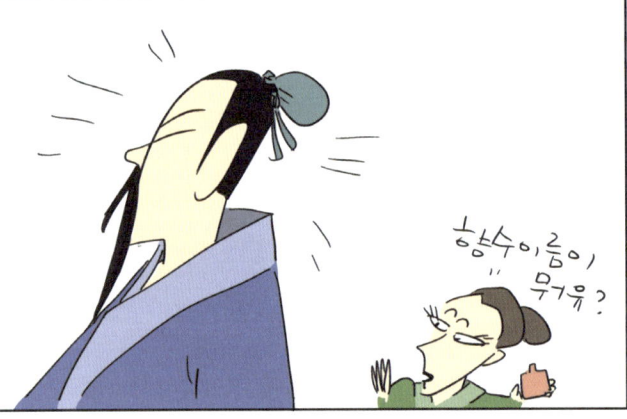

이걸 베고 잔 지 100일이 지나면 얼굴에 광택이 생긴다. 1년이 지나면 몸의 질병이 나으면서 몸에서 향기가 난다.

향수 이름이 뭐유?

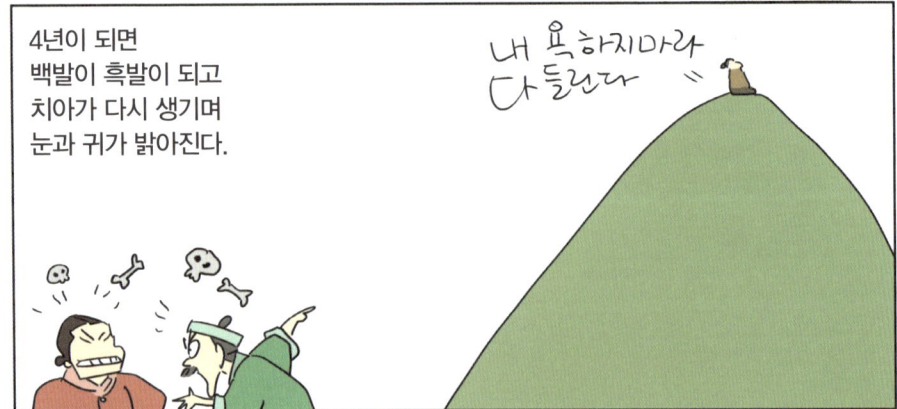

4년이 되면 백발이 흑발이 되고 치아가 다시 생기며 눈과 귀가 밝아진다.

내 욕하지마라 다들린다

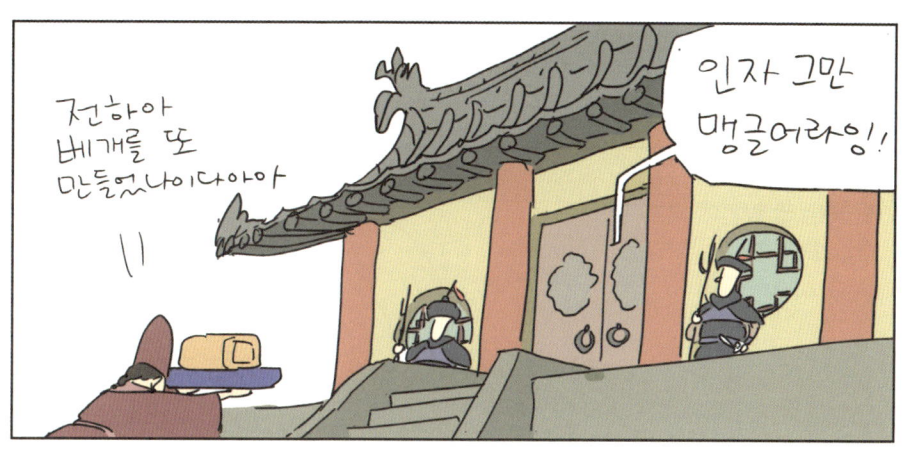

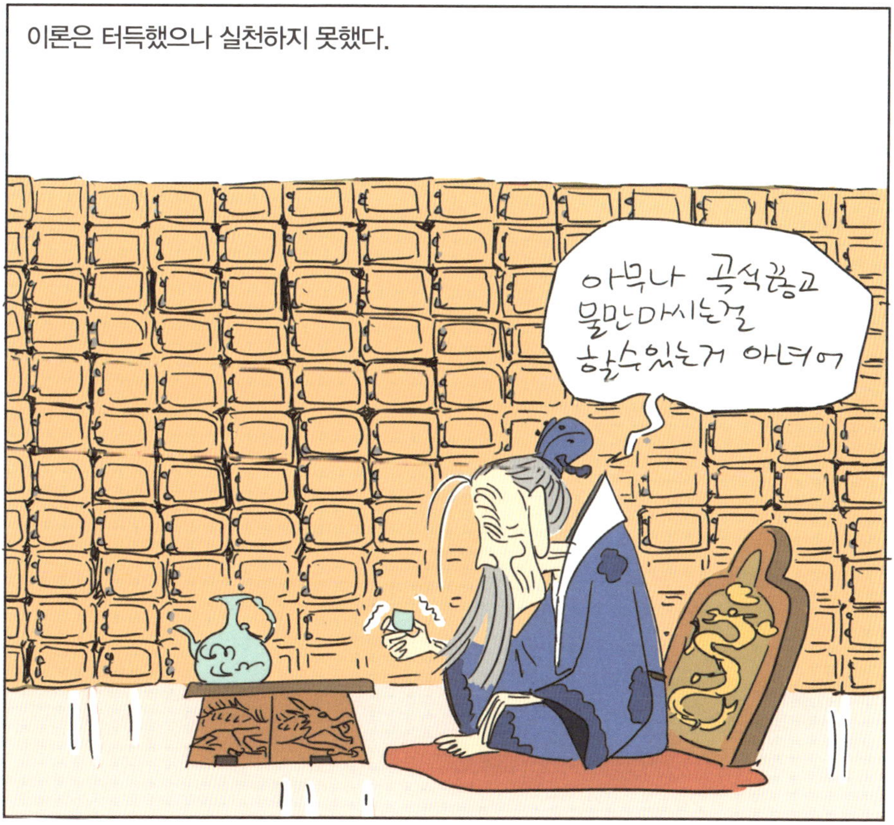

이론은 터득했으나 실천하지 못했다.

64화 젖은 노인에게 좋다

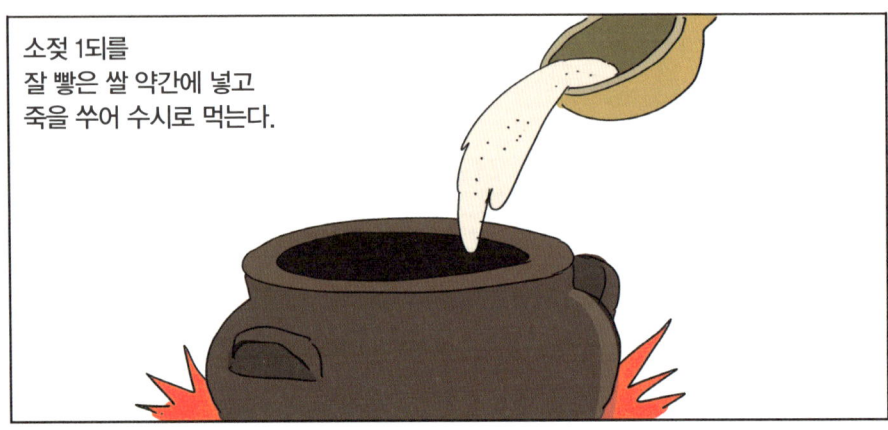

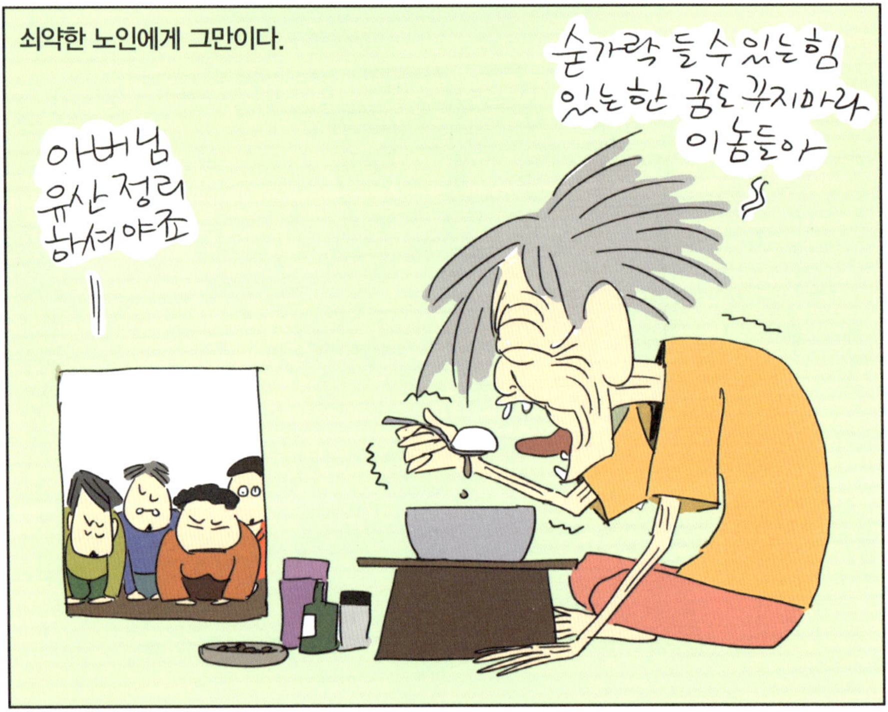

병이 없는 부인의 젖 2잔과
좋은 청주 반 잔을
은그릇이나 돌그릇에 넣고 끓여
매일 새벽에 한 번 먹는다.

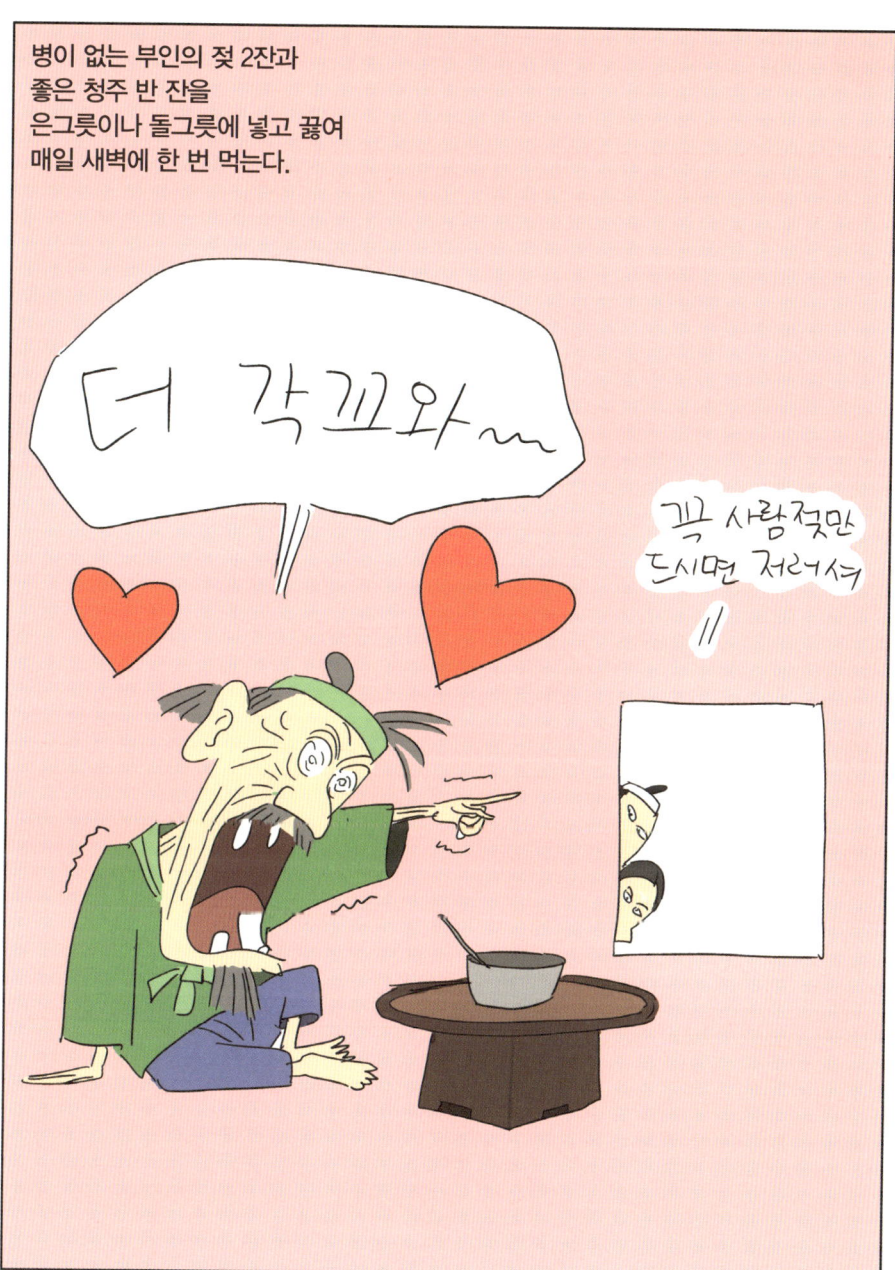

65화 영만아, 이불을 덮어라

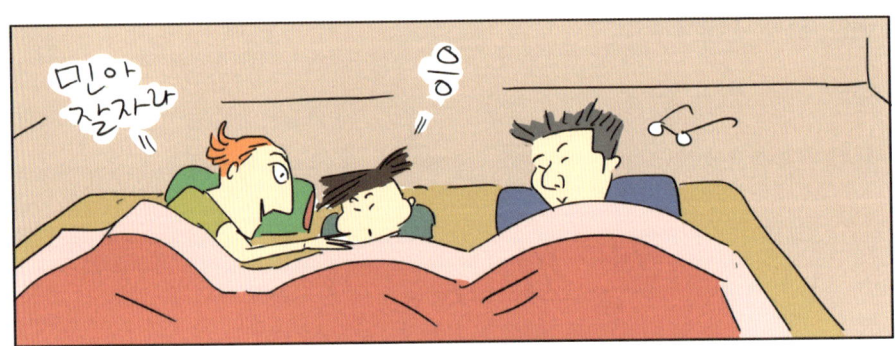
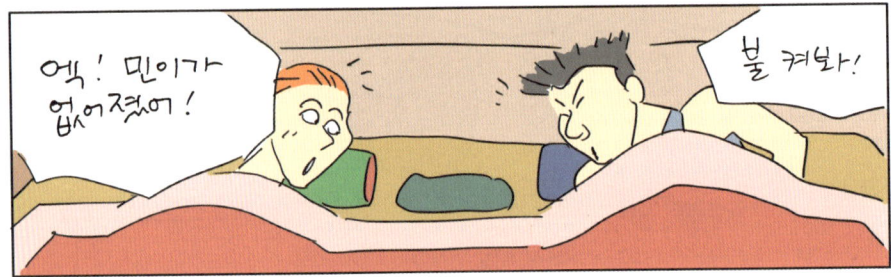
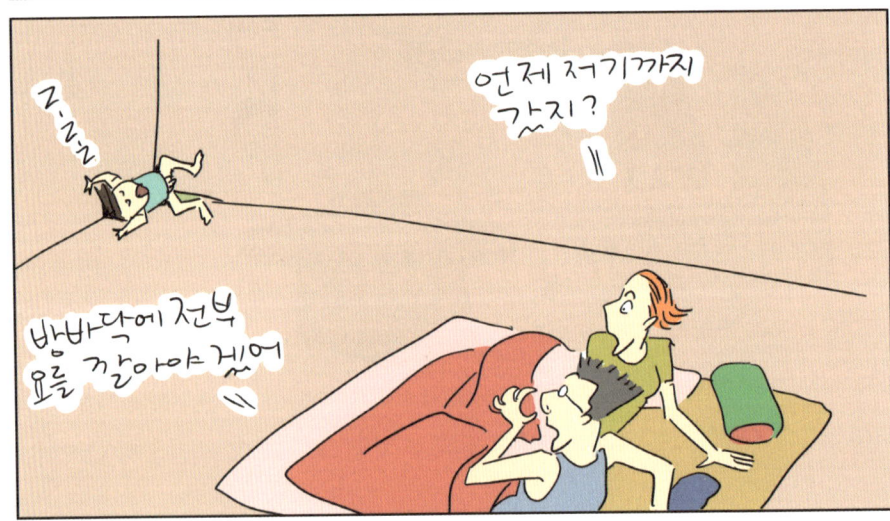

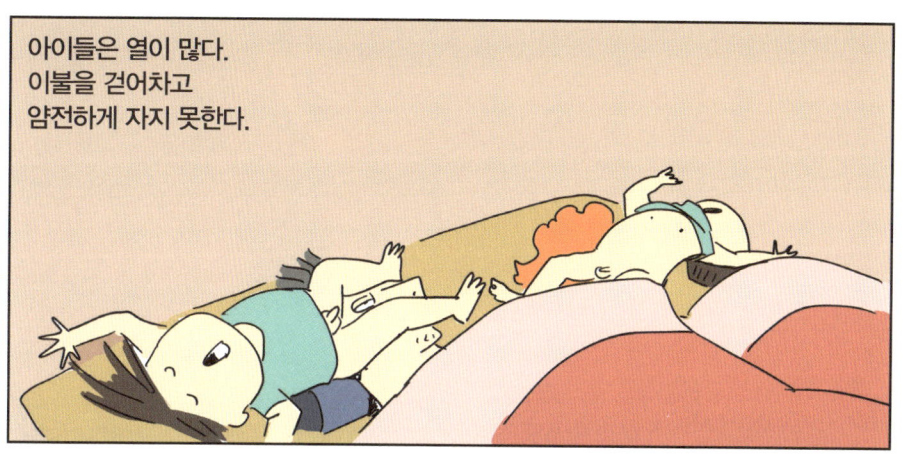

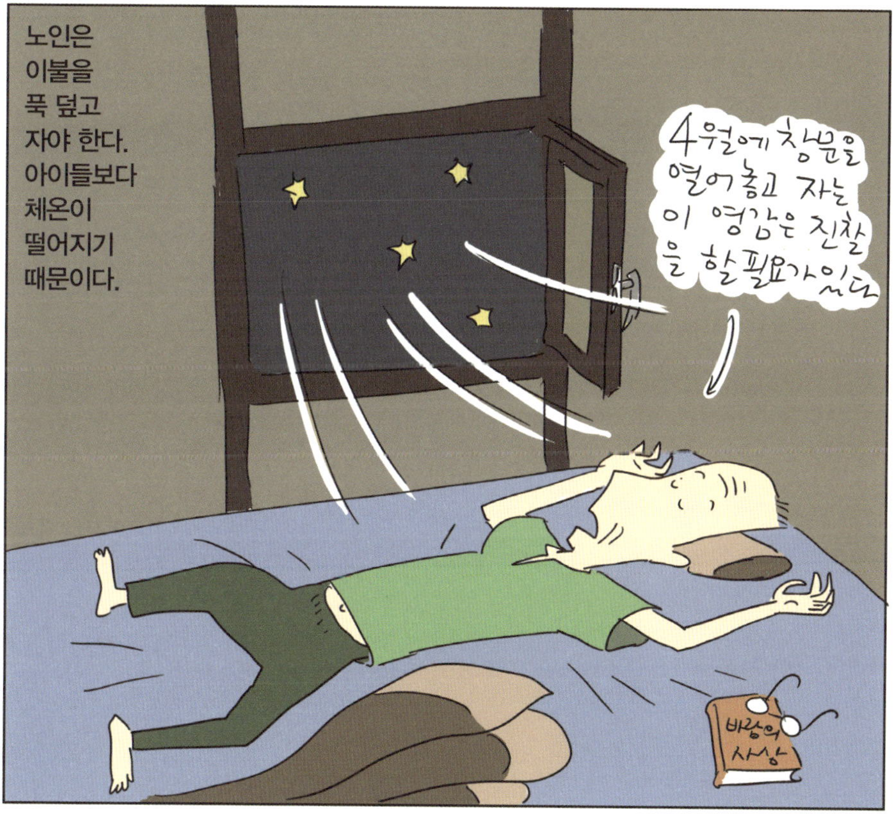

"좋은 약(上藥)은 120가지이고 약 가운데 임금 격이다.
주로 생명을 자양하여 하늘과 상응한다.
독이 없어 많이 복용하거나 오래 복용해도 사람을 상하게 하지 않는다.
몸을 가볍게 하고 기를 보태며, 늙지 않게 하고
수명을 늘리려면 좋은 약을 기본으로 쓴다."

— 〈탕액편(湯液篇)〉, 세 가지로 구분되는 약의 성질(三品藥性) 중에서

오래 살게 하는 약

'오래 살게 하는 약'은 곧 정기신을 다스리는 약이다.
약이란 그 효과가 어느 한쪽으로 치우친 것을 약이라고 한다.
치우침이 적은 것은 음식으로 먹는다.
그러므로 아무리 좋다고 해도 한 가지 약을 오래 먹는 것은
정기신이라는 균형을 깨는 일이다.
대표적으로 인삼이 그러하다. 인삼은 기를 보하는 약이어서
오래 먹게 되면 정기신 중 기만 커져 균형이 깨진다.
그래서 한의학에서는 효과가 다른 여러 약을 섞어 먹는다.
특히 몸을 보하는 약을 장기간 먹으려면
이렇게 균형 잡힌 약을 먹어야 한다.
그리고 무엇보다 체질이나 병과 같이
자신의 몸 상태에 따라 먹어야 할 약이 다를 수 있다.
남에게 좋다고 하는 것이 내게는 좋지 않을 수 있다.
반드시 내 몸에 대한 정확한 진찰을 받고 먹어야 한다.

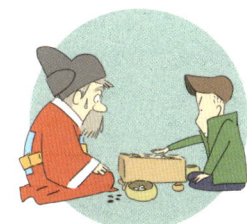

66화 오래 살게 하는 약

경옥고(瓊玉膏)

효능

《동의보감》에서 가장 먼저 내세운 보약이 바로 경옥고다. 다소 과장된 말이지만 경옥고를 27년 동안 먹으면 수명이 360세에 이를 수 있고 64년 동안 먹으면 수명이 500세에 이를 수 있다고 했다. 한 마디로 경옥고는 정기신을 모두 보해줌으로써 노인을 다시 젊어지게 한다고 한다. 요즈음으로 말하자면 항노화 효과가 있다는 것이다.

일반적으로 경옥고는 노인과 허약한 사람들에게 좋으며 중풍 후유증 환자, 수면이 부족한 수험생, 운동선수, 술 담배를 많이 하는 사람에게 좋다. 만성 위장 질환, 폐결핵 등 만성 소모성 질환, 임산부의 산후조리, 큰 병을 앓고 난 뒤의 몸 보양, 소아의 발육부전, 중년 남성의 기력 회복 등에도 효과가 있는 것으로 알려져 있다.

1) '정'을 채워주는 경옥고
정이란 정액과 생식 호르몬을 포함한다. 따라서 남녀의 생식 기능을 활성화시켜주며 특히 여성은 폐경기나 폐경 이후 몸의 균형을 잡을 수 있다.

2) '기'를 키워주는 경옥고
경옥고를 먹으면 기력이 떨어진 사람, 특히 위장 기능이 약한 사람에게 좋다. 경옥고를 먹으면 공복감이 없어진다는 것은 위장의 기능을 튼튼하게 하기 때문이다.

3) '신'을 충만하게 하는 경옥고
한의학에서 '신'이란 정신을 포함한 모든 생명력의 발현을 말한다. 그러므로 신을 충만하게 하면 항상 맑은 정신으로 정열적인 삶을 살 수 있다.

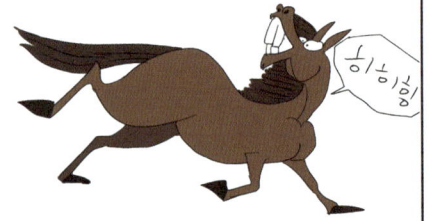

또 다른 효능

다이어트를 할 때 보조식품으로도 안성맞춤이다. 다이어트의 방법으로 굶는 경우가 있는데, 이때 경옥고를 복용하면 공복감을 줄이고 몸에 필요한 최소한의 영양 균형을 잡아줄 수 있기 때문이다. 특히 중년 여성의 경우 건강뿐만 아니라 기미가 없어지면서 화장이 잘 받는다든지 붓기가 빠지면서 살도 같이 빠진다든지 하는 부수적인 효과를 보는 경우가 많다.

복용법

경옥고는 하루에 2번, 허약한 정도에 따라 3번까지도 먹을 수 있으며, 한 번에 한 숟가락씩, 따뜻하게 데운 술이나 끓인 물에 타서 먹는다. 술로 먹을 경우에는 정종과 같은 곡주가 좋다. 먹을 때 파, 마늘, 무, 식초, 신 음식 등은 많이 먹지 않는 것이 좋다.

삼정환(三精丸)

효능

오래 먹으면 몸이 가벼워지고 얼굴이 아이처럼 변하고 오래 산다.

만드는 법

검게 익은 오디 20근을 잘 반죽해서 비단 주머니 안에 넣어 즙을 짜고 찌꺼기는 버린다. 여기에 창출, 지골피 2가지 약 가루를 1근씩 즙에 넣어서 섞는다. 이것을 항아리에 넣고 입구를 봉하고 선반 위에 놓아 낮에는 해의 정기를 모으고 밤에는 달의 정기를 모은다. 서절로 졸여져 마르면 꺼내어 가루 내고 꿀로 반죽하여 팥알만 한 크기로 환을 만든다.

복용법

10알씩 끓인 술과 함께 먹는다.
*술을 먹는 이유 : 빨리 순환되게 하려고

연년익수불로단(延年益壽不老丹)

효능
이 약의 효과는 놀랍다. 한 달 동안 먹으면 동년배와 달라진다.

만드는 법
적하수오, 백하수오 4냥씩 쌀뜨물에 담근다. 물러지면 대나무칼로 껍질을 벗기고 잘라서 절편을 만든 후 검정콩을 달인 물에 푹 담갔다가 그늘에서 말린다. 다시 감초즙에 섞어 볕에 말린 뒤 가루를 낸다.
술로 씻은 후 말린 지골피, 백복령 각 5냥, 술에 하룻밤 담갔다가 볕에 말린 생건지황, 술로 씻어 볕에 말린 숙지황, 술에 6시간 담갔다가 심은 제거하고 볕에 말린 맥문동, 꼭지 머리를 없앤 인삼 각 3냥. 이 약들을 곱게 가루 내 졸인 꿀로 반죽하여 벽오동 열매만 한 크기로 환을 만든다.

복용법
따뜻한 술과 함께 30~50알씩 먹는다.

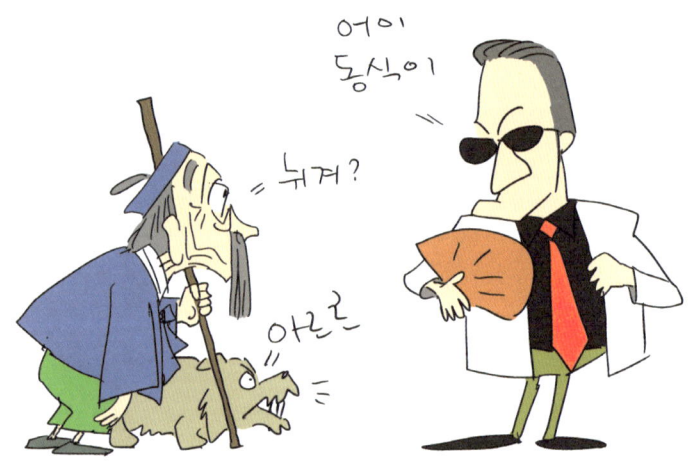

하령만수단(遐齡萬壽丹)

효능

이 약을 먹으면 몸이 편안하다. 1제를 먹으면 60년을 더 살고 2제를 먹으면 120년을 더 산다.

만드는 법

닭이 알을 품듯이, 정해진 약 조제 기간을 완전히 채워야 한다. 밤하늘이 안 보일 때 조용한 방에서 환으로 만든다.
부인이나 닭이나 개가 보지 않는 데서 만든다. 복신, 적석지, 약간 볶아 진이 나온 천초 각 1냥, 주사, 등심과 함께 유향 각 1냥. 이 약들을 따로 가루 낸다. 흰자와 노른자를 없앤 달걀 껍질 2개에 주사와 유향을 각각 넣고 풀 먹인 종이로 7겹을 싼 다음 푸른 비단 주머니에 담는다. 건강한 부인이 이것을 배에 품어 늘 따뜻하게 하되 주사는 35일을 품고 유향은 49일을 품은 후에 꺼낸다.
이것을 갈은 후 나머지 3가지 약도 곱게 가루 내어 고르게 섞는다. 이것을 찐 대추 살로 반죽하여 녹두만 한 크기로 환을 만든다.

복용법

매일 30알씩 따뜻한 술과 함께 빈속에 먹거나 인삼 달인 물로 먹는다.
한 달 후에는 40알까지 양을 늘린다.

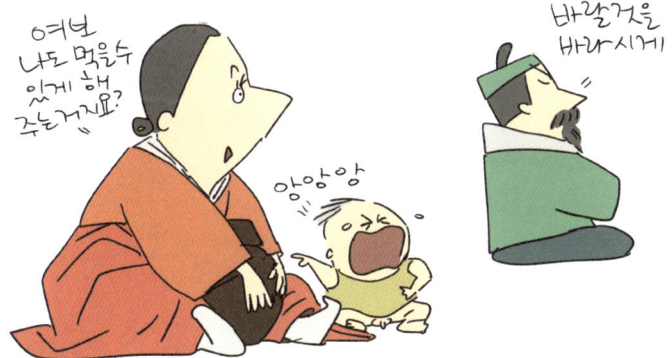

연령고본단(延齡固本丹)

효능
중년에 발기되지 않거나 50세가 안 돼 수염과 머리카락이 희어지는 것을 치료한다.
복용하고 보름이 지나면 성생활이 잘되고 1개월이 지나면 얼굴이 아이처럼 되고 10리를 볼 수 있다. 3개월이 지나면 백발이 검어지고 오래 먹으면 신선의 경지에 오른다.

만드는 법
술로 법제한 토사자, 술로 씻은 육종용 각 4냥, 천문동, 맥문동, 생지황과 숙지황, 산약, 술로 씻은 우슬, 생강즙에 축여 볶은 두충, 술에 담갔다가 심을 뺀 파극, 구기자, 술에 쪄서 씨를 뺀 산수유, 백복령, 오미자, 인삼, 목향, 백자인 각 2냥, 복분자, 차전자, 지골피 각 1.5냥, 석창포, 천초, 원지, 물에 담갔다가 생강즙에 볶은 감초, 택사 각 1냥. 이 약들을 곱게 가루 내어 술을 넣고 달여 멀겋게 쑨 풀로 반죽하여 벽오동 열매 크기만 하게 환을 만든다.
부인에게는 당귀, 적석지 각 1냥을 더한다.

복용법
따뜻한 술과 함께 80알씩 빈속에 먹는다. 무, 파, 마늘, 쇠고기, 식초, 엿, 양고기 등은 피한다.

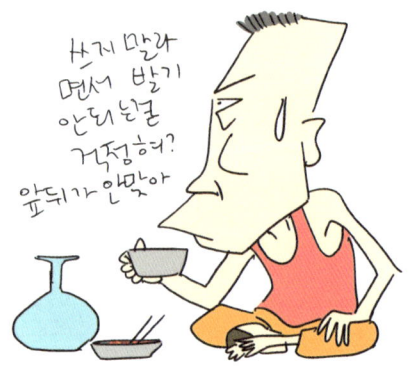

반룡환(斑龍丸)

효능
옛날 촉나라에 살던 노인이 이 약을 시장에서 팔면서 '이 약은 380세를 살게 한다'고 말했다.
항시 먹으면 수명이 길어진다.

만드는 법
녹각교, 녹각상, 토사자, 백자인, 숙지황 각 8냥, 백복령, 파고지 각 4냥을 곱게 가루 낸다. 술을 넣고 달여서 쑨 쌀풀로 반죽하여 환을 만들거나 녹각교를 좋은 술에 넣고 녹인 것으로 반죽하여 백오동 열매 크기만 하게 환을 만든다.

복용법
생강과 소금을 달인 물과 함께 50알씩 먹는다.

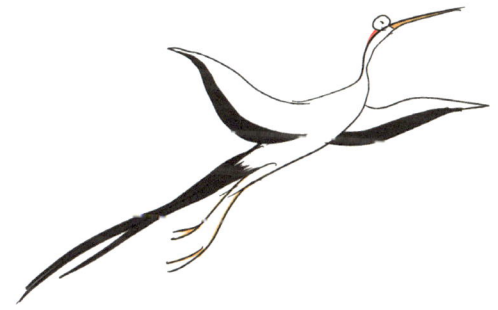

그 노인은 백학으로 변하여
날아가 버렸다.

| 인삼고본환(人蔘固本丸) |

사람의 심장은 피를 저장하고 신장은 정액을 저장한다. 이것들이 충실하면 수염과 머리카락이 희어지지 않고 얼굴에 주름이 생기지 않고 오래 산다.

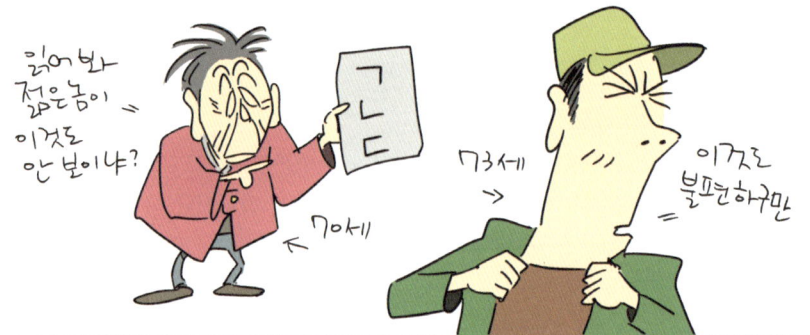

| 현토고본환(玄菟固本丸) |

몸이 허할 때 먹으면 쇠약해진 원기를 치료한다.

| 고본주(固本酒) |

허한 몸을 보해 오래 산다.

| 오수주(烏鬚酒) |

머리카락이 검어지고 얼굴빛이 좋아지며 오래 산다.

⋮

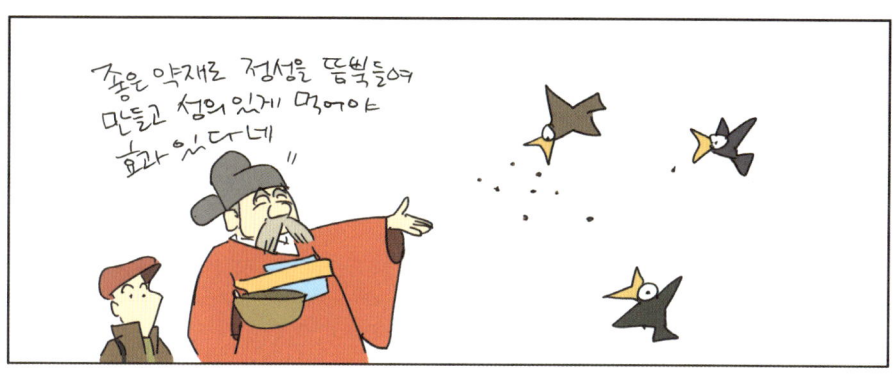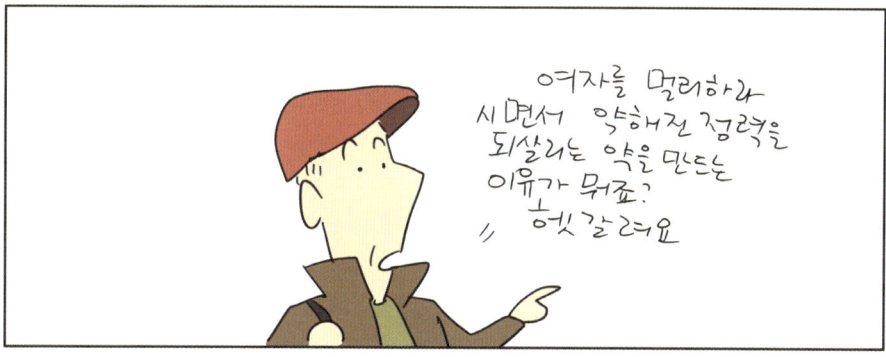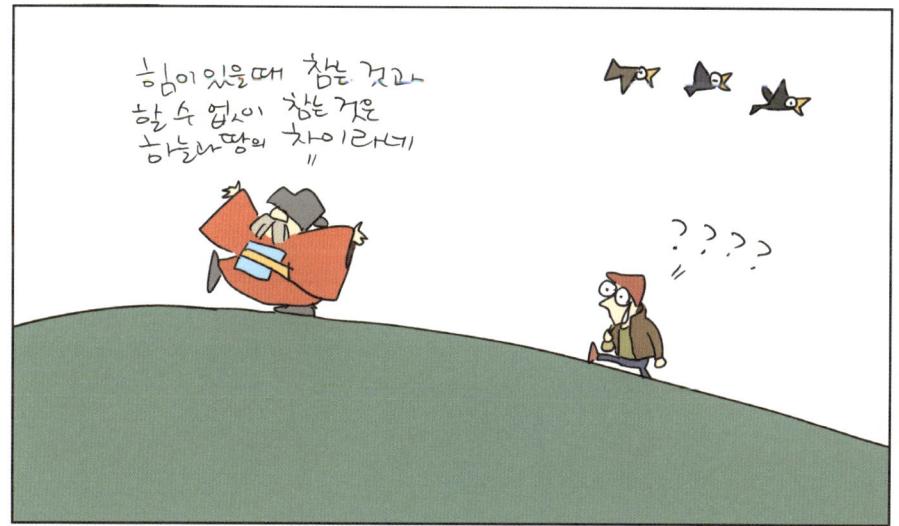

"가난한 시골과 외딴 마을은
의사와 약이 없어서 일찍 죽는 자가 많다.
우리나라는 향약이 많이 나나
사람들이 그것을 알지 못할 뿐이다.
마땅히 이들 약물을 분류하고 향약명을 함께 써서
백성들이 알기 쉽게 하라."

― 선조(조선 제14대 왕, 재위 1567~1608)

오래 살게 하는 단방

'단방(單方)'이란 한 가지 혹은 서너 가지의 약으로
병을 치료하는 처방을 말한다.
흔히 민간요법이라고 하는 것이다.
우리의 단방 전통은 단군신화의 쑥과 마늘에서부터
시작되었으니 그 역사가 길다.
단방은 내 병을 주위의 흔한 약재로 스스로 치료한다는 점에서
건강 주권을 찾는 일이기도 하다.
그러나 병을 치료하기 위해
약재를 써야 할 경우에는 의사의 처방을 받는 것이 바람직하다.
시중에서 쉽게 구할 수 있는 약재나 직접 산에서 채취한 약재를
임의로 복용할 경우 오남용으로 인한 부작용이 발생할 수 있다.

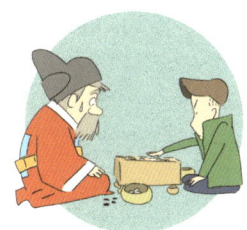

오래 살게 하는 단방

| 황정 |

《동의보감》에서는 죽대(큰댓잎둥굴레)라고 하였다. 요즈음에는 층층둥굴레나 층층갈고리둥굴레의 뿌리를 쓴다.
오래 먹으면 몸이 가벼워지고 얼굴빛이 좋아지며 늙지 않고 배고픈 줄도 모르게 된다. 뿌리, 줄기, 꽃, 열매 모두 먹을 수 있다.

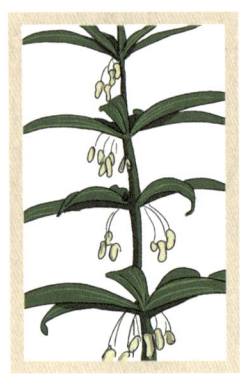

복용법
뿌리를 캐서 흐르는 계곡의 물에 깨끗이 씻은 다음, 팔팔 끓는 물에 충분히 삶아서 쓴 즙을 없앤다. 이것을 솥에서 9번 쪘다가 9번 말리기를 반복하는데, 말릴 때는 땡볕에 말린다. 찌는 시간은 양에 따라 다르지만 매번 푹 익을 정도로 찐다. 이렇게 만든 황정을 5돈씩(약 20그램) 물에 달여 먹는다.
이보다 간단한 방법도 있다. 《향약집성방》에서는 황정을 캐서 맑은 물에 깨끗이 씻은 다음 16시간 동안 쪄서 칼로 얇게 썰어 햇볕에 말려 쓴다고 했다. 역시 먹을 때는 5돈씩 물에 달여 먹는다. 이때는 매실을 먹지 않는다.

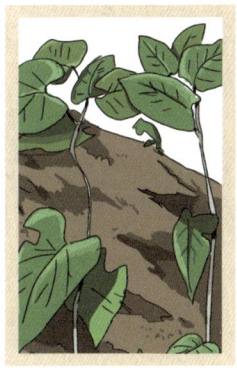

| 하수오 |

혈액순환을 돕고 뇌의 기능을 활성화시킨다. 관절염, 탈모예방, 노화방지, 심혈관 질환 예방, 신장 기능 강화 및 동맥경화 예방, 조혈작용 등이 있는 것으로 알려졌다.
오래 먹으면 머리카락이 다시 검게 되고 늙지 않으며 수명을 늘린다고 했다.

복용법
《동의보감》에서는, 하수오의 뿌리를 캐서 쌀뜨물에 담가 부드럽게 만든 다음 대나무 칼로 껍질을 벗긴 후 얇게 자르고 이를 검은콩 달인 물에 담가 속까지 스며들면 그늘에 말린 뒤 감초즙과 버무려 햇볕에 바짝 말린다. 이를 찧어서 가루를 만들어 술에 2돈씩 먹거나 꿀로 알약을 만들어 먹는다고 하였다. 파, 마늘, 무, 비늘 없는 고기는 먹지 않는다. 이렇게 해야 효과가 있다. 지금 시중에서 나오는 것은 대부분 성분을 단순 추출한 정도의 것이어서 그 효과를 기대하기 어렵다.

주의 사항
약 만드는 과정에서 쇠붙이를 닿게 하면 안 된다.

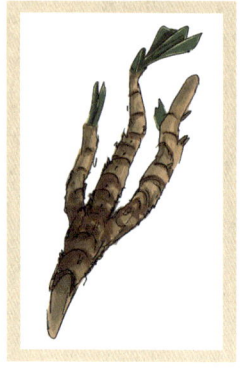

석창포 뿌리

석창포는 그냥 창포라고도 하는데, 머리를 감는 데 쓰이는 꽃창포와는 다르다. 산골짜기 물이 많은 곳에서 자라는데, 특히 흐르는 물가의 돌 사이에서 다발로 모여 자란다. 뿌리 한 토막에 9개의 마디가 있는 것이 좋은 것이며 뿌리가 땅 위로 올라와 푸르게 변한 부분은 쓰지 않는다. 음력 5월에서 12월 사이에 뿌리를 캐는데, 이것을 햇볕에 말린다.

총명탕의 주재료인 석창포
석창포는 기억력이나 학습능력을 높이고 치매와 건망증에도 효과가 있는 것으로 밝혀졌고 암에도 좋다는 보고가 있다.

또다른 효과
생 석창포를 찧거나 말린 석창포를 달여 머리를 감으면 비듬이 없어지고 피부에 바르면 아토피와 같은 가려움증이 사라진다. 관절의 통증, 입안이나 피부가 헌 곳에도 좋은 효과가 있다.

석창포차 만드는 법
잎과 꽃은 달여서 차로 먹으면 좋다. 잎은 끓는 물에 살짝 데쳐서 비빈 다음 말렸다가 쓰면 되고 꽃은 그냥 말렸다가 차로 마시면 된다.

주의 사항
석창포는 막힌 것을 잘 뚫어주지만 너무 오랫동안 먹으면 구멍을 열어버린다. 그래서 평소 식은땀을 잘 흘리는 사람은 먹으면 안 된다.

감국화 꽃

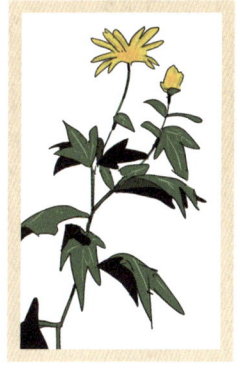

황금빛 노란 꽃이 피며 맛이 단 국화를 감국화라 부른다. 흔히 들국화라고 하는 것은 구절초다. 감국은 키가 크고 붉은 줄기가 올라가 끝이 갈라지면서 그 끝마다 작은 꽃이 많이 달린다. 반면 구절초는 줄기가 녹색이고 줄기 끝이 갈라지지 않고 한 송이만 핀다. 씹어보면 감국은 맛이 달고 구절초는 쓰다.

말린 감국화 꽃은 천연 방향제

향기가 좋아 말린 꽃을 이불 한 귀퉁이나 베갯속에 넣어 향기를 즐겼다. 잠을 잘 못 자는 사람에게 좋다.
꽃망울이 막 벌어지려고 할 때 꽃을 따서 그늘에 말려 쓴다. 그래야 향이 잘 보존된다.

감기에 좋은 감국차

감기에 걸려 열이 나면서 머리가 아프고 어지러울 때 감국차를 마시면 좋다. 감국을 볶게 되면 감국의 찬 기운이 없어져 오래 먹어도 좋은 약이 된다.

머리카락에 좋은 감국 물

감국꽃잎을 한번 끓어오르게 끓이면 노랗게 맑은 물이 우러나온다. 이 물을 미지근하게 식힌 뒤 머리를 감으면 머리카락이 빠지거나 하얗게 쇠는 것을 예방한다. 특히 비듬이 많은 사람에게 좋다.

주의 사항

감국은 약으로 쓰려면 늦은 가을에 핀 것이 좋고 또 맛을 보아 쓴 것은 빼고 단 것만 쓴다. 노란 것이 상품이고 흰 것은 노란 것만 못하다.

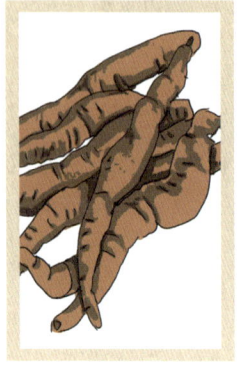

| 지황 뿌리 |

오래 먹으면 몸이 가벼워지고 늙지 않는다.
뿌리를 캐서 씻은 다음 찧어서 즙을 낸다. 졸여서 걸쭉하게 되면 꿀을 넣고 다시 졸여 벽오동 열매 크기만 하게 알약을 만든다. 이때 약이 쇠붙이에 닿아서는 안 된다.

복용법
빈속에 3알씩 하루에 3번 술과 함께 먹는다. 파와 마늘, 무를 먹어서는 안 된다.

지황주 만드는 법
찹쌀 한 말과 100번 씻어서 잘게 썬 생지황 3근을 같이 찐 다음, 흰 누룩가루와 섞어 술을 담근다. 술이 익으면 위의 맑은 것만 마신다. 지황은 사람에 따라 소화가 잘 안 되는 경우가 있다.

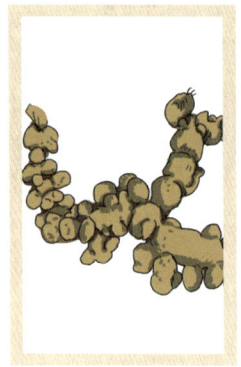

| 창출(삽주뿌리) |

달여서 오래 먹으면 몸이 가벼워지고 오래 산다.
뿌리를 캐서 쌀뜨물에 담갔다가 검은 껍질을 벗겨 내고 볶은 뒤 찧은 가루 1근과 찐 복령 8냥을 섞어서 꿀로 알약을 만들어 먹는다. 혹은 즙 낸 것을 달여 술에 타서 먹는다. 혹은 걸쭉하게 달여서 알약을 만들어 먹는다.

주의 사항
복숭아, 오얏(자두), 참새, 조개, 파와 마늘, 무를 함께 먹어서는 안 된다.

| 온갖 종류의 들꽃(백초화) |

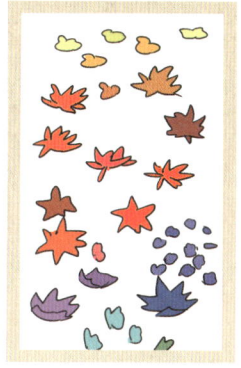

백초화란 말 그대로 온갖 꽃이다. 봄이나 가을의 들판에서 저절로 자라는 온갖 풀의 꽃을 따서 그늘에서 말린 다음 찧어서 가루를 낸다. 이를 2돈씩(약 8그램) 술에 타서 먹는다. 혹은 꽃을 말리지 말고 날로 찧어서 즙을 낸 다음 이 즙을 달여서 술로 만들어 먹어도 좋다.

들꽃주 만드는 법

꽃을 말려 그대로 술에 담가 충분히 우러나면 먹는다(약 20~30일 정도). 꽃을 발효시켰다가 잘 숙성시켜 술로 만들어 먹으면 더 좋다. 만에 하나 있을 수 있는 부작용도 없애고 여러 가지 좋은 효과가 더 생긴다. 술로 복용 시 아침저녁으로 밥을 먹기 전에 소주잔으로 한 잔씩 먹는다.

| 천문동 덩이뿌리 |

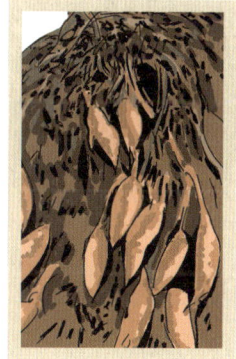

오래 먹으면 몸이 가벼워지고 오래 살며 배고픈 줄을 모른다. 만성 기관지염, 천식, 폐결핵, 기침, 가래 등에 좋으며 항암 성분이 있어서 백혈병이나 악성 혈액암, 유방암 등을 억제하는 것으로 밝혀졌다.

복용법

껍질과 심을 없앤 천문동 뿌리를 찧어서 가루를 내어 술에 타서 먹는다. 혹은 날 것을 찧어서 즙을 낸 다음 달여서 고약을 만들어 술에 한두 숟가락씩 타서 먹는다.
단, 천문동은 찬 성질이 있으므로 평소 몸이 차고 설사를 자주 하는 사람에게는 좋지 않다.

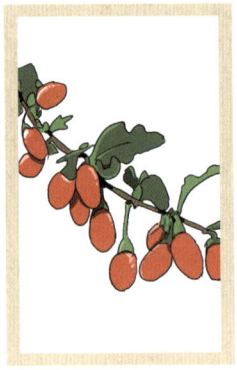

| 구기자 |

구기자 나무는 부위별로 각각 명칭이 있다. 줄기의 껍질은 구기, 뿌리의 껍질은 지골피, 잘 익은 붉은 열매는 구기자라 부른다.
열매와 잎은 효과가 같다. 뿌리와 줄기, 열매와 잎 모두 먹을 수 있다.

복용법
어린잎은 국을 끓이거나 버무려서 항시 먹으면 좋다. 껍질과 열매는 가루 내어 꿀로 알약을 만들어 항시 먹는데, 술에 담갔다가 먹어도 좋다.

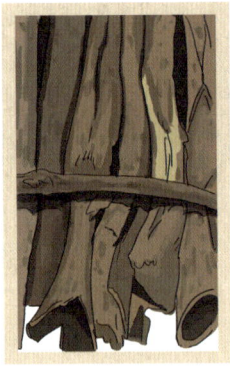

| 오가피 |

오래 먹으면 몸이 가벼워지고 늙지 않는다. 《동의보감》에서는 오가피 술이나 오가피 가루를 먹고 죽지 않고 오래 사는 사람이 헤아릴 수 없이 많다고 하였다.

복용법
뿌리와 줄기를 다려서 술 빚듯이 빚어서 먹는다. 몸을 보하는 것을 주(主)로 하는데, 달여서 차 대신 마셔도 좋다.

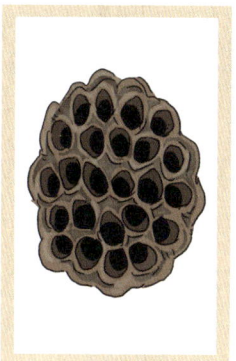

| 연밥 |

오래 먹으면 몸이 가벼워지고 늙지 않으며 배고픈 줄을 모르고 오래 산다.

복용법
껍질과 속의 심을 버리고 찧어서 가루를 낸 다음 죽을 끓이거나 싸라기같이 갈아서 밥을 지어 먹는데, 오랫동안 먹어도 부작용이 없다. 또 찧어서 가루를 낸 다음 술이나 마실 것에 2돈씩 타서 마신다.

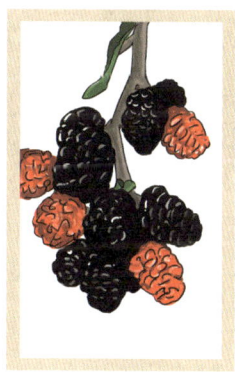

| 오디(뽕나무 열매) |

오래 먹으면 흰머리가 검게 변하고 늙지 않는다.

복용법
검게 잘 익은 것을 따서 햇볕에 말려 찧어서 가루를 낸 다음 꿀로 알약을 만들어 오래 먹거나 술 빚듯이 빚어서 먹는다.

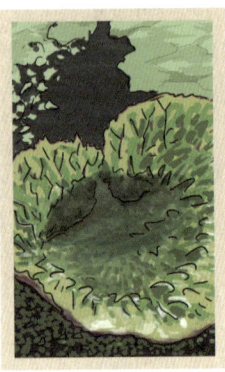

| 가시연밥 |

오래 먹으면 몸이 가벼워지고 배고픈 줄을 모르며 늙지 않고 신선이 될 수 있다.

복용법
연밥과 함께 먹는 것이 제일 좋고, 가루를 내어 먹으면 아주 좋다.
멥쌀 1홉과 가시연밥 가루 2홉을 끓여서 죽을 만들어 빈속에 먹는다.

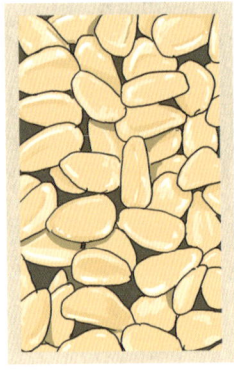

| 잣 |

오래 먹으면 몸이 가벼워지고 오래 살며 배고픈 줄을 모르고 늙지 않는다.

복용법
죽을 쑤어 늘 먹는 것이 가장 좋다.

| 검은 참깨 |

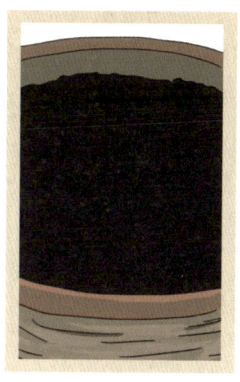

흑임자라고도 한다. 오래 먹으면 몸이 가벼워지고 늙지 않으며 배고픔과 갈증을 이기게 하고 오래 살게 한다.

복용법
꿀 1되와 검은 참깨 1되를 합하여 알약을 만들어 먹는다.

주의 사항
독이 있는 고기나 날 채소를 함께 먹으면 안 된다. 오래 먹으면 장수한다.

| 사람 젖 |

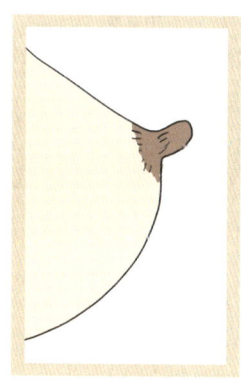

젖을 먹으면 오장을 보하고 오래 살게 하며 뽀얗게 살찌고 피부가 매끄러워진다. 달칙지근한 냄새가 나는 젖을 쓰는데, 은그릇에 넣고 한번 확 끓어오르게 하여 새벽 4~5시에 따뜻하게 먹는다. 젖을 입으로 빨아 들인 뒤 곧 손가락으로 콧구멍을 막고 입술을 다물고 이를 붙인 상태에서 양치질하듯 하여 젖과 침이 잘 섞이게 한 다음, 코로 공기를 들이마셔 기가 명당에서 뇌로 들어가게 한다. 그리고 나서 젖을 천천히 삼킨다. 보통 이 과정을 다섯에서 일곱 차례 하는 것을 1번으로 계산한다.
이 방법이 좋다고는 하지만 현실적으로 젖을 구하는 것부터 거의 불가능하다. 권하지 않는다.

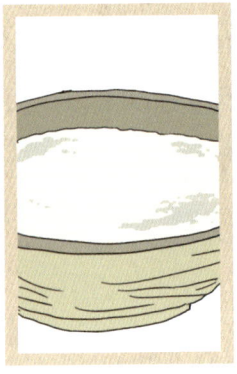

| 흰죽 |

아침에 일어나 죽을 먹으면 가슴이 시원해지고 위 기능이 좋아진다.

복용법
멥쌀을 문드러질 정도로 걸쭉하게 끓였다가 먹는다.

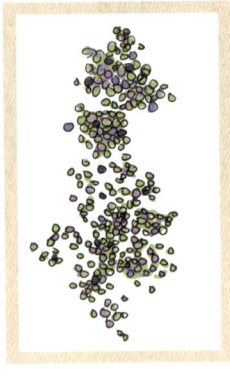

| 새삼씨 |

오래 복용하면 눈이 맑아지고 몸이 가벼워지고 장수한다.

복용법
술에 담갔다가 볕에 말려서 찌는 것을 9번 반복한다. 이걸 가루 내서 하루에 2번, 2돈씩 따뜻한 술에 타서 빈속에 먹는다.

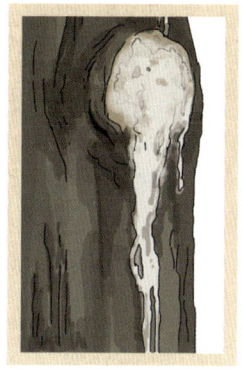

| 송진 |

오래 먹으면 몸이 가볍고 장수한다.

복용법

송진 7근을 뽕나무 잿물 1석(石)과 함께 3번 끓이고 찬물에 넣어 굳힌 뒤 다시 끓인다. 이 과정을 10번 반복하면 흰색이 된다. 이것을 빻아 체로 쳐서 농도가 진한 술과 꿀을 섞어서 엿처럼 만들어 하루에 1냥씩 먹는다.
솔잎은 잘게 썬 후 갈아 술과 함께 3돈씩 먹는다. 미음과 먹어도 좋다. 검게 볶은 콩을 함께 찧어서 가루 내어 따뜻한 물에 타서 먹으면 더욱 좋다.

1석: 120근

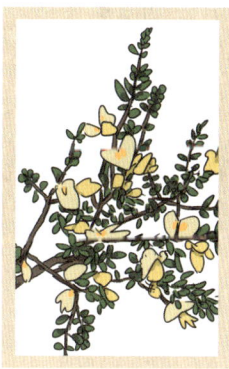

| 회화나무열매 |

오래 먹으면 눈이 맑아지고 머리카락과 수염이 검어지며 장수한다. 음력 10월에 열매를 따서 먹는데 모든 병을 고친다.

복용법

음력 10월에 열매를 따서 절항아리에 넣고 소금기 있는 진흙으로 입구를 막는다. 이것을 그늘진 담 밑에 3자 깊이로 묻었다가 음력 12월 8일에 꺼내서 껍질을 벗긴 후 검은 씨를 소 쓸개 안에 넣고 높이 매달아 그늘에서 말린다. 음력 3월초에 꺼내 빈속에 끓인 물로 1알을 삼키고 둘째날은 2알을 삼키며 15알이 될 때까지 양을 늘린다. 이후에는 매일 1알씩 줄이고 1바퀴 돌면 다시 시작한다.

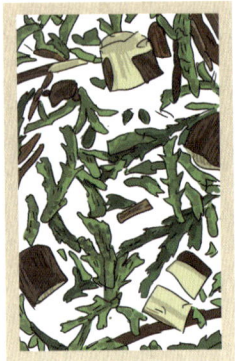

| 측백나무잎 |

오래 복용하면 온갖 병을 없애고 장수한다. 1년 복용하면 10년을 더 살고 2년을 복용하면 20년 더 산다.
잎을 따서 그늘에 말려 가루 내고 꿀로 팥알만 한 크기로 환을 만들어 술과 함께 81알씩 먹는다. 마늘, 파, 부추, 생강과 함께 먹지 않는다.

측백엽차 만드는 법
측백엽차는 동쪽으로 난 잎을 시루의 밥 위에 놓고 찐 후 물로 여러 번 씻어서 그늘에 말려 매일 달여 먹는다.

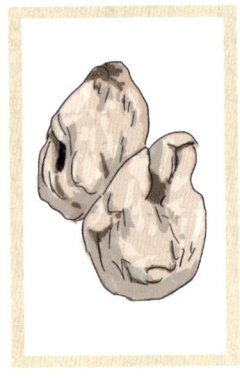

| 복령 |

오래 복용하면 배가 고프지 않고 장수한다.

복용법
백복령을 흰국화나 백출과 합쳐서 가루나 환으로 만들어 늘 먹는다. 혹은 백복령 껍질을 벗기고 술에 15일 동안 담근 후 걸러서 가루 내어 3돈씩, 하루에 3번 물에 타서 먹는다.

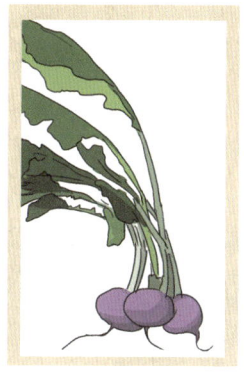

| 순무씨 |

오래 복용하면 곡식을 끊고 오래 살 수 있다.

복용법
9번 찌고 9번 말려서 가루 내어 하루에 2번, 2돈씩 물과 함께 먹는다.

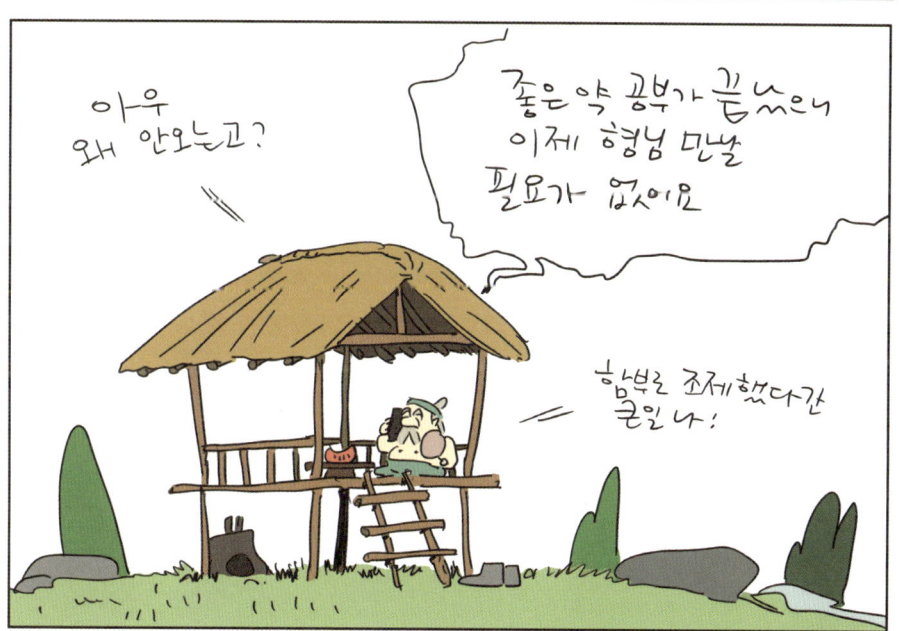

취재일지①
약초 산행

🌿 약초의 약성은 생존의 결과물

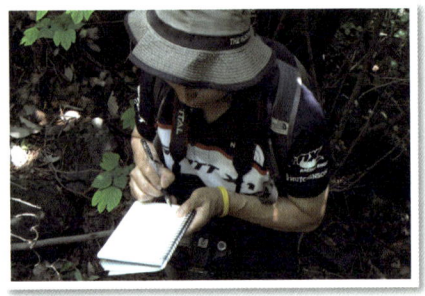

《동의보감》 공부를 하자면 약초는 건너뛸 수가 없다. 함께 공부하는 한의사들조차 인정한 약초 전문가 최철한 원장(본디올대치한의원 원장, 본초학 전공)을 모셔와 강의를 듣기로 했다. 들쑥날쑥한 일정에도 최 원장은 얼굴 한 번 찌푸리지 않고 세 번의 열정적인 강의를 해주었다. 만화를 그리는 나에게 약초의 쓰임새나 약리를 전문적으로 이해하기란 무리였지만 약초의 생태와 기본 원리라도 독자들에게 정확하게 전하고 싶어 열심히 듣고 메모했다.

최 원장은 강의를 시작하며 "식물은 잎 하나, 가지 하나까지 사치를 부리지 않는다"고 말했다. 식물이 자연 환경을 무시하고 불필요한 잎이나 가지를 가졌다가는 곧바로 죽는다는 것이다. 가만히 생각해보니 맞는 말이다. 식물만 그렇겠는가? 사자도 토끼 한 마리를 사냥하더라도 전력을 기울인다고 하지 않던가? '약성'은 자연 앞에 사치를 부리지 않고 생존을 위해 환경에 적응함으로써 생겨난다고 한다.

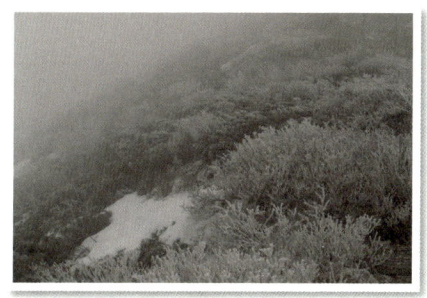
눈잣나무

설악산 대청봉 1,600m 산등성이에는 '눈잣나무'라는 이름을 가진 잣나무가 산다. 거센 바람을 견디기 위해 곧게 자라는 대신 누워서 자라 눈잣나무가 된 것이다. 천리를 기어간다고 해서 천리송(千里松)이라고도 부른다. 눈잣나무가 거센 바람을 이겨내기 위해 택한 생존전략은 '눕기'다. 그 전략이 그대로 약성이 되어 눈잣나무의 잎과 가지는 바람에 의해 생기는 기침, 천식에 효과가 좋다.

그런데 놀랍게도 눈잣나무를 캐서 바람이 없는 저지대에 심어 놓으면 얼마 지나지 않아 누워 있던 나무가 똑바로 서버린다. 곧추선 잣나무에서는 기침, 천식에 효과를 나타냈던 약성도 함께 사라져버린다. 같은 종의 약재라도 어떤 환경에서 자랐느냐에 따라 약이 효과가 달라진다니 거참 신기하다. 우리는 산으로 가서 약초를 살펴보기로 했다.

이번 약초 산행은 최철한 원장의 인솔하에 나와 황인태 원장, 출판사 대표 총 4명이 동행했다. 최 원장은 《약초도감》 한 권만 달랑 가지고 온 반면 우리는 꽤나 험하고 높은 산행이라도 할 것처럼 배낭에 등산화까지 갖추고 왔다. 서울에서 그리 멀지 않은 곳에 강원도 못지않은 생태계를 가진 산이

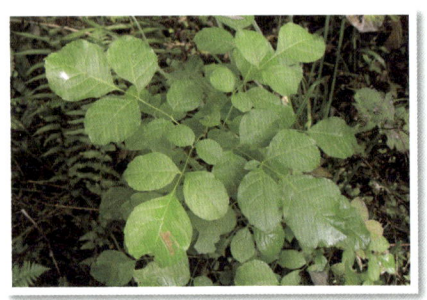
물푸레나무

있다(실제로 가까운 근교임에도 숲이 우거지고 맑은 물이 흐르는 심산유곡이었다. 숨겨놓고 싶은 마음에 위치를 밝히지 않기로 했다)고 해서 우리는 그곳으로 향했다.

산 어귀에서부터 최 원장은 풀, 넝쿨, 나무 할 것 없이 보이는 대로 그에 대한 약성을 설명한다. 주변에 널려 있는 질경이, 칡덩굴, 물푸레나무, 며느리밑씻개, 초롱꽃, 생강나무, 앉은부채……. 내가 물었다.

"아니 이것도 약이 되나요?"

최 원장은 특유의 맑은 웃음으로 답했다.

"자연에서 약으로 쓰이지 않은 것은 없습니다."

사실 약초의 효능과 약성을 모두 알아내기란 전문가조차 평생을 공부해도 쉽지 않다고 한다. 그러나 유사한 종별로 특성을 파악하고 이해하는 것은 그리 어렵지 않다.

우리는 먼저 맑은 물이 흐르는 계곡을 따라 올라가면서 주변 식물들을 살폈다. 여기에서 독자들도 한번 생각해보시라. 물가에 자라는 식물들에게 생존을 위해 가장 필요한 기능은 무엇이겠는가? '물을 잘 배출하는 능력'이란다. 아~하. 그래서 물가의 식물을 먹으면 우리 몸속의 배출 능력이 높아진다고 한다.

물에 사는 동물, 조개류 역시 이런 효능을 갖는다. 그렇기에 산후에 붓기를 빼기 위해서는 미역국, 붕어, 잉어, 가물치를 먹고, 술기운을 풀어야 할 때는 알코올을 배출시켜주는 조개탕, 미나리, 북어국, 황태국, 다슬기탕, 재첩국을 먹으면 좋다. 소변이 시원찮거나 몸이 부었을 때도 물가에서 나는 식재료나 약재를 쓴다. 그럼 사막에서 자라는 식물은? 당연히 '물을 배출하지 않는 능력'이다. 알로에, 선인장이 피부 건조증이나 변비에 좋은 것은 그 때문이다.

길가에 무성히 자라는 칡덩굴이 보였다. 최 원장의 설명이 이어졌다.

"칡이 1년에… 아니, 정확히 말하자면 3개월에 얼마나 자라는지 아시나요? 무려 18m를 꾸불꾸불 휘감아 돌면서 자랍니다. 따라서 칡뿌리는 18m 떨어진 지상부 끝까지 꾸불꾸불한 덩굴을 통해 물을 공급해야 합니다. 세상의 어떤 흡입력이 18m를 빨아올릴까요? 그것도 꾸불꾸불 구부러지고 꺾인 통로를 통해서 말이죠! 그래서 칡은 우리 몸이 막혀서 상하로 순환되지 않을 때 효과를 나타

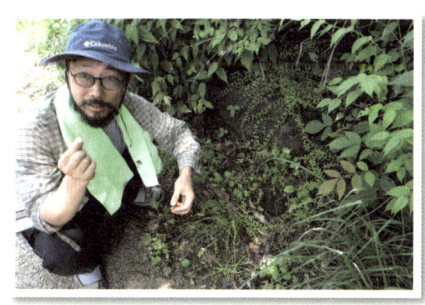

약초의 효능을 설명하고 있는 최 원장

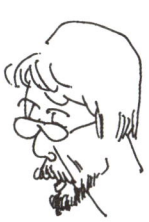

냅니다. 술 먹으면 몸이 막혀서 어깨가 뭉치고 몸이 무겁고 찌뿌둥하죠. 이때 칡은 정체된 술독을 강력하게 순환시켜 몰아냅니다."

칡과 같은 덩굴류의 식물 역시 이와 비슷한 약성을 가진다. 오늘날 서양 의학에 길들여진 우리는 종별로 분류해서 약성을 따지기를 좋아하는데, 식물 역시 과가 같으면 비슷한 약성을 보인다고 한다. 즉 콩과 덩굴 식물은 대부분 순환이 잘 안 되거나 기가 막혀서 울체된 것을 뚫는 데 효과를 보이며 술독을 풀어준다.

국화과에 속하는 더위지기, 쑥, 민들레 종류는 약간 쓴맛을 띄기 때문에 간의 열을 내리는 데 좋고, 더덕, 잔대, 만삼 등 초롱꽃과는 우윳빛 즙액이 있어 폐의 기운과 진액을 보충하며, 파, 부추, 달래, 마늘 등 백합과 파속(allium) 식물들은 하나의 꽃대에 수십, 수백 개의 꽃을 산형화서로 피워내기에 뿌리 자체가 강한 폭발력을 의미하는 매운맛을 띈다.

그런데 분류학적인 종만 중요한 것은 아니다. 종이 같더라도 자생 환경이 다르면 약성이 달라지고, 종이 다르더라도 형태나 부위가 유사하면 비슷한 약성을 나타낸다. 따라서 약초의 약성을 제대로 알려면 형태, 색깔, 기운, 맛, 성질, 채취 시기, 산지, 약용 부위를 모두 고려해야 한다.

물가를 따라 한참 오르다 우리는 산등성 쪽으로 길을 바꾸었다. 이렇게 약초 산행에서 우리는 먼저 식물의 종류에 따른 약성을 배우고, 이어서 각 종류의 생태 환경에 따라 어떤 특성으로 발달했는지를 살피고, 이후 그 식물의 색깔과 맛을 살펴 약초의 효능을 추적해나갔다.

이쯤 되자 산행 전 강의 때 들었던 것과 오버랩되면서 질문할 수 있게 되었다.

"맛에 따라 약성이 다른가요?"

그러자 최 원장이 말했다.

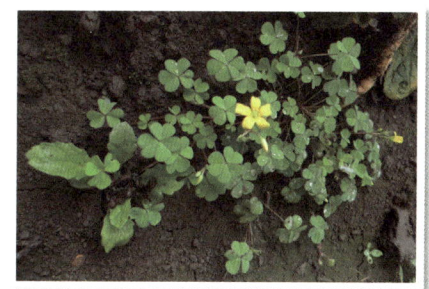
괭이밥

"예. 한의학에서는 산고감신함(酸苦甘辛鹹)을 오미(五味)라고 합니다. 오미의 각각에는 약하고 강한 것이 있습니다. 약간 시큼한 맛은 수렴해요. 오미자나 괭이밥을 먹으면 새큼한 맛에 몸이 수축하면서 진액이 새어나가는 것을 막습니다. 따라서 기운이 떨어져서 설사하거나 땀이 많으면 오미자나 묽은 매실, 괭이밥 등을 먹는 거죠. 강하게 시큼한 맛은 강산처럼 녹여버립니다. 그래서 체하면 매실 엑기스, 산사를 먹는 것이고, 연탄 중독에 의식을 잃으면 식초나 쉰 김치 국물을 써서 정신이 막힌 것을 뚫는 겁니다.

약간 쓴맛은 기운을 끌어올리고 식욕을 돋우며 몸을 가볍게 합니다. 따라서 춘곤증으로 식욕이 없고 몸이 무겁고 기운 없을 때는 약간 쓴 봄나물을 먹는 겁니다. 단, 강한 쓴맛은 설사를 유발해서 거의 약초로만 쓰입니다. 단맛도 두 가지로 나눌 수 있습니다. 밥을 오래 씹으면 나는 은은한 단맛과 된장찌개의 구수한 맛은 몸을 가볍게 하고 몸의 원기를 근본적으로 보충해

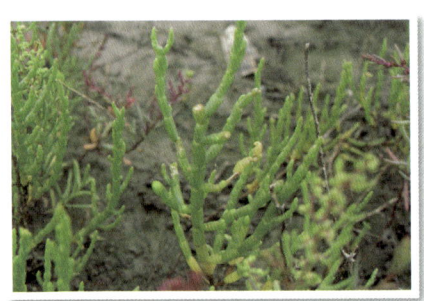
퉁퉁마디

줍니다. 소변도 잘 보게 하고요. 하지만 초콜릿 등의 강한 단맛은 살을 찌웁니다. 뚱뚱이로 만들죠. 그리고 잘 느껴보면 초콜릿은 끝 맛이 쓰거나 텁텁합니다. 이런 맛은 몸에 좋지 않습니다.

약간 매운 맛은 우리가 아는 것과는 개념이 좀 다른데요. 고추나 생무, 생마늘, 생양파 같은 것입니다. 이걸 먹으면 눈물이 나고 땀이 나며 열이 나죠. 찬 기운이 침범했을 때 소주에 고춧가루 타 먹으라는 말이 이겁니다. 보약을 먹을 때 생파, 생마늘, 생무를 먹지 말라고 하는 것은 보약 기운을 다 흩어버리기 때문입니다. 강하게 매운 맛은 육계(肉桂), 회향(茴香), 군마늘, 포건강(炮乾薑) 같은 것인데요. 먹고 나면 그다지 맵지는 않지만 난로를 넣은 것처럼 아랫배가 훈훈해집니다. 자궁, 생식기, 대장을 데워주죠. 약간 짠맛은 죽염, 퉁퉁마디 등의 해조류입니다. 이 맛은 대변을 잘 보게 하며 몸을 정화하고 몸의 열을 내리기 때문에 성인병에 좋습니다. 하지만 강한 짠맛은 오히려 혈압을 높이며 머리로 열이 솟구치게 합니다."

6월 말의 햇볕이 따갑다. 부실한 머리를 보호하기 위해 모자를 썼더니 땀이 배어난다. 약초 채취가 목적이 아닌 약초의 약성이 환경과 어떤 상관

관계가 있는지 공부하기 위한 산행이라 다행히 더 높이 올라가지 않고 내려왔다. 하산하여 마무리할 줄 알았더니 최 원장은 뙤약볕이 내리쬐는 널따란 평지로 우리를 데려가서 그곳에 사는 익모초, 민들레에 대한 설명을 마저 했다. 말미에 약초 전문 한의사다운 말로 마무리한다.

"약성이 좋은 약일수록 함부로 먹으면 안 됩니다. 특정한 약효는 다른 곳에는 해가 되기도 하거든요. 우리 몸이 자연이라고 생각해서 병이 나면 그 병에 맞는 약초를 먹어야 합니다. 뭐니뭐니해도 약을 먹지 않고 살 수 있다면 가장 좋지요."

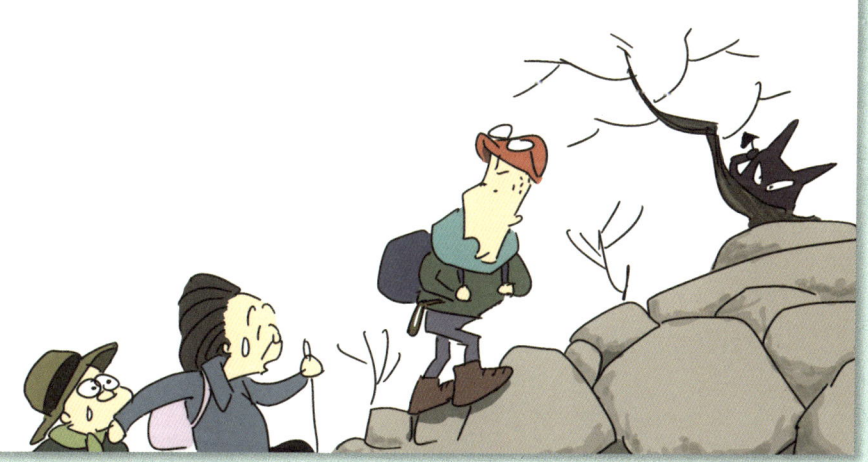

취재일지 ②
산삼 채취

🌿 **입산 첫날 심봤다!**

너무 이른 아침, 잠이 부족해 푸석푸석한 얼굴로 터미널에 도착하니 황 원장은 이미 나와 있다. 곧이어 오 원장, 미란 씨가 나타났다. 항상 사무실에서만 보다가 이렇게 밖에서 만나니 복장이 달라서인지 모두가 딴사람 같다. 특히 미란 씨는! 문을

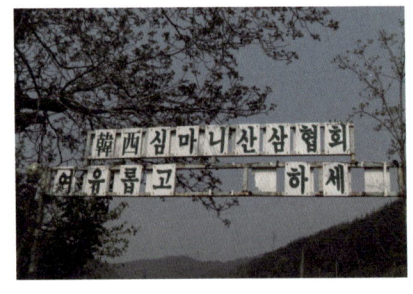

한서심마니산삼농장 입구

막 열고 있는 빵집에서 사온 빵을 맛있게 나누어 먹은 후 고속버스에 몸을 실었다. 좋은 꿈을 꾸지 않으면 심을 볼 수 없다는 생각에 각자 열심히 잠을 청했다.

한서심마니산삼농장에 도착하니 대장 격인 홍영선 어인마니가 반갑게 맞아준다. 심재중, 민경택, 홍도균(어인마니의 막내아들) 심마니와도 인사를 나누는데 초면이지만 모두가 성겨운 얼굴이다. 건물 안 벽에는 3구(가지가 세 개), 4구, 5구(아직 발견된 적이 없어 야생삼으로 대체), 6구(만달), 7구(두루무치, 심마니의 꿈) 등 산삼의 지상부 사진이 걸려 있고, 미국삼, 중국삼, 국내삼(묘삼, 어린삼, 야생삼, 지종삼 등)의 실물 사진도 붙어 있다. 화분 10여개에는 산삼이 심어져

있는데 기온이 높아서인지 벌써 파란색(익으면 빨간색) 열매를 맺으려고 했다.

방 겸 사무실에 둘러앉아 홍영선 심마니 말을 들었다. 그는 1년 8개월 동안 집안 식구들과 연락을 끊고 산속에서 생활했던 적이 있다고 했다. 이유는 딱 하나. 물어보면 사람마다 다 다른 답이 나올 정도로 산삼을 정확하게 아는 사람이 없어서 스스로 택한 공부 방법이라고 한다. 전국의 산을 헤매면서 나이 든 심마니를 만나 서로 정보를 나누는 모습, 그리고 산삼을 직접 심어보고 비교해보는 과정은 그야말로 한편의 만화 같은 내용이었다. 황 원장이 벽에 붙어 있는 액자를 슬그머니 가리킨다. '沈默는 無限의 力'

홍영선 씨의 매형이 손수 쓴 글씨라고 한다. 매형이면 손위 누이의 남편을 말하는데 극진 가라데(極眞空手) 최영의 관장이 바로 큰 누님의 남편이라는 것이다. 홍영선 씨가 쓴 《진의 비밀》을 읽고서 안 사실이지만 매형은 그에게 있어 아버지보다 더한 존재였던 것 같다. 삶의 모델이자 닮고 싶은 사람으로 매형을 많이 이야기하고 있다.

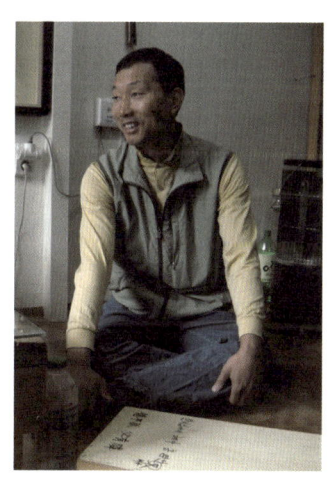

산삼 에피소드를 들려주는 홍영선 심마니

"남자가 만약 깊은 산속 바위 위에서 3년간 기도 드릴 수만 있다면 세상에서

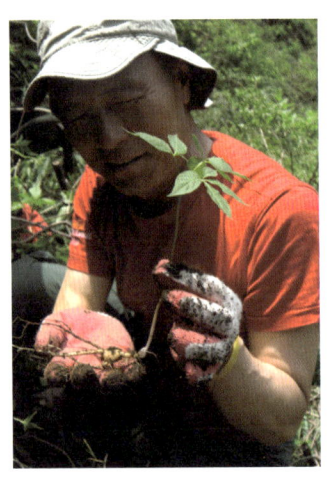
산삼을 캐고 기뻐하는 허 화백

못 이룰 것이 없을 것이다."

　최영의 관장이 홍영선 씨에게 해준 이야기이다.

　먹을 것과 복장을 점검하고 ○○산으로 출발했다. 차에서 내려 등산로를 한참 올라가더니 갑자기 오른쪽 계곡으로 내려갔다. 사람 하나 없어 물놀이하기 좋은 곳에서 우리는 입산제를 지냈다. 홍영선 씨는 새끼(여수말로는 사나꾸)를 꼬고 다른 심마니는 음식을 진열한다. 심마니의 고사에는 돼지고기를 올리지 않는다. 첫째, 돈이 없어서 둘째, 죽은 것을 보면 부정탈까봐. 제철에 나는 과일 한두 알, 곡주(요기도 되면서 힘이 나니까) 한두 병이 전통 심마니가 준비하는 고사 음식의 전부다.

　또 다른 심마니는 종이에 소원을 쓰게 한 다음 접어서 새끼줄에 끼어놓는 등 다들 자기 역할에 따라 분주히 움직였다. 나도 소원을 적는데 심재중 심마니가 한마디 한다.

　"보통은 심을 보게 해달라는 소원을 많이 적지만 입산 경험이 많을수록 무사히 집에 갈 수 있게 해달라고 안(安) 자를 적습니다."

　하산할 때까지 이 제단(?)이 그대로 있으면 산신이 소원을 들어준 것이라고 하면서, 등산 중에 이런 제단을 보면 훼손하지 말아달라는 말을 독자들에게 해줬으면 한다고 했다. 무사히 집에 갈 수 있게 해달라는 아주 소박한 마음을 독자 여러분도 꼭 잊지 마시길! 종교가 있으면 절을 하지 않아도 된다고 했지만 '로마에서는 로마법을!' 하면서 절을 네 번 했다.

    우리 조는 홍영선 심마니, 민 심마니, 나, 오 원장 다른 조는 심 심마니, 홍 심마니, 황 원장, 미란 씨. 두 조로 나누어 산삼을 캐기로 했다. 심마니에겐 길이 없다. 아무도 가지 않는 땅에 처음 길을 내면서 가야 하는 것이 심마니이다. 그래야만 거기 있던 산삼을 자기가 제일 먼저 발견할 수 있지 않겠는가! 60~70° 벼랑을 암벽 타듯이 올라가니 금방 숨이 찼다. 그나마 걸을 수 있는 곳에 도달하니 덩굴이 발을 잡아도 벼랑보다 힘이 덜 들었다. 썩은 나뭇등걸을 넘고 가시를 피해 천천히 움직이는데 갑자기 멈추라고 한다. 우리들 소리에 놀라 뱀이 나타난 것이다. 뱀을 피해 방향을 트는 순간 민경택 심마니의 힘 있는 목소리 "심봤다!" 크지 않는 산삼 싹에 절을 하고 산삼을 돋우는(채심) 심마니를 보면서 산삼은 아무나 보는 것이 아님을 느꼈다. 만약 뱀이 안 나타났다면 그대로 직진했을 텐데 과연 산삼을 볼 수 있었을까? 그런데 산삼을 바라보는 홍영선 심마니의 눈빛이 심상치 않다. 채심은 했지만 상대팀은 아직 산에 오르기도 전일 테니 좀더 주변을 살펴보기로 했다.

    홍영선 심마니는 '노두갈이'에 대해서 설명했다.

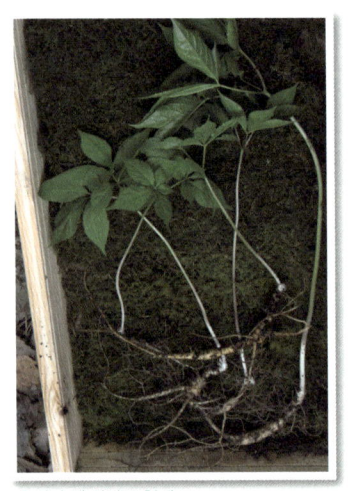

우리가 캔 산삼 오형제

"어떤 사고나 큰 동물 때문에 산삼의 지상부 전체가 훼손될 수 있는데 그 힘에 의해 노두도 같이 뽑혀버립니다. 산삼은 살아 있어 다음해 싹을 내야 하는데 예전 노두는 없으니 새로운 노두를 만들고(노두갈이) 거기서 싹이 나죠. 이번 삼이 그런 경우입니다. 노두를 보면 몇 년 안 된 것 같지만 몸통을 보면 상당히 오래된 최소 20년은 된 것입니다."

저쪽 팀에서도 "심봤다"는 소리가 들려온다. 황급히 쫓아가보니 심 심마니가 여섯 뿌리, 홍대균 심마니가 한 뿌리를 본 것이다. 여섯 뿌리 중 첫 뿌리는 심 심마니가 캐고 두 번째 뿌리는 나보고 캐라 한다. 언제 내가 또 산삼을 캐볼 수 있을까 싶어 냉큼 절을 했다(심마니들은 이 산삼이 정말 괜찮은 산삼이기를 바라는 마음에서 절을 한다고 한다). 흙을 헤치며 조심스럽게 삼을 캐는데 그리 덥지 않은 날인데도 등까지 땀으로 범벅이다. 세 뿌리째 캐자 홍영선 심마니가 주변을 정리하라고 한다. 남은 어린 세 뿌리는 남겨두고 내려간다는 것이다. 입산제를 지냈던 곳까지 내려와서 보니 제단은 누가 건드린 흔적이 없다. 진열된 음식을 나눠먹고 주변을 깨끗이 정리한 다음 산을 내려왔다.

홍영선 심마니가 질문 아닌 질문을 했다. 하루에 산삼 여덟 뿌리면 만화가(물론 나)보다 낫겠다고. 그가 크게 웃으면서 대답했다.

"여기는 구광자리(과거 산삼을 발견하였던 곳)입니다. 산삼은 영물이라 아무 데서나 자라지 않으며, 반드시 자기하고 맞는 곳에서만 자랍니다. 예전에 정말 괜찮은 산삼을 여기에서 발견한 적이 있기 때문에, 이번에도 확신을 가지고 여기로 온 것입니다."

간단히 목이버섯 요리로 저녁을 대신하고 서울에 갈려고 하니 심 심마니가 산삼을 주는 것이 아닌가! 아까 내가 캔 산삼이려니 생각하면서 감사하게 받았다. 서울에 도착하여 집으로 갈려고 하니 심마니이기도 한 황 원장이 산삼 먹는 방법을 가르쳐준다고 가방을 열었다. "세 뿌리! 세 뿌리!" 하며 놀라는 것이 아닌가. 설마 하는 마음에 가방 안을 보니 한 뿌리가 아니라 심 심마니가 캔 세 뿌리가 모두 들어 있다. 항상 느끼는 바이지만 만화를 그리면서 사람들로부터 너무나 많은 사랑을 받는다. 이 많은 사랑을 되갚지 못하고 죽는다면 나는 평생 빚쟁이가 되는 것인데……. 고맙기도 하고 무겁기도 한 정말 더운 하루였다.

한서 심마니 산삼협회소속 심마니님들 정말 고맙습니다!

| 편집 후기 |

우리의 수요일 밤은 불탄다

박석준

만화 《식객》이 연재되고 있을 때, 허영만 선생님께서 언젠가 동의보감을 만화로 그리고 싶다는 말씀을 하셨다. 가슴이 뛰었다. 그 뒤로 5, 6년쯤 지난 지금 드디어 《허허 동의보감》 첫 권이 탄생했다. 3년의 준비 과정이 있었다.

근대 서양의학은 눈으로 보여줘야 더 잘 이해된다. 한의학은 그 반대다. 눈에 보이지 않는 기를 대상으로 하는 의학이기 때문이다. 그래서 동의보감을 만화로 그린다는 것은 불가능에 가까울지도 모른다. 어려웠다.

이제 조금씩 《동의보감》이 그림으로 드러나기 시작했다. 한의학이 그림을 얻었다. 아직도 가야할 길이 멀고도 힘들지만 우리는 멈추지 않을 것이다. 왜냐하면 우리가 가는 길은 병든 몸, 병든 사회, 병든 자연을 고치기 위한 길이므로.

오수석

400년 전의 《동의보감》으로 오늘의 병을 진단하고 치료한다는 것에 대하여 혹자는 시대에 뒤처진 것 아니냐고 한다. 물론 식생활과 마음 씀이 달라졌으니 치료법에 있어서는 보완해야 할 것이 많을 것이다. 그러나 사람과 우주를 바라보는 대상관과 방법론에 있어서는 400년이 지난 오늘날에도 유효함을 진료현장에서 체험하고 있다. '오늘의 동의보감'을 만들어 나가야 한다고 고민하던 중 허영만 선생님을 만났다. 의서의 글자를 그림으로 옮긴다는 것은 힘든 작업이었다. 드디어 《허허 동의보감》 1권이 세상 밖에 나왔다. 자연과 사람, 몸과 마음, 건강과 병을 이해하는 데 도움이 되었으면 좋겠다.

황인태

이 한 권의 책을 만들기 위해 신 대표는 3년 전 대표이사직을 그만 두었나보다. 이 한 권의 책을 만들기 위해 미란 씨는 올해 몸살을 세 번이나 앓았나보다. 박 원장, 오 원장, 황 원장은 한의학의 자존심을 회복하기 위해 분투했나보다. 허 선생님은 동의보감을 이렇게 쉽고, 재미있게 그려내느라 살이 빠졌나보다.

독자들은 이 책을 보면서 '죽을 것인가? 살 것인가?' 기로에 서 있나보다.

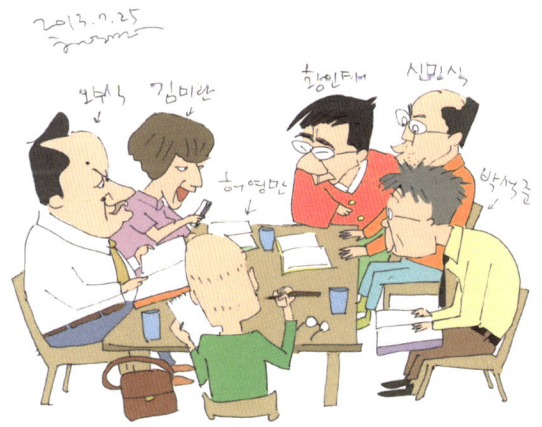

허허 동의보감 1
죽을래 살래?

초판 1쇄 발행　　2013년 8월 21일
초판 17쇄 발행　　2021년 4월 23일

지은이　　허영만
편집위원　　박석준 오수석 황인태

펴낸이　　신민식
펴낸곳　　가디언

출판등록　2010년 4월 27일
주소　　　서울시 마포구 토정로 222 한국출판콘텐츠센터 401호
전화　　　02-332-4103
팩스　　　02-332-4111
이메일　　gadian7@naver.com
홈페이지　www.sirubooks.com

인쇄·제본　(주)상지사P&B
종이　　　월드페이퍼(주)

ISBN 978-89-98480-14-1　(14510)
ISBN 978-89-98480-13-4　(세트)

* 책값은 뒤표지에 있습니다.
* 잘못된 책은 구입한 곳에서 바꿔드립니다.
* 이 책의 전부 또는 일부 내용을 재사용하려면 사전에 시루의 동의를 받아야 합니다.
* 시루는 가디언의 문학·인문 출판 브랜드입니다.

* 이 도서의 국립중앙도서관 출판시도서목록(CIP)은 서지정보유통지원시스템 홈페이지(http://seoji.nl.go.kr)와
  국가자료공동목록시스템(http://www.nl.go.kr/kolisnet)에서 이용하실 수 있습니다.
  (CIP제어번호: CIP2013013627)